Theory and Practice of Artificial Intelligence Applied in Orthopedic Clinical

人工智能应用于
骨科临床的理论与实践

主 编　盛　伟　于腾波　李建军　叶哲伟

U0339662

天津出版传媒集团

天津科技翻译出版有限公司

图书在版编目（CIP）数据

人工智能应用于骨科临床的理论与实践 / 盛伟等主编 . — 天津：天津科技翻译出版有限公司，2023.8
ISBN 978-7-5433-4353-5

Ⅰ. ①人… Ⅱ. ①盛… Ⅲ. ①人工智能－应用－骨疾病－诊疗 Ⅳ. ①R68-39

中国国家版本馆 CIP 数据核字(2023)第 080707 号

出　　　版：天津科技翻译出版有限公司
出 版 人：刘子媛
地　　　址：天津市南开区白堤路 244 号
邮政编码：300192
电　　　话：(022)87894896
传　　　真：(022)87893237
网　　　址：www.tsttpc.com
印　　　刷：天津海顺印业包装有限公司
发　　　行：全国新华书店
版本记录：787mm×1092mm　16 开本　18 印张　330 千字
　　　　　2023 年 8 月第 1 版　2023 年 8 月第 1 次印刷
　　　　　定价：188.00 元

（如发现印装问题，可与出版社调换）

主编简介

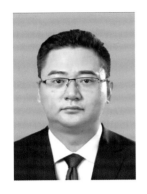

盛伟，主任医师，教授，硕士生导师，湖北理工学院附属黄石爱康医院副院长兼大骨科主任，九三学社黄石市西塞山区委副主任委员，黄石市政协委员，黄石市西塞山区政协委员。

兼任国际矫形与创伤外科学会（SICOT）中国部创伤学会委员，中华医学会创伤学分会委员，中华医学会手外科分会中南地区委员，吴阶平医学基金会手外科显微外科专家委员会委员，中国医师协会运动医学医师分会手及腕关节专业委员会委员，中国医师协会美容与整形医师分会手整形专业委员会委员，中国研究型医院学会骨科创新与转化专业委员会周围神经损伤修复学组委员，中国煤矿创伤学会常务委员，中国矿山骨科联盟副主席，中国煤炭创伤学会湖北煤炭矿山创伤研究中心主任，湖北省黄石市创伤外科学会副主任委员，湖北省黄石市骨外科学会副主任委员，湖北省黄石市烧伤整形学会常务委员。

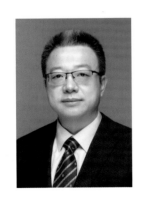

于腾波，医学博士，主任医师，教授，博士生导师，康复大学青岛医院党委书记兼院长，青岛市市立医院（集团）党委书记兼总院长，青岛大学运动医学与健康研究院院长，山东省骨科与运动康复临床医学研究中心主任，青岛市关节镜系统智能化技术创新中心主任。

兼任中华医学会运动医学分会委员，中华医学会骨科分会委员，中国医师学会运动医学分会常务委员，中国医师学会骨科分会委员，山东省医学会骨科分会副主任委员，山东省医师协会骨外科医师分会副主任委员，山东省医学运动医学分会副主任委员，山东省骨科专业医疗质量控制中心副主任，青岛医学会法医学专科分会主任委员。

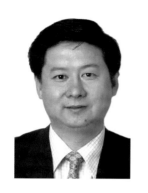

李建军，主任医师，教授，博士生导师，首都医科大学康复医学院院长、北京脑重大疾病研究院神经损伤与修复研究所所长、神经损伤与康复北京市重点实验室主任，享受国务院政府特殊津贴。

兼任中国医师协会康复医师分会会长，中国医师协会毕业后医学教育康复医学专业委员会主任委员，国家自然科学基金委员会医学科学部专家评审组成员，全国卫生专业技术资格考试康复医学专家委员会主任委员，中国社会福利与养老服务协会副会长，中国残疾人康复协会脊柱脊髓专业委员会主任委员，中国医师协会运动医师分会副会长，中国医师协会神经修复专业委员会副主任委员，国际脊髓学会理事，国际脊髓学会中国分会主席，国际物理医学与康复学会理事，国际残疾管理标准委员会委员。

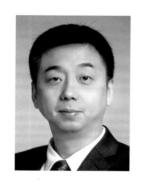

叶哲伟，主任医师，教授，博士生导师，华中科技大学附属协和医院智能医学研究室主任，武汉智能医学研究院院长，国家级创新平台培育计划首席科学家。

兼任中华医学会医学工程分会数字骨科学组副组长，中国老年医学会数字诊疗分会副会长，中国解剖学会虚拟仿真分会副主任委员，湖北省智能医学学会会长，武汉医学会智能医学分会主任委员。

编者名单

主　编　　盛　伟　湖北理工学院附属黄石爱康医院
　　　　　于腾波　康复大学青岛医院（青岛市市立医院）
　　　　　李建军　中国康复研究中心
　　　　　叶哲伟　华中科技大学附属协和医院
副主编　　刘　波　北京积水潭医院
　　　　　高　峰　中国康复研究中心
编　者　　（按姓氏汉语拼音排序）
　　　　　曹　洋　湖北理工学院附属黄石爱康医院
　　　　　方　杰　徐州仁慈医院
　　　　　高　峰　中国康复研究中心
　　　　　龚　晗　中国康复研究中心
　　　　　郭　霜　中国康复研究中心
　　　　　郭建伟　青岛大学附属医院
　　　　　洪　亮　湖北理工学院附属黄石爱康医院
　　　　　黄俊锋　深圳市第二人民医院
　　　　　柯　涵　中国康复研究中心
　　　　　雷　毅　湖北理工学院附属黄石爱康医院
　　　　　李　惠　湖北理工学院附属黄石爱康医院
　　　　　李建军　中国康复研究中心
　　　　　李金星　湖北理工学院附属黄石爱康医院
　　　　　李文翠　深圳市第二人民医院
　　　　　刘　安　湖北理工学院附属黄石爱康医院
　　　　　刘　波　北京积水潭医院
　　　　　刘嘉义　中国康复研究中心
　　　　　刘建全　深圳市第二人民医院
　　　　　刘建湘　华中科技大学附属协和医院

刘蓬然　华中科技大学附属协和医院
刘胜红　湖北理工学院附属黄石爱康医院
刘武博　中国康复研究中心
卢朝洋　湖北理工学院附属黄石爱康医院
马学晓　青岛大学附属医院
潘韵竹　中国康复研究中心
齐伟亚　徐州仁慈医院
盛　伟　湖北理工学院附属黄石爱康医院
石武谛　湖北理工学院附属黄石爱康医院
孙　冲　青岛大学附属医院
王　超　青岛大学附属医院
王　岩　青岛大学附属医院
魏　嵩　中国康复研究中心
向楚明　湖北理工学院附属黄石爱康医院
谢咏祺　中国康复研究中心
胥　鑫　中国康复研究中心
徐明亮　徐州仁慈医院
许德荣　青岛大学附属医院
杨大飞　湖北理工学院附属黄石爱康医院
叶哲伟　华中科技大学附属协和医院
易成朋　湖北理工学院附属黄石爱康医院
于腾波　康复大学青岛医院(青岛市市立医院)
张　耀　湖北理工学院附属黄石爱康医院
张春佳　中国康复研究中心
赵　奇　湖北理工学院附属黄石爱康医院
赵　夏　青岛大学附属医院
赵　喆　深圳市第二人民医院
赵文东　湖北理工学院附属黄石爱康医院
赵治伟　河南省骨科医院
周　烽　湖北理工学院附属黄石爱康医院
周传利　青岛大学附属医院
朱　瑾　北京积水潭医院
祖力亚尔·塔力甫　中国康复研究中心

前　言

在科技飞速发展的时代背景下,人工智能(AI)的概念早已深入人心,享受AI带来的方便和快捷成为大家心中的梦想。从医学发展史的角度看,科技进步和新型工具的使用往往会引发技术革命,形成新的学科甚至新的业态,由此推动生产力的发展。

在全球骨科疾病发病率逐渐增加的大背景下,精准治疗是骨科手术未来的方向。AI是模拟和扩展人类智能解决问题的方法,在几乎所有领域都有广泛的应用。近些年,互联网、大数据、AI等前沿技术逐渐渗入骨科学的方方面面,推动了新时代新骨科的诞生与演变,同样也赋予了传统骨科新的理念、内涵、范围、诊疗手段和康复模式。这些变化会给骨科医生和骨科患者带来深远影响。

本书详细介绍了计算机科学与骨科学相结合形成的新兴交叉学科——数字骨科,具体包括AI应用于骨科临床、骨科解剖(三维重建)、骨科康复、骨科手术、骨科影像学等。这些新技术逐步在骨科各亚专科得到广泛的应用。新理论与新技术催生了临床专业划分的变革,使之更合理,更有效率。

AI在骨科领域的临床运用面临着诸多困难与挑战,但AI科技的发展前景广阔,在临床骨科的应用潜力巨大,是计算机科学与骨科临床紧密结合的一门新型数字化医学学科,也是未来的发展方向和大势所趋。

本书的编者均在临床一线工作,在此感谢他们在繁忙的工作之余,利用个人休息时间积极参与编写工作。本书介绍的内容取材于较新的研究成果,理论水平有限且尚不成熟,欢迎广大临床工作者和感兴趣的读者提出宝贵意见,以促进我国骨科AI技术水平的提高。

编者

2023年4月

目 录

第1章 AI总论 ·· 1

　第一节 AI概述 ······································ 3

　第二节 骨科AI概述 ·································· 6

第2章 AI应用于骨科临床的理论与实践 ················· 15

　第一节 智能诊断系统建立的意义 ·················· 17

　第二节 智能诊断系统的构建与开发 ················ 22

　第三节 AI诊疗数据的可视化 ······················ 26

　第四节 AI应用于骨折的诊断 ······················ 31

　第五节 AI应用于骨质疏松症的诊断 ················ 37

第3章 骨科手术机器人系统介绍 ······················ 45

第4章 AI应用于骨科康复的现状与展望 ················ 55

　第一节 AI与康复评定 ···························· 57

　第二节 AI与康复方案制订 ························ 66

　第三节 AI与康复预后判断 ························ 77

　第四节 AI应用于骨科康复治疗 ···················· 85

　第五节 AI应用于骨科康复的现状与展望 ············ 94

　第六节 居家远程智能康复 ······················ 103

第5章 AI应用于骨科临床的现状 ····················· 119

　第一节 AI机器人辅助手术技术在关节外科中的应用 ···· 121

　第二节 脊柱机器人技术在脊柱外科中的临床应用 ····· 138

　第三节 导航技术在内镜辅助腰椎融合术中的应用 ····· 156

第四节 机器人导航定位系统在创伤骨科中的应用 …………………………170

第五节 机器人导航定位系统辅助经皮骶髂螺钉固定骨盆后环损伤 ………178

第六节 关节镜联合机器人在足踝科中的应用 …………………………186

第七节 计算机导航与机器人在手外科中的应用 …………………………193

第八节 达芬奇机器人在骶前软组织肿瘤切除中的应用 …………………219

第6章 AI应用于骨肌系统影像学的理论与实践 …………………………239

第7章 AI应用于骨科临床的困难与挑战 …………………………249

第8章 AI在医学中的应用现状与展望 …………………………259

索引 …………………………273

第 **1** 章

AI 总论

第一节　AI 概述

智能汽车在川流不息的马路上平稳地自动驾驶；

家务机器人在做饭、打扫卫生，帮助我们料理家务；

手术机器人在手术台上精准操作，进行手术；

……

这些耳熟能详的场景，相信大家曾在很多科幻电影中看到。在科技飞速发展的时代背景下，人工智能（AI）的概念早已深入人心，享受 AI 带来的方便和快捷成为大家心中的梦想。但是，AI 究竟是什么呢？谈及这个问题，想必很多人会一时语塞，说不出个所以然。本节我们就带大家深入了解一下，什么是 AI。

一、AI 的概念

AI 是什么？AI 被认为是 21 世纪以来的新型尖端技术之一，是由计算机科学、数学、哲学、心理学、控制论、决定论等多种学科交叉融合形成的前沿技术，是新时代的高科技产物。但究其根本，AI 本质上是一种计算机算法。

AI 的理念是使用计算机算法研究人类的智力，模拟、开发、延伸人类的智力，最终实现计算机的自主反应。1950 年，AI 的创始人艾伦·图灵首次发明了图灵测试，也是世界上最早的 AI 雏形。但是由于当时基础硬件设备落后、数据库贫瘠、算法不足等多方面的限制，AI 的发展一度处于寒冬状态。近年来，随着计算机科学和互联网技术的迅猛发展，AI 的核心算法［机器学习（ML）、深度学习（DL）、卷积神经网络（CNN）］纷纷涌现，实现了很多曾经难以实现的构想，使 AI 迎来了跨越式发展（图 1.1）。随着技术的革新与突破，近年来 AI 也逐渐融入了各项传统行业，为它们带来了颠覆式进展，慢慢形成了 AI+行业的新型发展模式，例如 AI 医学诊断、AI 人脸识别安防、AI 自动驾驶、AI 扫地机、AI 家居等。

如此看来，AI 好像真的就是自动化、智能化的机器人了，但其实不然，由于自动化、智能化的相关定义不清，因此很多人还对 AI 存在误解。《人类 2.0》的作者皮埃罗·

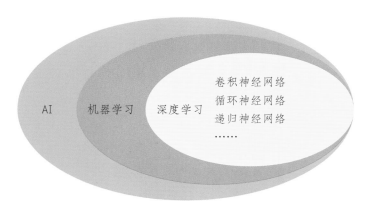

图1.1   AI、机器学习与深度学习之间的关系。

斯加鲁菲曾在接受记者采访时表示,当下很多人都把实现了自动化的事物称为AI,例如自动化农产品收割机、自动化生产流水线、自动化加工机器等,他对此非常不满。他认为,真正的AI应该是富含人类智慧且能够自主识别、判断、决策的技术,而不仅仅是能够通电、实现自动化工作的机器 。皮埃罗·斯加鲁菲在《人类2.0》一书中选择了他认为最有潜力塑造科技乃至人类未来的新技术进行详述,其中就以AI、大数据、物联网为主,他用一名硅谷工程师的严谨和一名历史文化学者的哲学视角,在书中勾勒出了AI技术的未来演变方向和面貌,并深入思考了它们对社会和人性的影响。

因此,这些所谓自动化的农产品收割机、生产流水线、加工机器等并不是AI技术的化身,只是由人类设定好程序后负责简单执行的机器。如此看来,前文中科幻电影里一幕幕的经典场景,才是AI该有的样子。然而,目前在我们的现实生活中,AI真的已经实现了上述功能吗?

二、AI现阶段的发展

当前,AI正在快速发展,目前已经产生了以计算机视觉、语音识别、自然语言识别、决策规划和大数据分析为主的几个宏观技术方向,在数据的智能识别、理解、决策等方面取得了重大突破。AI目前已经能够实现数据的智能处理,例如文字、图片、语音的识别,以及根据发生的事件制订方案等。在这些方面,AI技术已经改变了传统的生活模式,为我们带来了极大的便利。例如,医疗行业的AI识别医学检查结果并诊断病情,支付宝、微信支付时的人脸识别付款,单位、小区的人脸识别门禁安防系统,输入法APP的语音自动翻译文字,苹果手机的Siri、微软的Cortana智能语音助理,医疗行业的治疗方案决策,自动驾驶的汽车等,这些都是 AI 给我们带来的便捷化服务。

再举个众所周知例子,2016 年 Google 公司所开发的 AlphaGo 智能机器人,通过对人类围棋规则、棋谱的学习模仿,最终击败了世界围棋冠军李世石。这个事件就是典型的 AI 应用。如前文所述,AI 本质上是一种计算机算法,它能够将我们人类"喂"给它的知识、经验加以总结。当出现了新的且未曾出现过的事物时,AI 能够"吐"还给我们它对于这个新事件的自主判断和预测,这就是 AI 技术。科幻电影中那些做饭、陪聊、陪玩的 AI 机器人其实目前还未实现,或刚刚实现了一个雏形,尚未完全成熟。

三、AI 未来的发展

现阶段的 AI 技术虽然能够进行自主运算,但也仍然是初级的、没有自主意识的算法。在未来,或许真的会出现具有自主意识的 AI,在各行各业中能够自主完成人类的工作,甚至超越专科界限,达到全科全能。

就像电影里展现的那样,未来或许会出现真正的 AI 家居,当我们进门的一瞬间,AI 就会根据我们平时的习惯开灯、烧水、做饭,等待我们享用;睡觉时,AI 也会为我们铺好床,备好洗澡水,通过自主网络的自动识别帮我们购买家中缺少的物品。或者,出现真正的 AI 工厂,通过管理成千上万的机器人进行工业生产,并且定时向人类汇报生产状况;还能根据市场的需求、供给情况来调整生产方案。

未来 AI 或许真的会彻底改变我们工作和生活的方式,但也不用担心工作完全被 AI 机器人取代。科技的进步是为人类服务的,如果偏离这个宗旨,就是反人类的科学,没有存在的必要。从数次工业革命的经验来看,虽然机器完成了很多工作,节约了大量人力,但是并没有导致全球范围内大规模的失业。由于生产机器的加入,人类的工作岗位反而变得更多。但可以肯定的是,未来我们还是要有更高的知识水平,不断提升自己,只有这样才能创造出更多利于人类的科技,紧跟时代发展的脚步。

(叶哲伟　刘蓬然)

第二节　骨科AI概述

一、AI技术的发展历史

AI是由计算机科学、数学、哲学、心理学、控制论、决定论等多学科交叉融会而成的一项前沿技术,被认为是21世纪的新型尖端技术之一。AI的基础理念是通过计算机来模拟人类大脑的思维过程,实现智能化、机器化的学习、思考、推理等行为,以模拟、开发甚至增强人类的智慧。迄今为止,AI的概念并没有一个公认的精确定义,目前较为专业的理解是:AI是一门知识科学,用来研究知识表示、知识发现和知识应用,其本质是通过人工制造的智能化机器或系统来模拟人类智能活动,延伸人类智慧。

历史上,AI技术经过了曲折、漫长的发展历程,共经历了4个重要阶段。

第1阶段:1950年,AI的概念首次被"AI之父"艾伦·图灵提出,他构建了图灵测试以解释AI的概念:机器可以模拟人脑的逻辑方式,并且经过训练后的机器能够实现自我思维甚至超越人脑。随后,图灵发表了 *Computing Machiery and intelligence* 和 *Can machine think?* 以进一步阐释AI的数理逻辑。在这一阶段,AI的理念引起了社会的广泛注意,同时也吸引了更多学者加入研究。

第2阶段:1956年,在美国达特茅斯学院召开的会议上,"AI"这一词汇被采纳,标志着AI作为一门新兴学科正式诞生,同时也是AI发展史中的一个重要里程碑。随后,1969年国际人工智能联合会成立,标志着AI这一学科得到了世界范围的认可。1970年,国际性AI杂志 *Artificial Intelligence* 正式创刊,促进了AI学者们的学术交流与研究。几年内,AI在世界范围内获得了极高的热度与关注度,并且在定理证明、模式识别、问题求解、专家系统、AI语言几个方面迎来了巨大发展。然而,由于当时计算机硬件水平、算法水平的不足导致理想与现实相差太大,以语言翻译为代表的几个研究项目陆续失败。因此,各国纷纷中断了对AI项目的研发支持,AI的发展一度进入寒冬,逐渐失去研究热度,退出人们的视野。

第3阶段:在经历寒冬后,AI专家们经过经验总结在1982年后提出了"知识工程"的概念,即将AI的发展重心转向构建以知识为基础的智能系统上来。基于知识工程的理念,机器学习算法也被提出,随后专家系统、人工神经网络(ANN)、决策树(DT)等模型应运而生,并成功在自然语言处理、临床诊疗等多个领域中取得重大突破。然而,随着 1987 年知识工程的代表性应用 LISP 机出现编码错误带来的严重漏洞,同时知识工程的推理方法单一、知识获取困难等问题也逐渐突出,AI 的概念再一次受到质疑,再度进入发展的寒冬。

第 4 阶段:20 世纪 90 年代以来,随着计算机硬件、算法算力的发展,以及互联网、大数据时代的到来,深度学习算法被提出以更好地实现机器学习,AI 也随之复苏并再次进入快速增长期。1997 年,美国 IBM 公司的深蓝计算机一举击败世界国际象棋冠军。这标志着经过训练后,在某些领域 AI 已经可以达到人类智慧的巅峰水平。同样,2011 年 IBM 公司的 AI 程序 Watson 在智力问答竞赛中击败人脑智能。2016 年,Google公司所开发的 AlphaGo 通过自主学习、智能模仿,顺利击败世界围棋冠军李世石。

由第 4 阶段发展至今,AI 不但持续处于高速发展状态,也已经逐步横向融入医学领域中,形成了医学 AI 的新兴学科,为传统医学的发展带来了巨大的变化。

二、AI 技术概要

医学 AI 是随着 AI 技术高速发展所衍生出的重要分支,是 AI 与医学深度融合所产生的新科学。AI 是手段,医学是目的,医学 AI 是以医学为基础,利用 AI 技术模拟、延伸医务人员的思维和智慧,最终提升医疗卫生工作的效率和安全性,促进医疗卫生事业的发展。当前,医学 AI 技术已经在医学影像、生物技术、辅助诊断、药物研发等多个医学领域形成研究热点。作为传统医学的推进器,医学 AI 的最重要的核心技术为数据库、算力、算法、识别技术。

1. 数据库

随着互联网、物联网和信息系统的综合发展,世界已经进入大数据时代,大数据取代了知识工程的地位,成为实现 AI 的新思路。同时,随着网络爬虫技术的出现,有效信息挖掘的难度不断降低,准确度不断优化,这也为大数据库的构成和分析提供了基础。经过临床数据采集、挖掘、预处理、建模等步骤所形成的医学大数据库包含海量的优质数据,依托于此能够实现临床机器学习模型的反复训练,成为 AI 思考和临床决策的基础,再结合计算机技术发展带来的强大计算能力和储存能力,医学 AI 得到了巨大发展。

2.算力

医学 AI 的计算可分为两步:训练与推导。训练是使用深度学习等算法对数据进行迭代训练,最终获取收敛后的算法模型;推导是利用获取模型对新输入的数据进行预测、判断;算力作为医学 AI 计算活动中的重要载体成分,承担了整个 AI 训练、推导所需的计算力。随着大数据时代的到来,临床患者所产生的数据更是以 TB 量级呈现,传统算力早已无法满足医学 AI 对于海量临床数据的计算需要。因此,以异构计算为代表的计算方式(如图形处理器、现场可编程门阵列、专用集成电路)凭借着高并行、高密集的特点成了医学 AI 领域的主流计算形态。例如,2016 年 Google 公司开发的张量处理器、2017 年华为发布的 AI 芯片麒麟 970 在面对海量数据时均表现出了高性能、低功耗的优势。在这样的异构计算下,运算逻辑、任务协调度和高密计算得以实现,大幅提升了计算机性能,为医学 AI 的算力提供了有力保障。

3.算法

医学 AI 的灵魂在于算法模型,它是人们为了解决既定命题而人工设计的复杂数学模型和指令,代表了使用系统方法解决命题的特定策略和机制。当算法构建并输入内容后,它会根据构建情况展开运算并快速输出答复。因此,通过算法模型能够模拟、学习和拓展人类智能,实现真正的 AI。历史上,AI 算法的发展也经历了数次波折,在第 3 发展阶段形成了以机器学习为核心理念的算法,如回归模型、贝叶斯模型、正则化模型、决策树模型、人工神经网络等。以上述算法为手段,以机器学习为核心,最终实现了机器的学习与训练。如今,机器学习已在医学领域中取得良好应用,例如心电图自动分析、计算机断层扫描(CT)肺结节智能检测,以及疾病风险预测、病灶定位等。20 世纪初,深度学习的理念出现,再次将机器学习的发展与应用推向高潮。从本质上来说,深度学习是一种特殊的机器学习,是在机器学习的基础上衍生出的多层人工神经网络算法,强调更深层、多层人工神经网络构建,以此展开更深入的迭代运算。相较于传统机器学习算法,深度学习有着更优越的运算性能,例如更低的人工干预需要、更强的特征提取性和对输出结果更高的解释性,当然这也意味着深度学习需要更大的数据库规模、更久的模型训练时间和更高的硬件、算力需求。在大数据和高计算机科技水平的时代背景下,深度学习的出现使机器学习得到了更好的实现,为医学 AI 的发展提供了算法保障。

4.识别技术

医学 AI 的识别技术主要包括数字图形识别技术和语音识别技术,目前已应用在临床诊断中的数字图像资料识别、体态姿势识别、患者人脸识别、病历智能转录识别和语音声波识别,能够将专业化、数字化的医学数据转为常态化信息,提高医疗工作的效率和准确性。

三、AI 技术在骨科中的应用

(一)AI 技术在骨科疾病急诊分诊中的应用

临床上的骨科患者多在院外由于摔伤、车祸伤等暴力损伤导致创伤性骨折、骨关节脱位,具有发病急、病情重的特点,伴有开放性骨折、多发性骨折的患者更是如此,严重情况下甚至会危及生命。因此,骨科患者多首选急诊骨科的方式进行就诊,在患者紧急就诊的情况下,按照病情轻重缓急决定暂时留观、紧急手术或转入骨科亚专科住院治疗的快速分诊模式尤为重要。然而,在目前大多数地区的医疗系统中,急诊骨科普遍存在医务人员不足、医疗资源匮乏、工作负荷过大等问题。由于患者个体差异大、病情复杂,分诊去向很大程度上依赖于高年资医生的临床经验,这不但不利于准确分诊,也不利于低年资医生的成长和培养。因此,建立高效、准确的急诊骨科分诊系统具有重要的临床意义。

随着 AI 技术的进展,AI 的理念也逐步应用于急诊分诊的模式中。Fernandes 等回顾性分析了关于临床决策系统(CDSS)的研究后指出,基于机器学习算法(逻辑回归模型)的临床决策系统能够根据急诊患者的年龄、性别、生命体征等参数建模,成功预测出急诊患者处理时的优先次序、重症监护需要、重症监护时长和院内死亡率,对急诊医疗人员的临床决策有明确的指导作用,能够有效改善急诊患者的治疗效果。Patel 等建立了决策树、逻辑回归(LR)、随机森林(RF)、梯度提升机 4 种算法模型对急诊患者进行预测试验。经过深度学习后,4 种算法中除决策树模型外都准确预测出了患者的医疗需求和护理级别。Nas 等统计了 Ceyhan 医院急诊科 5 年内的数据,通过机器学习构建出 AI 模型,可较精确地预测急诊科容量和最优床位规划,有利于急诊科室管理与急诊患者的就诊规划。

这类基于 AI 技术的新型分诊系统也较传统分诊系统更加精准和优越。Lee 等通过变量回归模型对 81 520 例急诊患者进行分析后开发出了 TREWS 急诊评分系统,应用结果表明在患者就诊后 30 天内各阶段死亡率的预测活动中,TREWS 的性能优于常用的 NEWS、MEWS、REMS 等评分系统。Cheng 等所建立的长期短期记忆递归神经网络模型对急诊就诊时长等参数的预测较线性回归模型的预测结果的平均绝对误差降低了9.7%,进一步优化了对急诊医疗资源的合理分配。另外,还有多项AI技术应用于急诊分诊的研究,总体来说此类AI新型分诊系统的出现极大地促进了患者急诊就诊时的科学分诊和高效分诊,是骨折患者快速诊治的前提和保障。

（二）AI技术在骨科疾病诊断中的应用

X线和CT扫描成像是骨科医生进行临床诊断时的主要检查工具。影像学资料的阅读对临床骨科医生而言通常可以胜任,但是在面临患者需求量激增和医疗资源不足带来超负荷工作压力的情况下,尤其是存在微小骨折、原位骨折、隐匿性骨折等X线、CT显示不明显的骨病时,容易出现识别不清、诊断不准确甚至误诊。有数据表明,骨科影像学诊断的漏诊、误诊率可高达40%,这对疾病的早期诊治与恢复会产生不利的影响。

随着深度学习算法的不断进展,AI技术正逐步应用于骨科疾病的诊断并取得了良好成效。Gan等对2340例桡骨远端骨折患者的影像资料进行了卷积神经网络的算法分析,经过学习后AI算法的智能诊断在准确性、敏感性和特异性方面都达到了骨科医生的平均水平。同样是桡骨远端骨折的诊断,Lindsey等人所建立的深层神经网络模型选取了更大规模的数据库,通过分析135 409例桡骨远端骨折的X线片进行深度学习,其精确度超过了18名高级专业骨科医生的诊断结果,基于AI模型辅助骨折诊断的敏感性平均提升了10.7%,特异性提升了9.4%,有效降低了临床骨科疾病的漏诊和误诊风险。类似桡骨远端骨折的AI识别诊断模型,Jae等人的研究通过双输神经网络模型分析了5年内在骨科就诊的肱骨髁上骨折的小儿患者,通过深度学习该研究的AI算法模型达到了高效、高敏感性的骨折识别,在临床小儿肱骨髁上骨折的快速诊断中起到了很大的作用。Cheng等用深度卷积神经网络对25 505例髋部骨折的X线片进行了训练学习,同时使用可视化算法梯度加权确认了模型的可用性,最终在髋关节骨折的智能诊断中获得了95.9%的识别正确率,相比骨科医生人工诊断有更高的效率和经济价值。Seok等通过深度学习算法对肱骨近端X线片(1891例正常、346例大结节骨折、514例外科颈骨折、269例Neer分型3部分骨折、247例4部分骨折)进行训练后,其对肱骨近端骨折尤其是复杂的Neer 3部分和4部分骨折能够做到智能化诊断,并实现了智能骨折分型,该模型的敏感性和特异性分别达到了97%和94%,其效能明显优于专业骨科医生。对骨科临床上常易发生漏诊的隐匿性腕舟骨骨折,也有研究采用AI算法经过深度学习后实现了舟骨骨折的智能诊断。

除骨折的诊断外,AI技术还能通过深度学习实现基于健康受试者现阶段身体各项指标的高危风险骨折预测,提高相应群体的预防意识,从而降低骨折的发生率。AI 能够改善临床骨科医生判断儿童骨龄费时耗力、精确度不高的局限,实现智能化骨龄诊断,给脊柱侧凸、骨肿瘤、骨关节炎、运动系统损伤等多种骨科疾病的快速诊断带来巨大推进。总的来说,AI 算法对骨科疾病的诊断起到了重要的辅助作用,在减轻骨科医生工作压力的同时能够更高效、更精准地实现智能诊断。但同时也有学者表示质疑,认为对 X 线不典型的骨折类型,AI 技术的识别或许会存在假阳性的可能。因此,未来进行更大规模数据库的深度学习和 AI 识别后设立人工监管在目前阶段仍然十分必要。

(三)AI 技术在骨科疾病治疗中的应用

创伤性骨折、骨关节炎、骨肿瘤、运动系统损伤等骨科疾病往往需要外科手术干预才能达到更好的疗效。AI 技术同样在外科手术中得到了广泛应用,其中以 AI 手术机器人最为突出。精细、微创一直是外科手术所追求的目标。虽然早在 20 世纪 80 年代能达到这一水平的手术机器人就已出现,如 PUMA-560(美国)、Probot(英国)、AES-OP(美国)、Robodoc(美国)、Acrobot(英国)等,但这些手术机器人并未达到"AI"的高度,只能算作是纯粹意义上的"外科机械手臂"。

近年来,随着计算机技术和 AI 算法的发展,具有 AI 技术的手术机器人也逐渐投入了临床使用。美国麻省理工学院设计的达芬奇手术机器人在 2000 年由美国食品药品监督管理局(FDA)批准正式投入临床,在不到 20 年的时间里已风靡全球各大医院,在各外科领域均取得了突破性发展,标志着 AI 手术机器人的时代正式来临。这类 AI 手术机器人在传统外科机械臂的基础上,增加了 AI 算法对术中患者资料的智能分析,从而能够智能识别病灶、设计手术方案、确定切割路径、确定切割范围、自主导航、术中快速病理报告、优化临床决策,为外科医生提供科学依据,推动了传统手术方式的变革。

美国 Mako 公司推出的智能矫形手术机器人 RIO 在骨科髋、膝关节置换术中获得了良好的使用效果,可有效降低手术时长、术中辐射量和术中失血。用于椎弓根螺钉内固定术时,智能机器人 Renaissance(以色列 Mazor 公司)和 Rosa(法国 Medtech 公司)都在精准性、安全性和高效性方面促进了手术的开展。2006 年,由北京积水潭医院自主开发的天玑骨科机器人结合了传统的机械臂和实时智能导航,具有极高的手术精准性和安全性,在四肢、脊柱、骨盆骨折的手术治疗中取得了良好应用效果,掀起了国产 AI 手术机器人的热潮。随后多项由我国自主研发的智能手术机器人纷纷涌现。其中2020年由南方医科大学设计研发的Orthobot脊柱手术机器人融入了触觉反馈分析、智能预警机制和钉道批量规划,实现了对肌骨组织的智能保护,提高骨科手术的精准性和高效性,体现了我国智能手术机器人的发展水平。然而,尽管现代AI机器人在很大程度上体现了AI的技术理念,但现阶段仍无法完全脱离骨科医生的操控达到完全理念的智能,随着AI技术的快速发展这一步有朝一日也许会实现。

除AI手术机器人外,还有研究针对腰背疼痛患者建立了筛查算法模型,从疼痛、并发症、功能障碍、焦虑等心理状态几个参数进行分析后确定需要手术治疗的患者群体,为临床手术方案的决策提供参考。在骨肿瘤的治疗中,手术方案的规划和制订影响术后复发和远期生存率,采用IBM Watson Health(IBM,美国)认知医疗保健解决方案可以基于对肿瘤数据库的深度学习后智能提出治疗方案,在提高手术精准性的同时可降低医疗成本。同样,在术前、术中的麻醉深度智能检测、管控、麻醉风险预测、非预期性血管神经意外损伤预测、术后感染等并发症的转归预测及康复治疗辅助(如患者康复功能评估、智能机器人辅助康复锻炼)中,AI技术都得到了积极的应用。

四、未来与展望

随着互联网、大数据时代的到来,曾经陷入寒冬的AI技术又一次迎来了新的发展热潮并逐步渗入医学领域,形成了医学AI的新学科。通过医学AI技术的应用,传统临床医学中的难题都得到了良好解决,例如基于AI技术的疾病快速筛查与诊断、治疗方案的规划与决策、预后预测、康复护理、医药研发,以及虚拟医疗助理辅助诊疗等临床工作的效率和安全性得到极大提高,医疗工作者的工作负担也相应减轻,医学AI必然是医学领域未来发展的主流方向。

然而,目前的医学AI仍存在很多不足。从理论上讲,医学AI的整体发展可划分为3个阶段,即数据整合阶段、数据共享+感知智能阶段和认知智能+健康大数据阶段。虽然目前国内外相关专家已在医学AI领域中取得了一些成绩,但整体看仍处于数据整合阶段,数据共享系统尚未建立,因此仍需要更长的发展周期。

医学AI技术对于临床工作仍是以辅助为主,尚不能实现完全智能化的AI,算法输出结果后仍需以临床医生的最终决断为主导,目前来看还不能够完全替代临床医生的角色。同时,AI的算法错误在临床辅助中带来的后果也不容忽视,仍需加强人工监督,并且目前国内外也未有专门针对医学AI和数字化医疗的明确法律法规,相关权责尚无法认定。不过虽然这些问题为医学AI的发展带来了诸多限制,但从长远来看,随着科技的进一步发展它们都会得到妥善解决。未来医学 AI 一定会在人类法制监管和人工监督下大放异彩！

（叶哲伟　刘蓬然）

参考文献

[1]刘蓬然,陆林,霍彤彤,等.AI技术在骨科领域中的应用进展[J].中华骨科杂志,2020,40(24):1699-1704.

[2]皮埃罗·斯加鲁菲.人类2.0[M].北京:中信出版社,2017.

[3]刘蓬然,陆林,霍彤彤,等.AI技术在创伤救治中的应用及研究进展[J].中华创伤杂志,2021,37(1):80-84.

第 2 章

AI 应用于骨科临床的理论与实践

第一节　智能诊断系统建立的意义

智能诊断系统基于互联网云计算、5G 大数据、物联网、AI 等先进信息技术,以自动化、信息化、智能化为特色,实现了医工交叉融合,通过计算机辅助的数字处理解决和图像处理骨科临床中的实际问题,是一种为临床医生提供辅助决策的新技术。该技术将多项尖端手段融合到骨科疾病的辅助诊疗、3D 打印的设计制造、智能手术机器人的研发应用和远程手术平台的建立等各个环节中,大大提升了骨科诊疗效率和准确度,有力地推进了骨科的学科建设与发展。

一、智能诊断系统在骨科术前诊断和决策支持中的意义

(一)智能诊断系统应用于骨科影像学辅助诊断领域

在骨科影像学诊断领域,传统诊断模式通常需要医生长期学习专业知识并积累经验,而 AI 基于机器学习技术,具有可以持续性、能标准化处理影像数据的优势。日本学者曾类比美国国家公路交通安全管理局(NHTSA)对于车辆自动化驾驶水平划分的 5 个层次,将放射诊断学 AI 自动化水平划分为 0~4 级。0 级是图像预处理,无须计算机辅助诊断。0 级进一步分为两类:利用 AI(0 级+)进行图像预处理和不使用 AI(0 级−)进行图像预处理。近年来,利用 GAN,即利用 AI(0 级+)对图像进行预处理的合成成像研究取得了较快的进展。1 级是计算机辅助诊断,只有一种图像识别,如肺结节检测、胸部 CT。2 级是识别多个部位的复杂图像,如肺结节、肺炎病变、肝脏肿块病变。3 级是与人类相当的诊断能力。4 级是超越人类的诊断能力。研究表明(表 2.1),在理想状态下,即图像与智能诊断系统分辨率相适应时,机器判读的表现可达到资深专家水平。在一项研究中,利用人工神经网络能可靠地识别数据集中的肱骨近端骨折。而另一项关于桡骨远端骨折的研究表明,AI 在辅助图像解译中的应用可使医生的误判率降低约 47%,在上肢、踝关节和脊柱骨折检测方面的表现甚至优于骨科医生。对于骨科临床经验欠缺的医生来说,利用深度学习算法可明显降低骨折误诊率。尽管目前 AI 尚不能完全替代人工阅片,但随着深度学习的日益推进,相关算法的不断完善,AI 辅助诊断在影像学诊断领域仍具有重大意义,该项技术不仅可以大大提高影像

表2.1　AI深度神经网络与人工阅片的比较

观察者	标签	深度神经网络	检验者1	检验者2	金标准
标签		80(0.6)	76(0.5)	74(0.5)	83(0.7)
深度神经网络	80(0.6)		84(0.7)	86(0.7)	83(0.7)
检验者1	76(0.5)	84(0.7)		90(0.8)	82(0.6)
检验者2	74(0.5)	86(0.7)	90(0.8)		82(0.6)
金标准	83(0.7)	83(0.7)	82(0.6)	82(0.6)	

医生的工作效率,甚至能够识别出许多肉眼不太容易发现的部分(图2-1)。例如,利用磁共振成像MRL的强度变化,可以预测O^6-甲基鸟嘌呤-DNA甲基转移酶(MGMT)基因启动子的甲基化,最终使影像学诊断结果的准确度得以提高。

(二)智能诊断系统应用于脊柱外科领域

目前,针对脊柱形态学、生物力学领域的AI识别和分析技术已相当成熟,基于机器深度学习的筛选法在脊柱侧凸畸形的筛查中,能有效观察椎体的轮廓、局部骨质异常、椎管内结构,以及测量侧凸的角度、椎体的旋转程度、顶椎偏距、端椎节段等参数,能真实和直观地反映脊柱畸形的严重程度等信息。基于动态集成选择算法的AI系统,还可利用算法对一些罕见畸形的脊柱参数进行回归建模,针对脊柱的形态学、生物力学数据进行深度集成计算,从而评估脊柱侧凸的分型,为早期脊柱侧凸的筛查提供了依据。在经皮穿刺活检诊断脊柱病变领域,已有使用机器人辅助的相关案例,机器人不仅能够精准导航穿刺针达到病变部位,还可以选择更粗的穿刺针及套管以获取更多的病灶组织标本。对于椎体特殊部位的病变(如椎体后下部,经椎弓根无法到

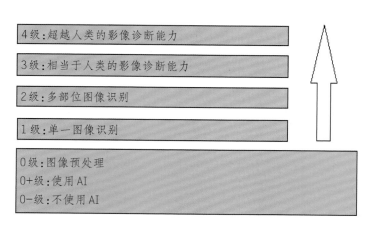

图2-1　放射诊断学人工智能自动化水平示意图。

达的位置）AI 依旧可以迅速精准地规划出经椎弓根外侧避免损伤脊柱神经的入针点及方向，直达病变部位，提高活检的效率和准确率。上述辅助技术的出现，对脊柱外科医生准确把握患者病情、减少患者辐射暴露、提高诊断确诊率具有重大意义。

（三）智能诊断系统应用于小儿骨科领域

目前，已有基于深度学习的 AI 辅助诊断儿童发育性髋关节发育不良（DDH）的临床应用案例。发育性髋关节发育不良是小儿骨科的常见疾病之一，是导致儿童骨骼畸形的主要原因，其发病率为 1.6‰~28.5‰。目前普遍认为早期的诊断和治疗对于大部分发生发育性髋关节发育不良的患儿能否恢复正常至关重要，而延误诊治可能会引起严重并发症，甚至需要关节置换。因此，发育性髋关节发育不良早期诊断和治疗对疾病的预后意义重大。临床上常用的发育性髋关节发育不良体格检查包括 Ortolani 试验和 Barlow 试验，某项对 3272 名新生儿进行发育性髋关节发育不良筛查的研究发现，在 67 名体格检查阳性的新生儿中，仅 14 名新生儿超声检查为阳性。因此，单纯采用体格检查具有假阳性率高，且无法筛查出尚未发生脱位的发育性髋关节发育不良患儿的缺陷，最终导致误诊甚至漏诊。临床上通常对于未满 6 个月的婴儿采用超声诊断手段，国内某项基于深度学习的 AI 测量婴儿非偏心型髋关节的研究结果表明，AI 模型已接近高年资医生的测量水平。但超声诊断仍有一定的局限性，经超声诊断后 6 个月仍未治愈的病例，则需要进行 X 线检查。发育性髋关节发育不良涉及半脱位和脱位的病例中，股骨头明显的移位一般通过 X 线容易诊断。有研究表明，基于深度学习系统测量非脱位组髋臼指数具有较高的可信度。在非脱位组中，可根据年龄和该区域的髋臼指数标准进一步确定髋关节是否存在发育不良。深度学习系统能够有效地识别髋关节脱位和未脱位，且脱位组髋臼指数的测量误差在临床上是可以接受的。因此，使用 AI 有助于减轻筛查工作的压力，可以最大限度地避免人为误差造成的诊断差异，对指导临床治疗意义重大。在青少年特发性脊柱侧凸（AIS）矫正方面，AI 围绕畸形的筛查诊断，Cobb 角计算及分型方面已有一定成效，对青少年特发性脊柱侧凸后路矫形术后的冠状位结果可以进行预测，从而可为矫形策略提供一定的参考价值。在非脱位组髋臼指数测量方面，AI 的一致性上明显低于临床医生组间测量误差，不仅在辅助诊断方面与传统的临床诊断相比结果相似性高，而且在速度和批量处理方面都更有优势。

（四）智能诊断系统应用于骨肿瘤诊断领域

AI 在骨肿瘤领域发挥了巨大效用，主要有肿瘤生存预测、肿瘤特征描述和随访监测,研究主要集中于肿瘤生存预测,而这种预测又基于肿瘤的特征描述,扩展为既定模型下对某一特定肿瘤的预测。但目前关于AI辅助诊断骨肿瘤,特别是骨转移肿瘤的研究比较少,样本数量有限,且主要集中在骨肉瘤的研究上。以骨肉瘤为例,AI可利用遗传学特征预测骨肉瘤是否转移、利用机器学习算法预测骨肉瘤化学治疗反应及骨肉瘤预后因子的研究等。AI还可以通过输入相关基因表达数据,更加具有针对性地为临床实际应用输出例如诊断标志物、预后标志物、靶向治疗标志物等相关结果,也为多亚型复杂肿瘤的研究带来了新思路和新途径。

(五)智能诊断应用于骨科手术风险评估与决策支持领域

目前,大数据发展迅猛,AI基于大数据在创伤骨科领域对于手术风险评估(如伤口并发症、静脉栓塞等并发症的预估)已经具备了非常强大的应用性。在骨质疏松症、骨科退行性疾病领域(如绝经后骨质疏松症),一种基于支持向量机(SVM)核分类器的计算机辅助诊断系统,用于使用髋关节数字X线片检测骨质疏松症的风险,通过五重交叉验证分析,实现了迄今为止最高记录的最高分类准确度。提取的骨小梁图像特征与年龄之间的相关性与双能X线测试仪(DXA)测量的骨密度(BMD)之间的相关性为$P<0.001$。提取的图像特征也显示出高骨密度组与低骨密度组在$P<0.001$水平上的显著差异。

二、智能诊断系统在骨科手术中的意义

(一)3D打印模型术前评估和3D打印定制植入物设计

3D打印技术可用于术前规划、制作导航模版、定制个性化内置物和模拟手术过程,且预后良好。通过3D打印技术可打印出不同大小的实体。相比传统通过影像学资料来确定术前计划的模式,3D打印模型具有更为直观和精准的优点,目前广泛应用于创伤骨科、脊柱外科等领域,并起到了良好的辅助治疗效果。但3D模型对精度的要求极高,通过AI对CT、磁共振成像等影像学数据的处理进行辅助设计,不仅可以满足3D模型对于精度的要求,还可以缩短3D打印制作工艺的时长,并且能根据患者患部的各种数据,个性化定制手术植入物,使复杂骨折患者的术后恢复情况及术后并发症发生率都优于选用传统治疗手段的患者,也为患者提供了更多的个性化诊疗方案。

(二)骨科手术模式的智能化

我国智能骨科手术技术支撑体系以手术导航技术、手术机器人技术、远程手术技术等技术群为基础,涉及医学影像分析、手术路径规划、新型交互机构、空间精准映

射、器械自动注册、运动稳定控制等数十项技术。特别是突破配准特征自动识别与呼吸运动补偿随动控制技术,将骨科手术机器人产品临床精度提升至亚毫米级别,达到国际最高精度(0.82mm)。骨科手术应用最为广泛的技术为计算机辅助骨科手术(CAOS)。计算机辅助骨科手术是一项飞速发展的技术,通过在计算机设备上显示外科手术部位的虚拟图像,使外科医生能够在术中获得实时反馈,这种实时跟踪可与全球定位系统(GPS)相提并论。欧洲已有众多医院正在使用导引/导航技术,主要应用于导引全膝关节置换术(TKA)或髋关节置换术(THR)。计算机辅助骨科手术系统的第一个重要元素是获取临床图像。在骨科和创伤外科中,数据来源多种多样,包括 2D透视、3D透视、CT 扫描,在某些情况下还包括 MR 图像,这些图像的分析都离不开算法的支持。算法的目的是消除影像结果的不准确之处,同时提高外科手术的准确性。这些方法可以使得微创手术变得更加容易,还可以使探索新的手术方式具有可能性。计算机辅助骨科手术的另一个重要应用是辅助术前计划。该系统允许模拟计划的手术,使得手术计划可以不断优化和改进,计算机辅助骨科手术还可减少术中累计出血量、减少术中放射时间、缩小手术伤口及降低手术并发症,最终实现微创手术。

(三)骨科手术设备的智能化

在 AI 辅助骨科手术中一个具有挑战性和前景的领域是手术机器人的使用。基于实时导航与机械臂在线标定的通用型骨科导航手术机器人系统结构,将骨科机器人手术适用范围从 3 个部位扩展至 13 个部位。骨科手术机器人设备的图片可见图 2-2。近年来已用于临床的关节外科手术机器人系统,包括美国史塞克公司的 Mako 机器人系统、英国施乐辉公司的 Navio 机器人系统、美国捷迈公司的 Rosa 机器人系统、美国强生公司的 VELYS 机器人系统等。2016 年,北京积水潭医院推出了天玑机器人,它是一种具有多适应证的骨科手术机器人,可用于各种脊柱器械和骨盆、髋臼和四肢骨折手术。天玑机器人将机器人手臂与实时导航系统结合在一起,具有很高的手术精度。近年来,机器人的广泛应用使得与手术时间延长有关的感染大大减少。与传统技术相比,骨科机器人的主要优势之一是可以提供更为精确的手术操作。例如,在髋关节置换术中,机器人辅助髋臼假体安放的外展角及前倾角更为准确,术后影像学测量值接近于术前计划或术中测量值,处于安全范围内的比例更高,下肢长度和偏距恢复更好。骨科机器人的应用可以消除人为因素对手术结果的变化,减少术中放射时间,从而实现缩短住院时间、减少出血和降低手术并发症,在患者的术后康复中发挥了积极作用。

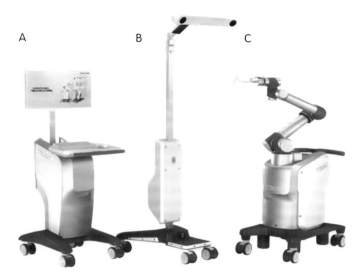

图 2-2 骨科手术相关的机器人设备。图片中(**A**)为主控台,(**B**)为光学跟踪系统,(**C**)为机械臂主机。

(四)骨科远程手术

骨科远程手术通过5G技术实现,一方面将手术中的图像及视频进行远距离传输,实现手术云端指导;另一方面通过MR技术,可实现专家通过远程操控骨科机器人进行骨科创伤手术。华中科技大学同济医学院附属协和医院的叶哲伟教授利用MR远程指导手术并做了许多开创性工作;2019年7月,魏田教授实施了世界上第一个多中心第5代(5G)远程骨科手术。5G技术与机器人技术的结合,提高了远程手术的安全性和质量,也为远程手术的进一步发展提供了可能。

(盛伟 曹洋 等)

第二节　智能诊断系统的构建与开发

随着互联网大数据的建立和普及、计算机分析数据能力的提升和新算法研究的推进,医学诊断从传统医学模式逐渐转向AI模式。AI在医学诊断,特别是在成像诊断方面正在以惊人的速度发展。因此,本节以AI在诊断系统中的应用为重点,回顾智能诊断系统的发展历史,阐述AI技术,尤其是深度学习技术在计算机辅助诊断领域的最新发展趋势和实际应用,以及与之相关的一些内容。

一、智能诊断系统发展回顾

20 世纪 80 年代初,美国芝加哥大学放射学系的 Kurt Rossmann 放射学图像研究实验室开始大规模、系统性地研究和开发各种计算机辅助诊断系统,而以自动诊断为目标的研究和开发,最早则开始于 20 世纪 60 年代。美国食品药品监督管理局在 1998 年批准的第一个设备是由 R2 技术公司(现为 Hology)制造的乳腺 X 线造影计算机辅助诊断设备,因此 1998 年被称为"计算机辅助诊断元年"。此后,诊断成像领域继续商业化,包括胸部 X 线片、胸部 CT 图像和 CT 结肠镜。虽然计算机辅助诊断商业化的头 20 年已经过去了,但是目前在美国临床实践应用中最为成功的案例仍然是乳腺 X 线计算机辅助诊断;2016 年,大约 92% 的钼靶读数筛查使用了计算机辅助诊断。虽然在临床环境下对计算机辅助诊断的需要已得到充分认识,但这些传统计算机辅助诊断仍具有发展成本高、假阳性率高、仅限于特定病变等局限性。

二、智能诊断系统技术简介

智能诊断系统相比传统辅助诊断系统最大的特点是基于 AI。AI 通过编程使计算机具有类似人类的智能,而机器学习是 AI 的重要技术之一,它通过提供基于经验的学习使机器(计算机)更加智能。人工神经网络是一种机器学习技术,是受到动物视觉皮层组织的启发而产生的一系列可训练的多层结构。自 20 世纪 80 年代末被用于分层结构神经网络的人工神经网络反向传播算法被提出以来,掀起了机器学习的第一次浪潮,使基于统计模型的机器学习重新焕发了生机,随之而来的是浅层学习在机器学习中的广泛应用。这些浅层结构虽然相比于过去基于人工规则的系统展现出很大的优越性,但在处理复杂问题时,则表现出如下特征:学习能力不足、易出现维数灾难、易陷入局部最优等缺点(图 2-3)。

2006 年,Hinton 首次提出深度学习的概念,作为一种使用神经网络算法的机器学习模式,该概念的提出解决了上述浅层结构长期对研究者的困扰,解决了制约传统机器学习发展中对人工专业性要求较高的技术瓶颈,使得机器学习相关的应用得以迅速增长。研究发现多隐层神经网络具有优异的特征学习能力,能学习得到数据中更本质的特征。深度学习利用分层结构处理复杂的高维数据,每层由包含特征检测器的单元组成,低层检测简单特征,并反馈给高层,从而检测出更复杂的

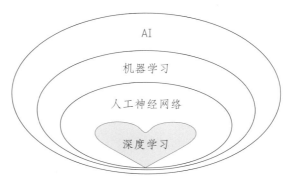

图2-3 人工智能中机器学习、人工神经网络和深度学习的关系。

特征。深度学习算法可以直接从训练数据提取特征,使得特征提取、特征选择及特征分类3个核心步骤可以在同一个深层结构的最优化中实现,从而极大地减少特征提取的工作量。

随着深度学习技术在计算机领域的广泛应用,原本严重依赖专家知识进行人工特征提取的医学图像挖掘逐渐被以卷积神经网络为代表的端到端深度学习技术所取代。深度学习技术在医学图像分割和异常检测等个别领域的准确率已接近甚至超越业内专家,该结构有3种类型的层,卷积层、池化层和全连接层,层层叠加。但是,随着研究的不断深入,卷积神经网络的局限性日益凸显。例如,严重依赖几何先验条件,不规则图像所需的填充处理易引入额外噪声,共享卷积核所需的数据转换操作往往造成部分特征信息的丢失,提取的局部信息难以捕捉数据对象间的内在关系等。针对上述难点,图形神经网络提供了强大且直观的建模方法,能够有效解决非欧空间的建模问题。图形神经网络在医学图像分析中的应用主要集中在组织高效分割、疾病精准检测、图像重建等方面。例如,若将整个胸片设置为图2-4所示,则可以输出异常或正常的判别。对于通过切除肿瘤边缘获得的输入,可以输出恶性或良性的分类。此外,如果输入整个胸部X线片,则可以将异常区域封装在输出端的矩形框中进行检测,或以像素单元确定病变区域,以进行区域提取和分割。此外,甚至可以指出每一个解剖结构,例如识别右肺的心脏区域或右肺上叶。此外,深度学习的另一类应用是估计或回归,例如可以用X线片估计骨龄。除结构分割和疾病检测之外,图形神经网络还应用于图像形成(包括图像质量改进),例如超分辨率、降噪和CT扫描中的图像重建。国外已有专家学者将图形神经网络应用于脑部MR图像重建,其中图形神经网络学习了从切片欠采样弥散加权图像到完整弥散加权图像的非线性映射,充分利用了空间域和角度域中的结构特征。

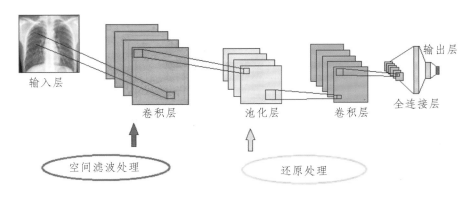

图 2-4 GCN 在医学图像分析中的应用示例。

三、基于深度学习的骨科智能诊断系统开发概要

目前,深度学习在医学中的智能辅助应用越来越广泛,甚至深入融合到智能诊断、智能防御、辅助临床决策等诸多方面。同时,智能影像医学时代的 AI 技术已经广泛介入到医学影像的图像分割、配准、融合、重建、分类、回归、诊断建模等领域,下面简单介绍某骨折智能辅助诊断系统的开发过程。

(一)数据收集与建模

使用开源卷积神经网络和大型训练数据集,以经验丰富的放射科医生的诊断为参考标准,并采用经典的联合语义分割算法网络模型进行骨折定位的建模。

(二)系统功能模块及决策推理框架

系统功能模块包括患者管理、用户管理、骨折定位、骨折识别、辅助诊断报告 5 大功能模块,其中患者管理包含对患者基本信息的综合管理与查看功能,方便医生掌握患者的基本情况并综合分析。用户管理包含对系统使用者权限、安全登录与访问的管理。骨折定位是指通过调用系统后端的算法模型引擎,对影像学图像完成计算机视觉的语义分割定位,并做出对应页面的展示与提示。骨折识别是指通过调用系统后端的算法模型引擎,对分割定位后的图像进行异常监测与识别,存储并呈现识别结果。辅助诊断报告包括通过模型算法对异常图像定位及识别,并将结果数据进行统计融合,以及自动化生成可定制的辅助诊断报告。

具体的系统整体决策推理框架如图 2-5 所示,骨折影像学资料通过在线标注系统完成正常骨或异常骨的标注质控流程,再对全切片数据进行无重叠的裁剪。当完成骨骼的分割后,输入 InceptionV3 网络,构建骨折识别模型。系统根据模型的预测结

果,自动生成辅助诊断报告,供临床医生参考。

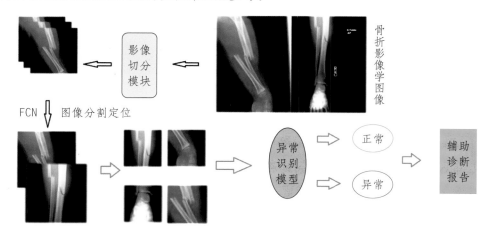

图2-5   系统整体决策推理框架流程示意图。

（盛伟 曹洋 等）

第三节   AI诊疗数据的可视化

随着信息技术的快速发展,我国医院已经实施了信息化建设。多数医院经过数十年的信息化发展,收集并累积了大量的临床诊疗数据,这些数据对于疾病的诊断和治疗都是极具参考价值的,但现实中多数临床数据并未被有效分析和利用。随着大数据、云计算等技术的不断发展成熟,AI已经深入到人类生活的各个领域,同样推动着医疗技术进入一个崭新的时代。采用AI技术将临床诊疗数据可视化分析不仅能提高医生的工作效率,也能为患者提供精准治疗,节约治疗成本(图2-6)。

一、诊疗数据的分类

诊疗数据是指个人在体检、门诊、住院等过程中所产生的记录,主要包括电子病历数据、检验数据、医学影像数据、费用数据等。

电子病历数据是患者在医院诊断及治疗全过程的原始记录,包括首页、病程记录、检查结果、检验结果、医嘱、手术记录、护理记录等。多数为文本构成的非结构化数据,对疾病相关症状的关键词提取和分析,并进行结构化和归一化处理,可为医生

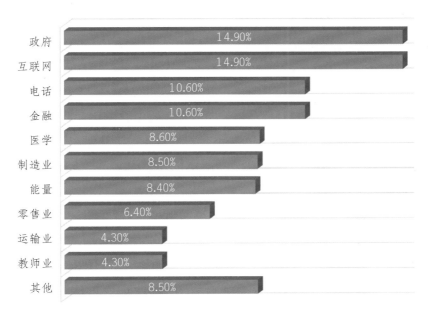

图 2-6　AI 的应用场景。

诊断疾病提供参考。

检验数据是指从人体目标中获取检验材料,从而开展微生物检验、免疫功能检验、遗传检验、血液检验、细胞检验等,最终所获取的检验结果可以为人体的状态判断、疾病预防、诊断、治疗、健康评估提供必要的数据依据。在目前的医疗体系中,医学检验技术已经成为临床中不可或缺的组成部分,尤其是在面对疑难杂症时,更是需要通过系统、全面的医学检验来对患者的身体状况做出综合性评估,否则就无法制订有针对性的治疗方案。

医学影像是对人体或人体某部分,以非侵入的方式取得内部组织影像的技术与处理过程中获得的结果。它包含以下两个相对独立的研究方向,即医学成像系统和医学图像处理。前者是指图像形成的过程,包括对成像机制、成像设备、成像系统分析等问题的研究;后者是指对已经获得的图像做进一步处理,其目的或是使原来不够清晰的图像复原,或是为了突出图像中的某些特征信息,或对图像做模式分类。医学影像数据是医学影像信息数字化、数据化后形成的医学大数据,具有丰富多样、存储量庞大的特点。目前医疗数据中有超过 90% 来自医学影像,但是这些数据大多要进行人工分析。

费用数据广义上包含门诊费用、住院费用、单病种费用、医保费用、检查和化验费用、卫生材料费用、诊疗费用、管理费用、资产负债率等和经济相关的数据。狭义上是指患者在就诊期间治疗疾病所花费的诊疗费用。

二、AI的发展概况

AI是研究、开发用于模拟、延伸和扩展人的智能的理论、方法、技术及应用系统的一门新的技术科学。通俗来讲,AI就是致力于让机器变得智能的活动,而智能就是使实体在其环境中有远见地、适当地实现功能性的能力。该领域的研究涵盖知识表示、自动推理、搜索方法、机器学习、知识获取、知识处理系统、计算机视觉、语言识别、自然语言处理、专家系统、智能机器人等。在医学领域中,计算机视觉、智能机器人的应用广泛,其中与计算机图像识别结合最广泛的是医学影像技术。在骨科疾病临床诊治中,影像学资料具有重要的参考价值,因此基于影像学资料所开发的AI技术能为骨科疾病的发生与发展、临床诊断、手术指导、预后评估提出可靠的依据。此外,基于医学影像学的AI应用已在肿瘤性疾病、心血管系统、慢性疾病并发症等领域的智能诊断中涌现许多成果。

机器学习与深度学习是AI领域的一种算法类别,机器学习是使用某种算法来分析数据,通过对数据的分析得出某种结论,然后对某些事物做出决定或预测,是使用大量的算法和数据对机器进行训练,从数据中学习如何执行任务。机器学习旨在对计算机进行大量的数据训练,挖掘深层次信息,训练计算机的自主学习能力,以实现智能分析数据。例如,在医学影像资料处理中,基于机器学习的医学影像学资料通过处理图像分割、配准、融合及去噪这4个方面,大幅改进了传统图像处理的效果,提高了图像精度,方便临床医生更为直观地阅读与提出诊治方案。机器学习的算法很多,有逻辑回归、人工神经网络、支持向量机、聚类算法、降维算法、推荐算法等,根据学习的种类算法分为监督学习、无监督学习和半监督学习(图2-7)。监督学习常见的算法有逻辑回归、人工神经网络、支持向量机、随机森林算法等,是指从已知的训练数据集中学习出一个模型参数,当录入新的数据时,可以根据这个模型来预测结果。监督学习就是最常见的分类问题,通过已有的训练样本去训练得到一个最优模型,其目标是让计算机去学习已经创建好的模型。目前,模型、算法及实际问题中的应用都以监督学习为主流,原因是监督学习的预测结果可控且目标明确,但通常需要保证数据量并具有特定领域的专业知识。无监督学习常见的算法有K-means算法、K-medoids算法、CLARANS算法等,是指计算机自主学习未知类别的样本数据,根据样本间的异同

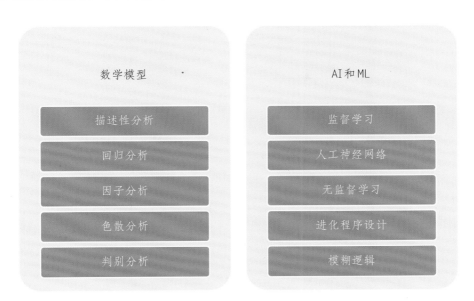

图 2-7　常用的 AI 算法和数据模型。

对样本集进行分类,使类内差距达到最小,同时类间差距达到最大,目的是对原始资料进行分类,以了解样本数据的内部结构。无监督学习的流程图如图 2-8 所示。半监督学习是一种混合监督学习和无监督学习的学习方法,应用于解决出现一部分样本数据有标记和较多样本无标记的情形,在医学领域中较少应用。

深度学习是机器学习领域中的一个新的研究方向,其动机在于建立、模拟人脑进行分析学习的人工神经网络,是一种以人工神经网络为基础的技术。深度学习与机器学习的不同在于深度学习是学习样本数据的内在规律和表示层次,即学习的是一种深层非线性网络结构,能够识别一些更加复杂的自然信号(如自然图像、人类声音等数据),是更为复杂的机器学习算法。在图像处理中,深度学习可识别处理更为复杂的视觉特征,如线、边、形状和整个可视对象,顺序为从边缘到部分再到整体的过程,最大限度地提高分类性能。它与传统人工神经网络的不同在于其通过并行图形处理单元和数学优化方法使计算能力增长,使人工神经网络的体系结构得到升级,通过更新模型权重的迭代过程,这些算法学会了适度识别低级和中级图像信息,以最大限度地提高分类性能。由于存在标签稀缺、模型的通用性和可解释性等局限性,关于机器学习和深度学习的优劣势对比尚存在争论。Smith 等发现机器学习方法在基于转录组学数据的表型预测上胜过深度学习方法。Maaref 等研究结直肠癌肝转移患者化疗方案的反应性,使用深度学习算法在监测肿瘤消退中准确率远高于机器学习算法。

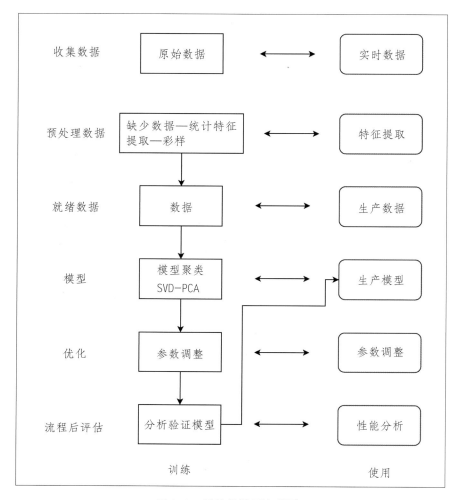

图2-8　无监督学习流程图。

Adams等利用卷积神经网络算法评估股骨颈骨折诊断的准确率,发现随着训练数据集的增多,深度卷积神经网络算法的准确性增加,证明了随着数据集的增多,深度学习算法的可靠性和实用性更高。

三、AI在诊疗数据可视化中的应用

AI基于大数据优势,通过数据挖掘、机器学习、深度学习等技术,准确识别并量化疾病病灶,为骨科疾病的精准诊断提供了可能。医疗大数据是医学AI发展的基石,通过收集来源及格式多样的数据并进行清洗,构建较大体量的数据库,根据需求对数据进行可视化分析,这些对于临床和科研都有一定意义。

　　总之,利用数据的可视化分析可以帮助医生更准确地判断疾病类型,提高治疗有效性,并对疾病的预后进行判断(图2-9)。

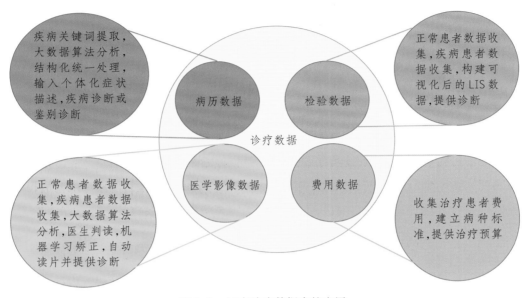

疾病关键词提取,大数据算法分析,结构化统一处理,输入个体化症状描述,疾病诊断或鉴别诊断

正常患者数据收集,疾病患者数据收集,构建可视化后的LIS数据,提供诊断

病历数据

检验数据

诊疗数据

医学影像数据

费用数据

正常患者数据收集,疾病患者数据收集,大数据算法分析,医生判读,机器学习矫正,自动读片并提供诊断

收集治疗患者费用,建立病种标准,提供治疗预算

图2-9　AI在诊疗数据中的应用。

（赵治伟）

第四节　AI应用于骨折的诊断

一、骨折的概况

　　骨骼构成了人体的支架结构,为肌肉提供附着点。骨折是指由于直接暴力、间接暴力、肌肉拉力、骨骼疾病等原因导致的骨骼完整性或连续性的中断与丧失。骨折不但导致了力量传递的中断,而且导致了骨骼血供障碍。关节内骨折还可导致相应的关节部分运动障碍,并且所有骨折都能导致骨骼及其周围软组织的复合损伤。骨折一旦发生,以及在骨折的修复阶段,会很快看到局部的循环障碍和炎症表现,以及因此产生的疼痛或其他临床症状。骨折诊断和治疗不及时,采取的治疗方案不合理,常引起骨折病的发生。骨折病是指由循环障碍、炎症和疼痛引起的关节、肌肉功能的废用,临床

上表现为慢性水肿、软组织萎缩和局部骨质疏松。水肿极易导致肌肉内部纤维化和肌肉萎缩,这种纤维化的过程使得肌肉、股骨和筋膜之间发生非生理性粘连,因而易出现邻近关节的僵硬,严重时可造成患者部分或全部工作能力的丧失。因此,骨折临床诊断与治疗的微创性、准确性、高效性一直是骨科专家和骨折患者期望实现的。

二、骨折的诊断与治疗现状

目前,骨折诊断的主要方法是医生通过触摸、按压和肉眼观察,以患者的病史、临床检查结果(包括X线检查)所提供的信息为基础,根据病理学知识、解剖学原理,结合临床经验进行综合分析后,才能给出患者的骨折诊断结论和治疗方案。从1895年伦琴发现X线并首先将其应用于医学诊断领域后,基于X线特性或其他成像机制的医学影像设备发展迅速。目前已有普通X线机、数字X线摄影设备(DSR、CR、DR等)、CT设备、磁共振成像设备、超声成像设备、核医学成像设备、热成像设备等多种医学成像诊断设备。但在医疗骨科领域,常规放射检查对于早期骨折诊断和病程评价是必不可少的。为适应手术要求和移动方便,并且便于观察骨折复位过程和内固定情况,一般采用配有C形臂X线管支架的车载式X线机(C形臂X线机)。C形臂由安装在台车上的支架提供支持,支架携带C形臂可做升降、前后移动、左右移动、沿人体长轴方向倾斜等动作(图2-10)。这种X线机具有输出功率小、整体重量轻、车架简单、结构紧凑、占据空间少、便于定位、灵活方便的特点,并且价格较低,是我国目前各级医院使用最普遍的设备。这也是在系统构建中采用C形臂X线机作为X线图像拍摄设备的主要原因。但是随着技术需求的提升,现在已经出现了G形臂机用于影像检查,G形臂机将两套X线发射和成像装置集于一身,从两个相互垂直的方向产生X光,可同时对检查部位进行正侧位曝光成像,实时得到患者正侧位医学图像。应用G形臂机能较为准确地判断位置也可以判断深度,增加手术的准确性,减少手术的时间,减少患者和医

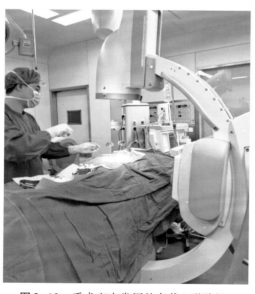

图2-10 手术室中常用的车载C形臂机。

生所接受的 X 线辐射。

在临床骨折诊断的过程中,医生的水平决定着诊断结果的准确性和治疗效果的好坏。这种诊断方法造成了不同城市、不同地区,甚至同一地区不同医院医疗水平的较大差异。具有高水平和丰富临床经验的专家如果没有将他所拥有的经验知识和诊断技巧传授出去,那么他的知识就会失去延续性。因此,从骨折诊断方面讲,需要一个能够达到该领域专家的诊断水平,能够将该领域专家的经验知识和诊断思维方法永久保存下来,并且能够不断补充和完善骨折诊断系统。

目前,骨折的治疗方法大体可分为两类,即手术疗法和非手术疗法。以手术疗法为例,手术切开复位准确,并能依靠牢固的内固定维持复位状态。但该方法具有一个很大的弱点:由于手术本身会造成较大的创伤,破坏了许多骨愈合的生理条件(如骨膜剥离、髓腔扩大、钻孔等),易导致骨延迟愈合或骨不愈合。如果内固定器械使用不当及材料本身的因素,易使骨折再次发生移位,造成畸形愈合或骨不愈合。如果使用了强度大的内固定材料,受应力保护和应力集中的影响,力又无法正常传导,易导致加压钢板下的皮质骨丢失和骨质疏松,增加了再次发生骨折的可能性。另外,手术使闭合性骨折转变为开放性骨折,大大增加了术后感染等手术并发症的发生概率。因此,多数专家认为,若非手术疗法能取得同样效果,还是以非手术疗法为宜。传统的非手术疗法主要包括牵引复位和徒手整复两类。牵引复位虽然可提供暂时和最终的稳定,但牵引力难以控制。牵引力过大可能造成内翻畸形,而加压时钢板张力过大又可能造成外翻畸形。徒手整复是医生根据感觉和经验在 X 线机监控下完成的,在多数情况下需要多人协调完成,特别是在对下肢进行整复时,该方法无法提供稳定且持久的、较大的牵引力,并且力度较小。虽然徒手整复保证了整复的微创性或无创性,但医生会长时间暴露在 X 线下,会出现放射性神经衰弱、记忆力下降、脱发、晶状体混浊、白细胞均数下降、中性粒细胞比值相对降低、淋巴细胞比值相对增高等,部分还可出现肺成纤维细胞恶性转化。因此,在骨折治疗方面,需要这样一个系统:该系统能克服手术疗法的不足,实现骨折整复和治疗的微创性,能模拟徒手整复的整复动作,能根据需要准确施加相应的力或力矩,能将医生从 X 线照射区解放出来。

当前骨折诊断和治疗的现状决定了建立一个能辅助医生完成骨折临床诊断和治疗的系统是非常必要的。该系统不仅能将骨科专家丰富的临床经验永久保存下来,使得新知识能够不断地补充,而且能够帮助医生在非 X 线照射区模拟徒手整复的动作准确实施骨折整复,实现整复治疗的微创性、准确性和高效性。

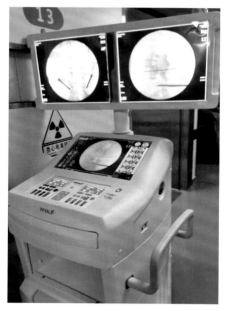

图2-11 可移动X线显示器与操控台。

三、AI在骨折研究中的应用

骨折智能诊断与治疗系统将整复室(患者所在的X线区)与遥控室(医生所在的非X线区)严格分开,避免了医生受到X线辐射的伤害。同时,医生不但可以通过计算机显示器显示的X线图像和相关数据监控全部进程,而且可通过玻璃直接监视机器人实施整复的每一个环节(图2-11)。该系统在临床治疗中有以下益处:代替医生并模拟医生的手法实施整复动作,降低了医生和护士的工作强度、缩短了手术的时间、减少了患者拍摄X线的次数;由于骨折恢复时间短,大大降低了骨折病的发病率;无须二次手术、输血;无须大量的抗生素且住院时间短,减少了患者的医疗费。总之,该系统可作为一种非手术疗法代替医疗领域专家完成骨折的诊断与治疗,具有创伤小、整复迅速、复位良好、骨折病发病率低等优点。

随着计算机技术、导航技术和机器人技术的不断革新和发展,计算机辅助骨科手术逐渐广泛应用。20世纪90年代,人类首次使用计算机辅助骨科手术,并依托于不断革新的计算机性能与技术,研发出了多种手术机器人用于骨折的临床治疗。当前,国内外多家医院及科研机构已经开展了AI辅助骨折诊断的应用。通过使用AI算法,对2D X线影像进行分析,若存在骨折迹象,即可在影像学资料上标出骨折的具体部位。基于深度学习的图像中目标检测技术,通过输入医学影像数据,输出AI辅助诊断的结果。北京清华长庚医院团队所研发出的AI系统,可以透过骨折的影像扫描,产生精准的热点分析,进而辅助临床判读。美国OsteoDetect公司研发的新型AI工具,可帮助医生诊断手部骨折。这种工具是一种计算机辅助检测和诊断的应用程序,它使用AI算法帮助医生以比传统诊断技术更快的速度确定腕骨骨折,并检测了数百张X线图像证实了在腕骨骨折诊断方面的准确性。Olczak等将AI系统应用于骨折X线判读,并以骨折诊断金标准为基准对其进行调校,将机器判读结果与两位资深骨科专家的判断结果进行对照,性能最好的系统其最终准确率约为83%。这均表明了在理想状态下,AI系统的判读结果能够与资深专家的临床诊断相近。

桡骨远端骨折是上肢最常见的骨折类型,在急诊骨折患者中约占17%,在前臂骨折患者中约占75%。桡骨远端骨折的分类方法很多,至今尚无一种骨折分类方法能涵盖所有类型的骨折。桡骨远端骨折的骨折类型及所选择的治疗方式将决定患肢的功能恢复和患者的生活质量。Gan等选取了2340张桡骨远端骨折患者的X线片(图2-12),训练卷积神经网络来分析数据,卷积神经网络的诊断性能通过受试者工作特性曲线下面积(AUC)评估,用准确性、灵敏性、特异性和尤登指数来表示,将结果与骨科专家组和放射科医生组的结果进行比较,得出卷积神经网络在区分图像方面具有更好的性能,在疾病诊断性能上与骨科专家组类似,优于放射科医生组。

在影像学检查中,桡骨远端骨折诊断相对不难,但相较于人工阅片,AI识别图像的能力更强,可提供准确率更高的诊断方案供经验不足的医生参考,从而可为患者选择最优治疗方案。

髋部骨折常见的类型是股骨颈骨折、股骨转子间骨折和骨盆骨折。中国逐渐步入老龄化社会,老年髋部骨折的高发病率、死亡率、致残率,将给家庭和社会带来巨大的负担。对于髋部骨折的患者,X线检查的漏诊、误诊会导致预后不良。Cheng等展示了使用深度卷积神经网络在普通骨盆X线中检测和定位髋部骨折的可行性,对深度卷积神经网络进行了25 505次X线片的预训练,回顾性分析了3605例髋部骨折患者,得出该算法用于识别髋部骨折的准确性为91%,灵敏性为98%,假阴性率为2%,AUC为0.98,可视化算法显示出95.9%的病变识别率。这些数据证明了深度卷积神经网络不

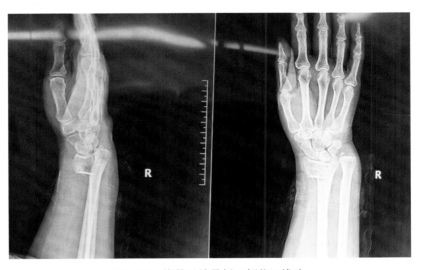

图2-12　桡骨远端骨折正侧位X线片。

仅能以较低的假阴性率检测出骨盆X线上显示的髋部骨折,还具有较高的定位骨折病灶的准确性,其设计的Grad-CAM软件可作为工具应用于临床系统中,有助于临床医生提高工作效率及评估患者病情。在骨盆骨折中需警惕并发症的发生,如大出血、脏器破裂等,在一些罕见并发症中,AI的高精确度不容忽略,Hertz等研究钝性骨盆骨折所导致的膀胱破裂使用了机器学习方法,在3063例患者中检出了208例(6.8%)伴有膀胱破裂,准确性为97.8%,特异性为99%,灵敏性为83%,AUC为0.99,同时证明AI可帮助临床医生早期发现隐匿性的并发症,降低患病风险,提高医疗安全性。郑颖捷自主研发了基于CT3D重建的股骨转子间骨折6部分分型的计算机辅助诊断并初步验证了其效能,回顾性地研究107例患者的CT3D重建图片,结果计算机辅助诊断系统的独立诊断符合率为86.9%,低于骨科住院医生的94.4%,显著低于骨科主任医生的97.2%。联合计算机辅助诊断系统后,骨科住院医生的诊断符合率由94.4%提高到97.2%,骨科主任医生的诊断符合率由97.2%提高到99.1%。计算机辅助诊断系统可实现自动化骨折分型且有较高的准确性,但仍存在不足之处。

　　脊柱骨折的发生率占骨折的5%~6%,以胸腰段骨折发生率最高,其次为颈椎、腰椎,胸椎最少,常可并发脊髓或马尾神经损伤。脊柱骨折发生在不同部位的骨折类型较多。目前基于AI诊断的脊柱骨折研究较少,多集中于椎体压缩性骨折。AI-Helo等通过全自动计算机辅助诊断系统对50例腰椎压缩性骨折患者的CT影像进行智能诊断,对椎体进行定位、标记、分割、标注和分段,并分别用监督学习(人工神经网络算法)及无监督学习(K-means算法)进行训练,使用人工神经网络算法的诊断准确率平均为93.2%,使用K-means算法的诊断准确率平均为98%,证明基于机器学习所设计的计算机辅助诊断系统对腰椎压缩性骨折的辅助诊断有极大的意义。有研究表明,在椎体压缩性骨折中,应用机器学习不仅能更准确地识别CT图像,间接提高诊断准确率,还能计算椎体骨密度,为临床医生提示骨折病因,使诊断更为科学、全面。

　　骨折智能诊断与治疗系统汇集了众多领域专家的大量临床经验,不但能进行诊断,而且实现了诊断后的同步治疗。随着该系统的推广和应用,将大大缩短边远地区与大城市和大医院医疗水平之间的差距,提高我国整体医疗水平,同时避免人为因素造成的患者畸形复位和伤残。病历信息管理系统的建立,实现了对患者情况和临床整复数据的综合管理,为医院实现全面的数字化管理和无纸化办公创造了良好的条件。网络技术的发展为远程医疗的实现提供了理想的平台,并且远程医疗和远程手术已经成为医疗服务领域的发展趋势。通过网络技术,在相隔较远的求医者和医生之间可进行双向的信息传送,完成求医者的信息搜集、诊断结论的确定、医疗方案的实施等过程,这突破了"面对面"医疗模式的局限,使高水平的医疗服务可以在更广泛的范围内进行共享。骨折的智能诊断与治疗和网络技术的结合也是必然的,骨折智能诊断与治疗系统的研究和构建为骨折的远程诊断和远程整复系统的建立奠定了坚实的基础。

(赵治伟)

第五节　AI 应用于骨质疏松症的诊断

一、骨质疏松症概况

骨质疏松症是由多种原因导致的骨密度和骨质量下降、骨微结构破坏,造成骨脆性增加,从而容易发生骨折的全身性骨病。骨质疏松症分为原发性和继发性两大类。原发性骨质疏松症又分为绝经后骨质疏松症(Ⅰ型)、老年性骨质疏松症(Ⅱ型)和特发性骨质疏松症(包括青少年型)3 种。绝经后骨质疏松症一般发生在女性绝经后 5~10 年内;老年性骨质疏松症一般指老人 70 岁后发生的骨质疏松;特发性骨质疏松症主要发生在青少年,病因尚不明确。

全球每年因骨质疏松症而发生的骨折达 890 万,这意味着每 3 秒就有一名骨质疏松性骨折患者。最常见的骨折发生部位包括脊柱、前臂、肱骨近端和髋关节。其中髋部骨折的发病率和死亡率较高,尤其在老年人群中呈指数增长,并产生了最高的医疗保健服务直接成本。根据全球预测,男性目前的髋部骨折治疗费用为 36 亿美元,女性为 190 亿美元。预测到 2050 年,男性的髋部骨折治疗费用为 140 亿美元,女性为 730 亿美元。调查显示,2018 年国家卫健委疾控局公布数据显示,我国 40～49 岁人群骨质疏松症患病率为 3.2%,其中男性为 2.2%,女性为 4.3%,城市地区为 3.5%,农村地区为 3.1%。50 岁以上人群骨质疏松症患病率为 19.2%,其中男性为 6.0%,女性为 32.1%,城市地区为 16.2%,农村地区为 20.7%。65 岁以上人群骨质疏松症患病率达到 32.0%,其中男性为 10.7%,女性为 51.6%,城市地区为 25.6%,农村地区为 35.3%。随着老龄化社会的到来,骨质疏松患病率的增加,预计我国老年人群到 2035 年因骨质疏松性骨折的医疗费用会翻倍。同时我国低骨量人群庞大,是骨质疏松症的高危人群。我国 40～

49岁人群低骨量率达到32.9%,其中男性为34.4%,女性为31.4%,城市地区为31.2%,农村地区为33.9%。50岁以上人群低骨量率为46.4%,其中男性为46.9%,女性为45.9%,城市地区为45.4%,农村地区为46.9%。低骨量状态和骨质疏松症前期通常没有明显的临床表现,往往在出现疼痛、骨折等症状时才发现自己患病,这时骨质疏松症已经是晚期,延误了骨质疏松症防治的有利时机,因此及时预测骨质疏松症尤为重要。为落实《"健康中国2030"规划纲要》对骨骼健康工作的要求,寻求一种确定高风险群体、早期干预疾病的新型诊断方法对维持健康、生活质量和人口的独立性至关重要。

二、骨质疏松症的诊断现状

世界卫生组织采用骨密度测量方法作为骨质疏松症的诊断方法。其降低程度的特征在于骨骼特定区域中的骨矿物质的量,该值与同性别年轻人群体的BMD进行比较,在这两个值之间的关系中,有许多标准偏差(SD)。被检查患者的当前骨量与同一性别青年人群之间的质量差异称为T评分。当T评分超过−2.5SD时,可确诊为骨质疏松症。虽然其他骨骼异常有助于诊断,但骨密度测量被用作确定患者骨质疏松的主要因素。

随着诊断技术的不断改进,现在已经有许多技术可用于骨密度评估,如超声波骨密度测定、定量计算机断层扫描、单能X线测试仪(SXA)、双能X线测试仪、单光子(SPA)、双光子、磁共振成像技术等,根据条件能为骨质疏松症的诊断提供参考。单能X线和双能X线吸收测量法是种评估整个骨骼或特定地点矿物质含量的方法,特别是最容易发生骨折的地方,如前臂、腰椎L1-L4和股骨上端的拍摄。其中单能X线能够观测到骨骼的大致轮廓和内部结构,但由于扫描是2D的,因此识别力较差,当骨量丢失超过30%才能诊断出骨质疏松症,同时具有一定量的辐射。双能X线测试仪骨密度测定被认为是"黄金标准",这种设备通过高低能量两种X线同时穿过测量部位来区分骨骼和软组织,具有精度高、准确性好、辐射剂量低等优势(图2-13)。

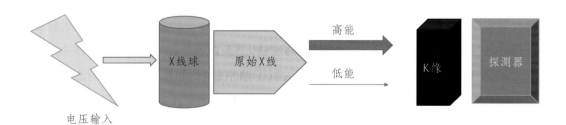

图2-13 双能X线测试仪的工作原理。

但目前双能 X 线测试仪在我国的县级医院应用并不广泛,这导致骨质疏松症的诊断还较为困难。

定量超声检查(QUS)是另一种被用于评估骨质疏松症的方法,但不能用于直接诊断,多数用于评估骨折风险。这种方法包括计算宽带超声波衰减和声速,通常在患者的足跟进行测量。这种方法不涉及电离辐射的发射,是非侵入性的,具有可承受的成本,并且可用于较大群体的评估,但准确性有待进一步评估。磁共振成像技术不能提供准确骨密值,但能清晰的显示出松质骨内部结构的变化。由于其高成本和具有复杂性,磁共振成像目前并不能被作为常规检查。定量计算机断层扫描也使用 X 线发射,不同之处在于其可以通过横向 X 线片拍摄高清图像,图像由计算机处理,形成详细描述研究部分的照片链。与双能 X 线测试仪相比,这种技术的缺点是高辐射暴露和高成本。

综合来看,骨密度仅仅能反应骨强度的 60%~70%,且受到测量部位、测量方法、年龄等多种因素的影响,因此不能完全依赖于机器测量的结果。当前已经有专家分析出了部分骨质疏松症的危险因素,如何将危险因素进行组合从而精准预测骨质疏松症的发病情况是目前亟须解决的问题。

三、AI 应用于骨质疏松症的研究

AI 在医学领域中的应用日益广泛,骨质疏松症的早期诊断及积极干预对预防骨折、提高生活质量有着非常重要的意义。随着医疗信息化的飞速发展,当前已经产生了大量的临床数据信息。通过 AI 技术与医疗大数据的结合,使用 AI 建立模型来预测风险组,制订全面有效的方案来降低骨密度检查的成本,从而减少这种疾病对人们生活质量的影响,减轻卫生系统、经济和社会的负担。如果能够通过大数据采集实现骨质疏松症的 AI 随访和诊疗,形成骨质疏松的早发现、早治疗、个体化诊疗,提高治疗过程中的随访依从性,或许能大大降低骨折发生率。当前 AI 在骨质疏松症中的应用主要集中在两个方向:①基于启发式知识的方法;②基于机器学习的方法。通过 AI 技术对已知的大量临床数据、诊断医案及医学文献进行学习,计算并分析出数据间的联系,形成机器对骨质疏松症危险因素、风险预测及鉴别诊断 3 个方面的合理认知。当输入患者相关信息后,辅助医生进行预测、诊断(图 2-14)。

目前,基于启发式学习的方法主要依赖于专家的知识,包含规则推理、框架推理、基于临床指南模型的推理等,在实际临床应用中机器并不能充分地理解专家对疾病的客观描述,更难以对人类的思维形式进行综合判断,因此应用受限。而 AI 在骨质疏

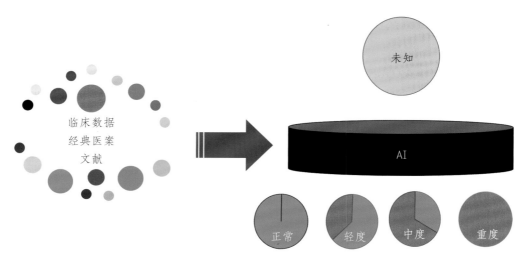

图2-14 人工智能在骨质疏松症诊断中的应用模型。

松症研究方面的机器学习方法主要包含：人工神经网络、卷积神经网络、概率神经网络（PLNN）、BP神经网络（BPNN）、随机森林、支持向量机、遗传算法（GA）、学习矢量量化（LVQ）、多层前馈神经网络、机器学习、径向基函数、决策树、随机森林、集成学习（EL）等，下面列举几个AI在骨质疏松症中应用的例子。

人工神经网络是由大量处理单元相互连接组成的非线性、自适应信息处理系统，这种模型不需要建立数据模型（图2-15）。将人工神经网络应用于骨质疏松症诊断

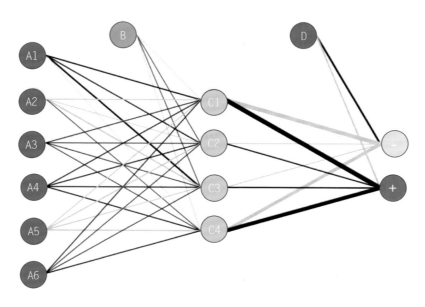

图2-15 人工神经网络的简易模型。

时，首先要建立分类的人工神经网络模型，利用明确的临床数据进行训练，然后进行测试，当准确率较高时对患者进行诊断分析。其中使用人工神经网络的综合风险因素以确定骨性骨折高风险子集首次被研究和发表是在 20 世纪 90 年代初期，这项研究证明，人工神经网络是筛选需要做骨密度评估者的重要元素，并能帮助制订越来越有效的骨折预防策略。有学者在 2015 年发表的一项研究中考虑了 35 个参数预测骨质疏松症风险，找出最重要的参数，采用交叉验证法进行了 10 次验证后得出一个数据集，有可能将个人分为 3 类：正常、骨质减少和骨质疏松症。Ferizi 等补充了通过机器学习和深度学习的结合运用，不仅可以建立风险预测模型，还能自动分割骨质疏松症及存在骨质疏松症风险患者的影像学图像，在 AI 辅助诊断该疾病时有一定价值。研究表明，在影像学分析方面，卷积神经网络提供的高分割精度可能有助于对骨质量的结构性测量。利用 AI 自动图像分割和建立预测模型，从而实现对骨质疏松症及其并发症的早期预防，智能辅助诊断极大提高了筛查效率。

Logistic 回归模型是一种广义的线性回归分析模型，常用于数据挖掘，在医疗领域也应用广泛，多被用于危险因素探析（图 2-16）。如探讨引发疾病的危险因素，并根据危险因素预测疾病发生的概率等。以骨质疏松症为例，将一定量的人群分为收集骨质疏松症患者组和非骨质疏松症组两组，将两组患者的年龄、性别、生活习惯等分为自变量，将因变量定义为是否患病，然后通过 logistic 回归分析，可以得到自变量的权重，从而可以大致了解到底哪些因素是骨质疏松症的危险因素。同时根据该权值可

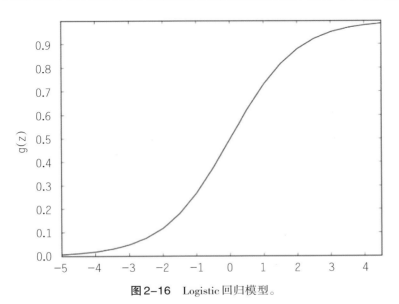

图 2-16 Logistic 回归模型。

以根据危险因素预测一个人患骨质疏松的可能性。我国学者李茂蓉等在2016年通过建立Logistic回归模型,分析了非糖尿病女性骨质疏松症的危险因素,单因素回归分析结果显示年龄、文化程度、身体质量指数(BMI)和碱性磷酸酶(ALP)是高危因素;多因素回归分析结果显示年龄增大、碱性磷酸酶水平升高是老年绝经后女性骨质疏松症发病的高危因素。

支持向量机是一种二分类模型,它的目的是寻找一个超平面对样本进行分割,分割的原则是间隔最大化,最终转化为一个凸二次规划问题(图2-17)。2009年有国外学者采用支持向量机模型研究影像骨质疏松症的危险因素,结果显示饮食生活习惯、身体质量指数、阳光照射时间、怀孕次数、胆固醇水平、钙、钾、钠等的因素,影响绝经后女性的骨质疏松症。2012年有学者基于支持向量机通过断层扫描图片识别骨质疏松症,支持向量机的准确率高达86%。

虽然,目前AI已经应用于骨质疏松症的诊断,但多数算法模型存在自身的局限性,在诊断骨质疏松症时,发病因素的复杂性和多样性导致多数模型不能被准确诊断。因此,在完善骨质疏松患者伦理学因素的前提下,建设高质量、多中心、大规模骨质疏松体检生物样本库,收集大量可供机器人学习及再学习的流调问卷、骨密度信息、疾病史信息、药物史信息、易感基因信息等优质学习资料,是决定骨质疏松AI技术发展的基础。

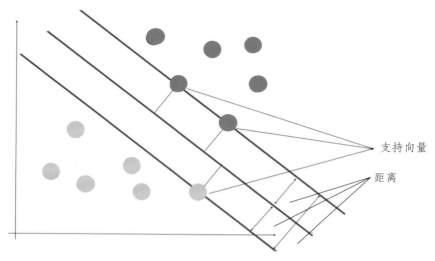

图2-17 支持向量机模型示意图。

(赵治伟)

参考文献

［1］徐松, 叶哲伟. 人工智能在骨科的应用现状及前景［J］. 中国医刊, 2019, 54(2): 117-119.

［2］Olczak J, Fahlberg N, Maki A, et al. Artificial intelligencefor analyzing orthopedic trauma radiographs［J］. Acta Orthopaedica, 2017, 88(6): 581-586.

［3］V. Sapthagirivasan, M. Anburajan. Diagnosis of osteoporosis by extraction of trabecular features from hip radiographs using support vector machine: An investigation panorama with DXA［J］. Computers in Biology and Medicine, 2013, 43(11): 1910-1919.

［4］Nicola Maffulli, Hugo C. Rodriguez, et al. Artificial intelligence and machine learning in orthopedic surgery: a systematic review protocol［J］. Journal of Orthopaedic Surgery and Research, 2020, 15: 478.

［5］宗路杰, 干旻峰, 杨惠林, 等. 脊柱外科机器人及其临床应用进展［J］. 中国脊柱脊髓杂志, 2021, 31(8): 754-758.

［6］杨倩倩, 郭大为, 王爽, 等. "天玑"骨科手术机器人工作原理与质量控制检测［J］. 中国医学装备, 2021, 18(5): 198-201.

［7］田伟. 我国智能骨科手术体系的建立及应用［J］. 骨科临床与研究杂志, 2020, 5(3): 129-130.

［8］余锦娟, 林勇. 基于机器学习的骨质疏松性骨折预测研究［J］. 中国医学物理学杂志, 2018, 35(11): 1329-1333.

［9］Jan Kubicek, Filip Tomanec, et al. Recent Trends, Technical Concepts and Components of Computer-Assisted Orthopedic Surgery Systems: A Comprehensive Review［J］. Sensors(Basel), 2019, 19(23): 5199.

［10］张思成, 孙军, 林昱东, 等. 人工智能辅助诊断儿童发育性髋关节发育不良的临床应用［J］. 中国骨与关节杂志, 2021, 10(6): 410-417.

［11］郭爽萍, 倪东, 尚宁, 等. 基于深度学习的人工智能测量婴儿非偏心型髋关节的研究［J］. 中华医学超声杂志(电子版), 2021, 18(5): 467-471.

［12］Jakub Olczak, Niklas Fahlberg, et al. Artificial intelligence for analyzing orthopedictrauma radiographs［J］. Acta Orthopaedica, 2017.

［13］何方舟, 牛凯, 唐顺, 等. 基于 X 线图像的膝关节周围原发性骨肿瘤辅助诊断的机器学习模型研究［J］. 现代生物医学进展, 2021, 21(15): 2842-2847.

［14］付君, 倪明, 陈继营. 机器人辅助关节置换手术———一项关乎现在和未来的新兴技术［J］. 中国修复重建外科杂志, 2021(10): 1217-1220.

［15］赵猛, 江勇. 数字骨科技术在创伤骨科的应用及前景［J］. 临床外科杂志, 2020(4): 307-309.

［16］Hiroshi Fujita. AI-based computer-aided diagnosis(AI-CAD): the latest review to read first［J］. Radiological Physics and Technology, 2020, 13: 6-19.

［17］Insha Majeed Wani1 & Sakshi Arora.Computer-aided diagnosis systems for osteoporosis detection：a comprehensive survey［J］. Medical & Biological Engineering & Computing，2020，58：1873-1917.

［18］Lindseya R，Daluiskia A，Chopra S，et al. Deep neural network improves fracture detection by clinicians［J］. PNAS，2018，115(45)：11591-11596.

［19］鲍瀛，明远，李瑞瑶，等. 基于深度学习的宫颈癌智能辅助检测系统构建［J］. 中国数字医学，2021，16(9)：90-93.

［20］谢秋晨，梅楠，陈坚，等. 深度学习在骨伤影像学检查中的应用构建［J］. 上海医药，2020，41(23)：10-13，38.

［21］张娴，刘玉林，高智勇. 深度学习在医学影像中的应用研究进展［J］. 临床放射学杂志，2021，40(10)：2041-2044.

［22］Bini S A，Shah R F，Bendich I，et al. Machine learning algorithms can use wearable sensor data to accurately predict six-week patient-reported outcome scores following joint replacement in a prospective trial［J］. J Arthroplasty，2019，34(10)：2242-2247

［23］Mann C J H.Proceedings of the society for the study of artificial intelligence and simulation of behaviour-AISB［J］. Kybernetes，2002，31(6)：934-935.

［24］I. T. Jolliffe. Principal component analysis. Springer Berlin，1986，87(100)：41-64.

［25］HINTON G E，OSINDERO S，TEH Y W. A fast learning algorithm for deep belief nets［J］. Neural Computation，2006，18(7)：1527-1554.

［26］Benke K，Benke G.Artificial Intelligence and Big Data in Public Health［J］. International Journal of Environmental Research & Public Health，2018，15(12)：2796.

［27］Ronald Mc Rae，Max Esser. 实用骨折治疗指南［M］5版. 张英泽，潘进社，等译. 天津：天津科技翻译出版有限公司，2011：4-26.

［28］中华医学会骨科学分会创伤骨科学组. 中国开放性骨折诊断与治疗指南（2019版）［J］.中华创伤骨科杂，2019，21(11)：921-928.

［29］焦俊，王小林，陈绪光. 实用医学影像技术学［M］. 贵阳：贵州科技出版社，2000：1-5，154-155.

［30］胥少汀，葛宝丰，徐印坎. 实用骨科学［M］. 北京：人民军医出版社，2012：649-655.

［31］王淼，肖志清，王艳强，等. 合理应用X射线检查优化辐射剂量［J］. 中华放射医学与防护杂志，2019，39(1)：1-5.

［32］《中国老年骨质疏松诊疗指南》(2018)工作组. 中国老年骨质疏松诊疗指南（2018）［J］.中国老年学杂志，2019，39(11)：2561-2579.

［33］中华医学会骨质疏松和骨矿盐疾病分会. 中国骨质疏松症流行病学调查及"健康骨骼"专项行动结果发布［J］. 中华骨质疏松和骨矿盐疾病杂志，2019，12(4)：317-318.

第 **3** 章

骨科手术机器人系统介绍

机器人是自动执行工作的机器装置,它既可以接受人类的指挥,也能够按照预先编写的程序进行独立操作,还可以根据 AI 技术制订的原则纲领开展行动。国际标准化组织将机器人定义为具有类似于人或其他生物器官(肢体、感官等)功能动作的机械产品。医疗机器人是一种相对特殊的医疗器械,该设备于 20 世纪 80 年代引入外科领域,近年来发展迅速。医疗机器人技术是集医学、生物力学、机械学、机械力学、材料学、计算机学、机器人学等多学科为一体的新型交叉研究领域,能够从视觉、触觉和听觉上为医生决策和操作提供充分的支持,扩展医生的操作技能,有效提高手术诊断与评估、靶点定位、精密操作和手术操作的质量。骨科机器人作为医疗机器人中的一大品类,目前已有多款成熟产品在临床端使用。但目前来看大多数产品有同质化趋势,区分度不高。大部分学者认为骨科手术机器人系统的目标是为术者提供更加精准的骨骼磨削或切割操作。骨科手术机器人目前在临床上应用广泛,但主要应用领域为关节外科,主要用于髋关节、膝关节置换术。脊柱外科、创伤外科近年来也不断有骨科手术机器人系统面世。

一、骨科手术机器人的起源

骨科机器人起源于 20 世纪八九十年代。1983 年,第一款髋关节手术机器人 Arthrobot 在加拿大开发并初步使用。1991 年,全球第一个骨科机器人 RoboDoc 诞生,并于当年 7 月完成临床试验,1992 年辅助完成了第 1 例全髋关节置换术。进入 21 世纪以来,随着社会经济的快速发展,人们对健康的要求越来越高。由于传统手术存在创伤大、恢复慢、并发症多等缺点,微创、减少侵入性操作、提高手术精准性就成了当前手术领域发展的大趋势,而由于人手操作相对于机械的不精确性,必然影响手术效果。骨科手术机器人技术由于智能性、微创性、准确性的优势,在医疗领域的应用前景广泛。

二、骨科手术机器人的组成及关键技术

机器人发展到今天,主体框架结构已经落实下来,机器人包括 3 大部分 6 个子系统,骨科手术机器人由多个部分组成,各部分涉及复杂的技术。在一般机器人辅助骨科手术系统中,机械部分、传感部分、控制部分是必不可少的重要组成部分,而图像与规划技术、导航配准技术和目标跟踪技术则是手术过程中的几个关键技术。

(一)骨科手术机器人的组成

1.计算机导航系统

计算机导航系统是骨科手术机器人的控制系统,是机器人系统的核心,负责规划导航及定位,主要构成包括测量仪器、传感器、定位仪等计算机软件。根据临床医学图像的成像方式,可分为CT导航、X线透视导航、无图像导航、超声技术导航、激光导航等。计算机导航系统是目前国内外机器人研究公司的核心机密,其优劣性评价需根据临床应用进行验证。

2.影像系统

影像系统主要负责手术建模与规划,通过实时的影像监控,对图像进行采集、处理和分析,从而制订手术策略。根据术前导入的影像形成3D模型,把3D模型与患者的实际体位、空间中手术器械的实时位置统一在一个坐标系下,利用3D定位系统,对手术器械在空间中的位置进行实时采集并显示。医生通过观察3D模型中手术器械与病变部位的相对位置关系,对患者进行导航手术治疗。图像处理的准确性、手术规划的合理性和人机交互的高效性都能增加术者对于机器人的接受度,控制模块的算法和医生的操作手感密切相关。

3.手术机械臂

骨科手术机器人的实际操作部件,市面上的机械臂目前主要分为丝传动和齿轮机传动两种。丝传动的优点是体积小,能实现一定程度的力学反驱,机械臂操作的僵硬感比较少,缺点是钢缆驱动的易疲劳性会影响精确度,需要定期更换。齿轮机传动的优点是能长期保持精度,缺点是体积较大且操作手感僵硬。

(二)骨科手术机器人的关键技术

1.图像与规划技术

早期的手术机器人一般通过采集术前的医学图像数据(包括CT、磁共振成像等)一般以CT图像为主,在计算机中对虚拟患者进行术前手术规划,完成整个手术操作过程。但近年来随着骨科手术机器人在临床上的不断应用,术前图像的局限性逐渐被学者们意识到,这是由于实际手术与术前图像采集之间存在一定的时间差,会导致实际手术精度的下降。因此,近年来,术中图像的研究开展得越来越多,术中图像包括术中2D图像和术中3D图像。目前,术中图像导航系统在创伤骨科手术中应用广泛,但脊柱外科、关节外科由于实际操作具有特殊性,大部分虚拟图像术中无法规划。为解决这些问题,一种新型的术中3D成像设备近年来已被研制出来。2008年,美国Mako Surgical 公司研制出 RIO 机械臂,用于关节置换手术,主要用于单髁及全膝关节置换。与其他应用于人工关节置换术的机器人系统不同,RIO 采用术中实时导航,使得术者可以在术中随意调整患者肢体。RIO 系统由术者和机械臂共同操作手术器械并完成手术,可在术中实时对操作进行精细调整。2012 年,由 Blue Belt Technologies 公司研制的 Navio PFS 机器人系统无须使用术前 CT 扫描,而是用术中规划进行膝关节单髁置换术。系统会对术中钻头工具的位置进行实时追踪。

2. 导航配准技术

利用导航系统开展骨科手术,包括两个最重要的过程,即配准和跟踪。配准保证了模型空间中的位置与实际空间中的位置对应,通过配准使得导航系统中相对独立的各个坐标系统联系起来。在不同的骨科手术机器人系统中,由于手术方式不同、设备不同,配准方法也不相同。针对术前图像空间与术中实际空间配准的方法主要有以下几种:标记对应法、特征点对应法及曲面对应法。其中,最简单的配准方法是标记对应法,但其缺点也同样明显。其一是人为地在患者身上附加标记会增加患者的心理负担;其二是对于一些特定的手术部位,比如脊柱手术,由于误差太大,实际实施效果不佳。特征点对应法:由医生在虚拟对象上选择一些解剖标志点,并通过跟踪仪的探头拾取病灶物理对象上的对应点,计算机凭此计算出两者之间的转换关系。但在影像中定位出患者身上的相同位置同样存在一定的误差。曲面对应法:通过对医学图像的特殊处理,分割出骨骼及组织特征表面进行术中数据扫描,对图像分割技术和手术对象有较高的要求。

3. 目标跟踪技术

跟踪是利用导航系统开展骨科手术的另一个重要过程。在早期机器人导航骨科手术中,基于声学、磁学、机械方法等的跟踪设备被使用,而现在大多数骨科手术系统使用的是基于视觉的目标跟踪技术,包含两种研究思路。一种是基于先检测后跟踪的思想,通过在序列图像中检测到运动目标,然后在后续图像中跟踪检测到的运动目标;另一种则是事先为运动目标建模,然后在序列图像中通过特征匹配跟踪运动目标。

三、骨科手术机器人的临床应用

骨科手术机器人在创伤骨科手术、关节骨科手术及脊柱骨科手术中均被广泛使用。

(一)骨科手术机器人在创伤骨科中的应用

对创伤骨科而言,AO及BO的理念都强调复位良好,尽可能少的软组织破坏,固定坚强,从而让患者早期进行功能锻炼。基于以上理念,微创技术不断在创伤骨科中发展,在机器人导航未开展之前,无论哪种微创手术都不能做到精准。借助骨科手术机器人,可以实现更加精准的骨折复位,解剖关系及力线恢复更好,可减少常规复位手术骨折部位畸形愈合等相关并发症的发生。创伤骨科机器人按照其功能可分为定位机器人和复位机器人。定位机器人的特点为精确的定位及微创,主要应用于髓内钉内固定术、股骨颈骨折空心螺钉内固定术、骨盆髋臼损伤的微创螺钉内固定术等。应用于临床的有电磁导航髓内钉远端瞄准系统,该机器人系统能在术中显示髓内钉和瞄准器位置的3D动画,可有效减少手术时间和射线暴露。在股骨颈骨折手术方面有我国自主研发的GD2000骨科机器人及天玑骨科机器人。刘奎民等回顾性分析了,使用天玑骨科手术机器人定位空心钉内固定治疗120例股骨颈骨折患者和传统手术的120例股骨颈骨折患者的资料,得出以下结论:利用天玑手术机器人治疗股骨颈骨折具有手术时间、术后住院时间及总住院时间短,住院费用、药物治疗费用低,疾病带来的直接经济负担轻等优势。在骨盆髋臼损伤方面,天玑骨科机器人辅助经皮骶髂螺钉固定治疗骨盆不稳定性骨折亦取得了满意的临床疗效。骨科复位机器人由于研发难度大、实际操作复杂,国内外发展缓慢,因此大多数未应用于临床。患者的安全性和机器人的性能是制约复位机器人发展的重要指标。未来复位机器人可向多模态示踪导航系统、控制单元与执行单元分开等方向发展。

(二)骨科手术机器人在关节骨科中的应用

大部分关节骨科手术为程序化、标准化的手术,骨科手术机器人在关节骨科的应用有其独特的优势。因此,关节骨科手术机器人是最早实现技术和商业应用的骨科手术机器人。从1986年开始,美国IBM Thomas J. Watson研究中心和加利福尼亚大学戴维斯分校联合开发出了一种用于髋关节置换术的精密系统,并在此基础上于1992年研发出了骨科手术机器人系统ROBODOC,到2013年RIO关节手术机器人系统的开发,关节骨科手术机器人在过去的20余年发展迅速。

按照操作控制方式的不同,关节骨科手术机器人分为主动操作型和主动约束型两类。按照使用领域的不同分为膝关节置换骨科机器人及全髋关节置换手术机器人。

对于膝关节手术而言,精准的截骨、合适的假体选择、下肢力线的重建及良好的软组织平衡是保证手术成功和远期疗效的重要因素,而膝关节骨科手术机器人恰恰具有以上优势。Martelli 等指出使用机器人辅助全膝关节置换术可以将假体放置的精度提高 2.5mm 和 2°，缩短手术时间并减少手术失误。而在膝关节单髁置换术中，国内王俏杰等报道，通过关节骨科手术机器人对 20 例患者进行膝关节单髁置换术，末次随访时，膝关节评分有了明显的提高。

在全髋关节置换术中，良好的假体位置及合适的周围软组织平衡是术后假体稳定的保证，而髋关节骨科手术机器人能够保证以上要求。崔可赜等的回顾性分析了采用 MAKO 机器人辅助下通过后外侧入路进行人工髋关节置换的 26 例患者资料，结果显示无论从手术时间、术中出血量及术后功能恢复上，手术机器人都有明显优势。

目前，国外用于关节骨科的手术机器人包括 Acrobot 机器人系统、RIO 手术机器人、Navio PFS 机器人系统、ROSA 机器人等。

（三）骨科手术机器人在脊柱骨科中的应用

脊柱骨科手术是骨科中相对复杂的手术，一方面由于解剖结构复杂；另一方面由于术中视野局限，因此传统手术往往创伤大、出血多、效果差，而微创手术在脊柱手术中对术者的要求极高，学习曲线极长。脊柱微创骨科机器人能明显缩短手术学习曲线，避免传统脊柱外科手术和微创脊柱外科手术的不足。脊柱骨科手术机器人最常用的方向为椎弓根置钉，椎弓根螺钉固定术是脊柱外科常用的内固定技术，临床上经常有置钉错误导致严重不良并发症的案例，通过机器人辅助椎弓根螺钉置入术是一种较新的技术，准确率高，可以达到 92.8%~97.9%，可以提高椎弓根螺钉置入的准确性和安全性。

最早实现临床应用的脊柱外科手术机器人是以色列的 Mazor Robotics 的 Spine Assist 机器人系统，后升级为 Renaissance 系统。法国的 ROSA Spine 手术机器人、美国的 Mazor X Stealth 机器人系统、美国的 ROSA 机器人系统、美国公司的 Excelsius GPS 机器人系统等在临床上也应用广泛。

四、我国骨科手术机器人研究现状

我国对骨科手术机器人的研究始于 21 世纪初。2004 年，由北京积水潭医院联合北京航空航天大学研发了小型双平面骨科机器人系统；2008 年，中国人民解放军陆军军医大学联合中国科学院沈阳自动化研究所研发了脊柱微创手术机器人；2012 年，香港中文大学威尔斯亲王医院研发了 Hybri Dot 骨科手术机器人，融合人机协同操作理念，实现了机器人的主被动混合控制；2014 年，北京积水潭医院联合中国科学院深圳先进技术研究院开发了基于力反馈的主被动一体化脊柱手术机器人RSSS,用于导航脊柱钻钉道的辅助,该机器人末端同样安装有力(力矩)传感器,实现了基于力拖拽的被动式控制系统。2015年,北京积水潭医院联合北京天智航医疗科技股份有限公司研发的基于术中实时3D图像的第三代骨科机器人Tribot完成了世界首例机器人辅助的上颈椎手术。

中国骨科手术机器人虽然起步较晚,但发展迅速,以北京积水潭医院田伟团队研发的"天玑"骨科手术机器人系统,是国内唯一批准应用于临床的骨科手术机器人系统。北京天智航医疗科技股份有限公司的脊柱手术导航定位系统是目前中国唯一批准上市的机器人系统。国内目前研究骨科手术机器人的公司较多,且不断涌现,主要的包括苏州铸正机器人有限公司、北京和华瑞博科技有限公司、上海微创医疗器械(集团)有限公司等。

五、总结

手术机器人因其独有的优势(精准、微创、智能化医疗发展)具有广阔前景。但现阶段受制于科技水平的发展,临床上使用起来有着明显的缺点,如用途单一、成本昂贵、体积庞大。因此,目前取得的成绩并不理想。但随着科技水平的日新月异,骨科手术机器人不断推陈出新,利用骨科手术机器人开展骨科手术是未来的趋势。

(易成朋 等)

参考文献

[1]张红霞.国内外工业机器人发展现状与趋势研究[J].电子世界,2013(12):5.

[2]田伟.骨科机器人研究进展[J].骨科临床与研究杂志,2016,1(1):55-57.

[3]沈慧芬.医疗器械产品差异度对市值的影响[D].ArizonaState:Arizona State University,2018.

[4]Yang M,Jung J,Kim J,et al. Current and future of spinal robot surgery[J]. Kor J Spine,2010,7(2):61-65.

[5]Lang JE,Mannava S,Floyd AJ,et al. Robotic systems in orthopaedic surgery[J]. J Bone Joint Surg Br,2011,93(10):1296-1299.

[6]Barkana DE. Orthopedic surgery robotic system[A]. //2009 IEEE International Conference on Robotics and Biomimetics(ROBIO)[C].Shanghai:IEEE,2009:1947-1952.

[7]Wang M,Li D,Shang X,et al. A review of computer ssisted orthopaedic surgery systems[J]. Int J Med Robot,2020(5):1738.

［8］孙凤龙.骨科机器人人机协同交互方法研究及控制系统实现［J］.哈尔滨:哈尔滨工业大学,2016.

［9］刘毅,孙磊青,樊瑜波.骨科机器人的行业概况与发展［J］.中国医疗设备,2021,36(1):159-163.

［10］付宜利,潘博.微创外科手术机器人技术研究进展［J］.哈尔滨工业大学学报,2019,51(1):1-15.

［11］岳龙旺,石晓磊,冯腾飞,等.新型机器人辅助微创手术系统分析［J］.机械设计与研究,2017(5):51-54.

［12］RITTER D,MITSCHKE M,GRAUMANN R.Markerless Navigation with the Intraoperative Imaging Modality Siremobil Iso-C3D［J］.Electro Medica,2002,70(1):31-36.

［13］Lonner JH.Introduction:Robotic arm-assisted unicompartmental arthroplasty［J］.Am J Orthop(Belle Mead NJ),2009,38(2 Suppl):2.

［14］Brisson G. The Precision Freehand Sculptor:A robotic tool for less invasive joint replacement surgery［D］.Dissertations & ThesesGradworks,2008.

［15］Yen PL,Davies BL. Active constraint control for image-guided robotic surgery［J］.Proc Inst Mech Eng H,2010,224(5):623-631.

［16］Zheng G,Kowal J,Ballester M A G,et al. Registration Techniques for Computer Navigation［J］.Current Orthopaedics,2007,21(3):170-179.

［17］LAVALLÉE S.Registration for Computer-Integrated Surgery:Methodology,Start of the Art［M］//Computer-Integrated Surgery:Technology and Clinical Applications. Cambridge,MA,United States:MIT Press,1996:77-97.

［18］田和强,吴冬梅,杜志江,等.基于ICP算法的脊柱手术导航配准技术［J］.华南理工大学学报(自然科学版),2010,38(11):141-147.

［19］目标检测与跟踪总结［EB/OL］.

［20］ZHAO J X,LI C S,REN H L,et al. Evolution and current applications of robot-assisted-fracture reduction:a comprehensive review［J］. Ann Biomed Eng,2020,48(1):203-224.

［21］刘奎民,姜传强,孙涛,等.天玑骨科手术机器人与传统 手术治疗股骨颈骨折的直接经济负担比较［J］.骨科临床与研究杂志,2020,5(3):143-145.

［22］蒋侃凌,田维,贾健. Ti Robot手术机器人辅助经皮骶髂螺钉固定治疗骨盆后环不稳定损伤［J］.天津医科大学学报,2017,23(3):247-251.

［23］赵春鹏,王军强,苏永刚,等.机器人辅助经皮螺钉内固定治疗骨盆和髋臼骨折［J］.北京大学学报(医学版),2017,49(2):274-280.

［24］LI C,WANG T,HU L,et al. Robot-musculoskeletal dynamic biomechanical model in robot-assisted diaphyseal fracture reduction［J］.Biomed Mater Eng,2015,26(Suppl 1):S365- S374.

［25］史刚,张肖在,祁富贵,等.长骨骨干骨折复位机器人研究现状与展望［J］.医疗卫生装备,2019,40(1):93-99.

［26］MARTELLI M,MARCACCI M,NOFRINI L,et al. Computerand robot-assisted total knee replacement:analysis of a new surgical procedure[J]. Ann Biomed Eng,2000,28(9):1146-1153.

[27]王俏杰,柴伟,王琦,等. 机器人辅助下膝关节单髁置换术初步临床结果[J]. 中华解剖与临床杂志,2017,22(2):108-115.

[28]崔可赜,郭祥,韩贵斌,等. MAKO机器人辅助后外侧入路全髋关节置换的学习曲线及临床早期效果[J]. 中国组织工程研究,2020,24(9):1313-1317.

[29]SHAW K A,MURPHY J S,DEVITO D P. Accuracy of robotassisted pedicle screw insertion in adolescent idiopathic scoliosis:is triggered electromyographic pedicle screw stimulation necessary?[J]. J Spine Surg,2018,4(2):187-194.

[30]Tian W,Han X,Liu B,et al. A robot-assisted surgical system using a force-image control method for pedicle screw insertion[J]. Plos One,2014,9(1):e86346.

第 **4** 章

AI 应用于
骨科康复的
现状与展望

第一节　AI 与康复评定

肌肉骨骼系统又称运动系统,包括骨骼、肌肉、肌腱、韧带、关节囊、滑膜及筋膜,上述成分的异常均可能导致骨科疾患,因此骨科疾患在临床上是常见病、多发病,可见于所有年龄段。临床医学对骨科疾患的主要关注点是病因学诊断及治疗,而康复医学更关注在器官水平、生物学水平及参与水平疾病状态所致的障碍,即在功能和结构水平损伤所致的活动异常及参与障碍。在临床治疗中,临床医生多通过修复、治疗、功能重塑来重塑骨骼系统功能,但如果缺少系统的康复,临床治疗的效果可能无法维持甚至会遗留后遗症,影响患者的功能结局。AI 作为一项颠覆性技术,正在渗透康复领域的各个环节,目前已在康复评定、康复方案制订、康复预后判断、康复治疗、康复工程、居家远程智能康复等诸多专业领域展示巨大潜能。

全面、科学的康复评定是骨科疾病康复的基础。通过康复评定,能够明确损伤的部位及原因,评估损伤组织、结构的完整性和功能状态,确定患者的日常生活、工作、休闲活动能力,并为正确制订康复方案、判定疗效提供客观依据。过去,康复评定手段多依赖医生、治疗师的经验,随着 AI 技术的进步,基于 AI 的系统能够通过对患者相关数据进行定量分析,协助康复团队做出更科学的决策,实现更好的康复预后。

一、AI 与运动功能评定

运动系统的任何一部分发生损伤,都可能导致相应的运动功能障碍,这也是骨科疾病导致功能障碍的主要方面。运动功能的评定可分为静态评估及动态评估,静态下可观察外观、姿势、对线等,而功能障碍的程度、负重能力及步行功能则可通过动态评估获得。在临床实践中,由于 AI 强大的计算能力,目前可通过算法综合评估患者运动范围、运动流畅程度、运动的代偿等,辅助医生、治疗师进行临床决策。骨科疾病导致运动功能障碍评定主要围绕以下几个方面。

(一)肌力

肌力是指肌群随意运动时收缩所产生的力,临床常用徒手肌力法将肌力分为5级,此方法虽简便易行,但有主观性强、无法定量评定等缺点,因此常结合等速肌力测定等进行客观评价。在等速肌力测试中,肢体的阻力将会随着肌力的变化而变化,由于人体本身无法产生等速运动,需借助专门仪器才可实现。等速肌力设备的核心部件主要包含核心控制系统、动力产生与输出系统及传感检测系统,通过分析最大肌力(N)、峰值扭矩(Nm)可客观判定肌肉力量。1999年,Jer-JunnLuh等报道了基于人工神经网络模型,结合表面肌电数据及等速肌力评定结果,可通过自适应学习实现肘关节表面肌电、关节位置、关节角速度的精确预测。2007年,E.Hahn报道了通过人工神经网络模型,可实现对关节扭矩的高精度预测。目前,已实现通过肌肉转录组的深度学习算法,预测骨骼肌的年龄相关变化,通过相关评定有望实现康复的"关口前移",在衰老肌力障碍出现前即进行干预,达到一级预防的效果。

(二)肌张力

肌张力是维持身体姿势和活动的基础,其正常与否取决于神经支配状态,通过肌张力分析将有助于明确损伤的部位与类型,异常的肌张力可分为肌张力过强、肌张力过低及肌张力障碍。在Choi等开展的一项研究中,研究者通过预先设定的人工神经网络模型进行深度学习,分析大量上肢肌张力评定的视频,最终发现随着学习素材的积累,肌张力的判定也更为准确。但研究者指出,如想将此项技术应用到临床治疗中,前提是需要大量、高质量的数据进行深度学习,才可能达到与传统评价效果相当甚至更高的效率与精度。

(三)关节活动度

关节活动度是指关节运动的范围,是衡量关节运动量的尺度。目前,视觉追踪技术已被用于关节活动度的评估,通过在特定关键点佩戴有线(无线)传感器,不仅能够对四肢大关节的活动度进行评估,而且也可对脊柱等部位的活动度进行评估。根据Lee等的研究发现,AI算法可辅助康复评定,但根据评定种类,所选取模型也有一定差异。在关节活动度的评价中,研究者使用了基于规则的模型,该模型由临床经验丰富的治疗师提供一组预测关节运动质量的特征规则,由15个相互独立的"如果-那么"规则构成,其中包括受试者能否完成特定任务,如"将杯子放到嘴边"。通过分析特定规则下肢体运动的轨迹、最大目标位置、最大关节角度等相关参数,能够全面解析在任务态下各关节活动受限的情况,为明确障碍来源起到积极作用,指导康复方案的制订。对于髋关节及膝关节,通过应用机器学习算法,借助单个可穿戴传感器即可评估关节活动范围较准确的数据。

(四)姿势评估

姿势评估是对检查对象的全身静态观察,正常的姿势有赖于正常的肌骨系统、神经支配、平衡功能,以及个人习惯等。科学的姿势评估有助于明确是否存在姿势异常及潜在的原因,并指导制订针对性的康复治疗方案。在过去的康复临床实践中,由于姿势评估较耗时,也非常依赖康复医生、治疗师的经验,因此该评定项目的开展较为受限。随着自动监测、分析系统的应用,使得姿势分析在临床康复决策中愈发重要。这些系统能够通过评定人员所设定的监测规则自动收集传感器中的数据,得到关节角度、相对空间位置等数据,通过主动学习、算法深度分析相关姿势,起到协助决策的作用。Rosa 等通过结合 B 超实时检测不同姿势中比目鱼肌长度及深度学习,指出通过生物反馈、可穿戴设备、深度学习来指导运动功能评估是可行的。Burns 提出,借助手机及具有机器学习能力的智能传感器,可实现居家康复患者的远程康复评定,分析患者的康复方案依从性,并将其称为智能理疗活动识别系统(SPARS)。作为常见的骨科疾病,骨关节炎的发病率高达 15%,其中多数需要康复指导。面对如此庞大的康复需求,传统康复手段面临着康复方案不当、患者依从性差等挑战。Huang 等提出了基于机器学习的人体运动辨识系统,该系统通过对特定的运动姿势分析,能够为膝关节炎患者提供适宜的康复方案。经过验证,该系统类型识别和运动识别的总体识别率分别达到100% 和 97.7%。相较于下肢的运动模式,上肢的运动功能更为精细,因此即使应用了复杂的算法(如人工神经网络),实现上肢康复机器人的高精度自适应辅助仍面临挑战。Min Hun Lee 等提出了结合机器学习及基于规则的模型的混合算法,实现了基于姿势解析的上肢功能评估,并展示出较高的精度。

(五)肌电图评估

肌电图评估在临床上常用来诊断肌肉病变、神经功能的预后判断等,是神经-肌肉功能评价的客观、灵敏指标。传统肌电图评定需医护人员依靠经验分析波形,目前已实现通过深度学习、信号提取、内置算法客观判定肌电图评估结果。获取肌电信号网络的主要流程包括预处理、信号滤波、校正、平滑、标准化、统计测试、整合计算等。该系统利用多通道传感器的时域特征进行肌电信号提取,并进行内置算法的统计分析,能够判定肌电信号的起始(偏移),以及轻收缩、最大收缩状态等。与此同时,肌电信号的时域和频域特征是评估步态、智能辅具的重要参考,肌肉的放电状态直接影响步态。此外,算法作为 AI 的核心组成,不同的算法将会直接影响其判定的准确程度,相关研究发现对于关节炎患者的诊断,最小二乘核算法效果要优于 LDA、人工神经网络及学习矢量量化。

(六)电生理评估

电生理评估可定量测定神经损害的部位及程度,在临床中常与肌电评估共同开展。通过结合AI及大数据,电生理评估目前可实现临床决策、疾病诊断、风险预测及个性化的治疗方案制订。电生理评估的数据来源也更加广泛,植入式设备、穿戴式设备、智能手环等均可提供电生理数据。有学者将电生理评估与机器学习相结合,用于指导骨科手术的实施,如能够借助可穿戴设备进行持续检测,将会为康复方案的制订、康复预后的判断提供有力证据。

二、AI与平衡功能评定

平衡是人体综合利用视觉、前庭觉、本体感觉等感觉信息,经过中枢神经系统进行信息有效筛选后,做出反应的能力。平衡功能是个体处于某种姿势的状态及当受到外力作用时,能够自动维持或调整的能力。因此平衡可分为静态平衡和动态平衡。静态平衡是指身体不动时,人体保持某种姿势的能力,如坐、站、单脚站立等。动态平衡是指人体运动或受到外力作用时,能自动维持或调整姿势的能力,可分为自动态平衡和他动态平衡。

平衡功能的表现在人体整个生命周期内并不稳定,不同年龄段有不同的平衡功能表现。如果平衡功能表现差,容易导致跌倒的发生。尽管跌倒被认为是外在因素和内在因素共同作用的结果,但有流行病学研究确认儿童和老年人跌倒的内在因素主要是平衡功能差与肌肉力量不足。Urs等学者认为,年轻人平衡功能表现会较好,并于该年龄阶段达到高峰,随着年龄增长,老年人的平衡功能表现会下降。儿童骨折预后一般较好,但老年人跌倒后骨折常常是致命的,尤其是髋部骨折。因此,在骨科康复中平衡功能评定尤为重要。

康复中常用的平衡功能评定方法主要是观察法、半定量法和定量法。

(一)观察法

观察法包括Romberg检查法、单脚直立检查法、Fukuda原地踏步测试等。

(二)半定量法

半定量法主要是功能性量表评估,对参与者的平衡表现进行评分或评级。目前临床常用的量表有Berg平衡量表、Fugl-Meyer平衡功能量表、Tinetti量表、站立-走计时测试、功能前伸法等。观察法临床上易于操作,半定量法能通过分数进行量化评级,但存在评定时间长、量表敏感性不高、评估时仍带有主观性的缺点。

(三)定量法

目前有两种评估方法,一种是使用仪器采集平衡参数数据,以此了解平衡功能;另一种则是利用 AI 技术,使用机器学习方法、人工神经网络方法、深度学习法等手段实现平衡功能评定和制订治疗方案。有研究者利用机器学习方法对平衡功能进行评定,这主要包括提取目标特征数据、转换并分析数据、映射到评定量表进行比对等步骤,以确定平衡功能评估结果。Bao 等研究者利用可穿戴传感器和机器学习技术自动评估平衡功能,以增强患者家庭训练的依从性,并减少到医院复诊的次数。该评估手段主要是从可穿戴传感器获取数据,采用 61 维度的特征向量来代表运动的表现,之后采用支持向量机将特征向量映射到评定量表中,结果表明机器学习技术能够对站立平衡进行自动评估。平衡控制需要多方面子系统的共同作用,这些子系统包括预期姿势调整(APA)、反应性姿势控制(RPC)、感觉方向(SO)、动态步态(DG)。最近,Peng 等通过机器学习技术进行数据转换、特征提取,并映射到物理治疗师评估的 Mini-BESTest 中的总分及预测个体平衡控制子系统的分数,进行相关、回归分析,发现基于像素 COP 提取特征的方法,能够很好地评估个体平衡控制子系统,弥补目前临床上评估平衡控制等方面不足的空白。Peng 等也发现了 AI 在未来临床应用的可能性,AI 技术能够更好地辅助医生和治疗师进行平衡功能评估。人工神经网络算法也开始应用于平衡功能评定中。Pickle 在研究中发现通过动态人工神经网络来估计全身角动量,能够确定患者的平衡功能。Kim 等开发了一种深度学习算法来评估 BBS 评分,发现深度学习算法能更好地提高机器学习的性能,提高 BBS 评估的准确性,而且该算法能够应用在一种可穿戴式设备的测量系统上。

由此可见,不论是机器学习方法还是人工神经网络算法,AI 在平衡功能评估中都能提高平衡评估中的准确性和灵敏性,缩短评估时间,提高评估效率,但目前的研究主要是科研性小样本研究,后续仍需要进行大样本临床研究验证 AI 在临床平衡功能评定中的可行性。

三、AI 与步态分析

简单而言,步态分析是对评定对象行走方式的评估,包括定量分析与定性分析。通过开展步态的生物力学分析,可以解析步态进程中的生物力学及生理学异常,明确步态异常的根源并指导相关康复工作的开展。

目前,步态分析多结合肌电检查开展,当数据量足够大时,通过机器学习系统可以筛选出肌肉活动及步态异常的患者,将有助于制订有针对性的康复方法。通过结合肌电信号评估步态相关肌群的最大随意收缩能力,可通过在标准化时间序列上的肌电图辅助诊断肌肉萎缩所致的步态异常。利用决策树能够判定3种异常的步态模式,即胫腓肌无力(痉挛)、严重的胫腓肌痉挛、踝关节受限及腘绳肌痉挛。通过人工神经网络则可以更好地解析数据中的非线性关系。Ozsert等研究指出,通过人工神经网络分析股二头肌、股直肌、股外展肌的激活状态,能够高效识别正常步态与异常步态。Naik等对步行、坐位、站立位的信号进行不同处理,发现识别有膝关节病变受试者的识别率可达86%,而识别无膝关节病变的参与者识别率可达96%。Mitchell等在社区针对老年群体开展研究,通过算法将足部肌电信号及步态周期相关联;通过对所得时频及相关参数进行统计,发现神经病变、骨质疏松等疾病患者步态明显异常。

随着远程康复医疗的开展,结合AI的康复评定技术愈发成为相关产品的重要组成。Allison等将远程康复医疗与AI相结合,该项目名为基于移动设备的康复计划(MDORP),该项目主要针对截肢的现役或退役军人,通过使用移动传感器实时收集居家康复截肢者的步态。当具有机器学习能力的远程终端检测到步态异常时,会向配套的可穿戴设备发送指令,该设备通过声音反馈系统提示患者,起到远程纠正患者假肢步态的目的,该项目的理念可能会成为未来远程康复医疗的常见模式。

目前,康复机器人逐渐开始普及,康复机器人的应用能够在最大程度上利用患者残存功能,调动患者主动参与,极大地提高患者的运动功能及日常生活能力。与此同时,康复机器人所提供的信息也能辅助评定患者的运动功能的水平及恢复程度。康复机器人的控制策略主要是轨迹跟踪与模糊控制两大类,一般通过收集大量健康受试者在运动中全身的关节轨迹,并通过算法预定义轨迹作为控制目标。基于上述控制策略,康复机器人能通过评估患者实际情况调整辅助的程度,并且使当前的运动轨迹与健康群体的运动轨迹一致。康复机器人多有自适应特征,对每一个受试者的步态建模进行自适应的扭矩输出是实现上述功能的基础,因此康复机器人的应用离不开精确的步态分析。根据Hao Ma等提出的模糊控制理论,康复机器人步态分析的方案如下:采集受试者在步态周期中的几个关键参数(包括运动速度、关节角度、步态计时)等。康复机器人会根据相关参数生成膝关节的实际运动轨迹,通过算法明确受试者为达到预期运动轨迹所需的辅助程度,再通过混合抗阻控制方法,根据辅助函数和参考角轨迹输出扭矩,最终实现康复机器人的动态自适应。针对骨科疾病导致步态异常的患者,步态分析不仅能够探寻异常的来源,并且可以用于评估康复效果,对康复方案的动态调整有参考价值。

四、AI 与感觉功能评定

感觉是人脑对直接作用于感受器的客观事物个别属性的反映。感觉可以分为一般感觉和特殊感觉,一般感觉可分为浅感觉、深感觉、复合感觉,特殊感觉可分为视觉、听觉、嗅觉、味觉等。感觉与运动都在姿势维持、运动控制中发挥重要作用。AI在感觉功能评定中也起到一定的辅助作用,近年来 AI 在深感觉和疼痛评估上有较多研究。

(一)深感觉评定

深感觉是指感受肌肉、肌腱、关节、韧带等深部结构的本体感觉,包括振动觉、位置觉、运动觉,是个体不依赖视觉等其他感觉对身体姿势、运动位置、所用力量大小的感知。本体感觉可以通过本体感受器来获得。本体感受器是位于肌肉、肌腱、关节囊、韧带等运动器官的感觉末梢神经装置,骨骼肌的本体感受器主要是肌梭和腱梭,关节囊、韧带等结缔组织的本体感受器有鲁菲尼小体、高尔基器末梢、环层小体、游离神经末梢等。本体感觉对于运动控制、步行平衡等有重要作用。临床上的运动创伤或者手术创伤,一定程度上破坏了肌肉、韧带、肌腱的本体感受器,会影响关节或者肢体的稳定性,进而对运动控制、姿势稳定产生影响。本体感觉的研究目前仍处于起步阶段,对于本体感觉的通路和反馈机制的研究仍不完全。目前也较为缺乏对本体感觉功能评估的黄金标准,临床有许多测量本体感觉功能的工具,可以根据不同关节、部位进行选择,最常测试的是膝关节、踝关节、下背部等。量表评估手段信度不高,同时对本体感觉也只是分为正常、轻度受损或者缺失,对本体感觉细小变化的敏感性不强。研究者开始采用机器人技术、电子测量仪结合来评估本体感觉,希望能够找到一种更客观、可重复的方法。大多数识别测试通过识别或再现任务主动或被动评估关节位置,测量值为关节角度误差,并且利用运动捕捉设备、电子倾角测量仪、摄影捕捉仪、有机玻璃量角器或角度测量仪来测量。国内有学者使用 Biodex system-3 多关节等速测试仪对踝关节本体感觉进行测量,结果发现该等速仪有较好的信度,能够在临床和科研中使用。Jeffrey 等研究者使用 KINARM 外骨骼机器人评估中风患者的上肢本体感觉,让受试者分别进行机器人评估和临床量表评估,研究发现机器人能够评定本体感觉,机器人评定为临床上提供了一种简易方法。评估过程中需要注意减少其他感觉的影响,如视觉、前庭觉等。近几十年来,AI在本体感觉算法的发展较为保守,以往研究多采用线性回归算法来解决本体感觉的解码问题,但目前有研究证明使用递归神经网络(NRR)更有利于提高译码性能。尽管AI能够让测量定量化、精准化,但有些设备操作过于复杂,需要技术专家进行数据分析和数据解释,能否在临床中大范围使用,医生和研究人员仍需对AI在本体感觉评估中进行进一步研究。

(二)疼痛评定

在疼痛评定上,骨科术后、骨折、软组织损伤往往伴随不同程度的疼痛,疼痛作为一种极度不愉快的感觉与情感体验,目前没有客观方法进行测量。临床上对于疼痛的评估主要有两种方法,即自我报告法和疼痛问卷调查表评估法。自我报告法主要是视觉模拟评分法(VAS)、疼痛数字评定法(NRS)、Wong-Banker面部表情量表等,而疼痛问卷调查表评估法主要有McGill问卷表。但以上两种方法较为主观,同时受患者的意识水平影响较大。AI与疼痛评估相结合的研究成了热点,疼痛客观评估即将成为一种现实。近年来,不断有学者提出生物标志物可用于测量疼痛,通过无创性的神经成像方法测量和识别生物标志物,包括功能性磁共振成像、功能性近红外光谱、脑电图等。Brown等采用功能性磁共振成像和支持向量机算法对疼痛和非疼痛进行了分类,准确率达81%。功能性磁共振成像疼痛预测研究多采用多变量模式,虽然能够揭示多个变量呈现的信息,但是由于计算过于复杂,其临床应用价值不高。为进一步提高预测疼痛的速度,香港大学的研究者提出了基于脑电图预测疼痛的策略,该策略是通过单次试验激光诱发电位特征,采用贝叶斯分类器识别疼痛,对于低痛和高痛的预测准确率高。这种单次试验能够提高激光诱发电位波形的信噪比,也可以快速自动执行,避免出现手动操作的偏差,这种策略准确率高达86.3%。为提出一种能够区分多个不同强度疼痛特征的机器学习模型,Raul等对18名受试者进行热刺激,记录其冷刺激和热刺激、低痛和高痛,利用功能性近红外光谱收集数据,提取时间、光谱的特征,之后利用多种分类器进行数据识别。研究发现,LDA、支持向量机、KNN 3种分类器优于其他分类器。但近红外光谱可能会受到皮肤血流和脑内血流的影响,研究者提出了需要对数据进行降噪处理,减少干扰。功能性磁共振成像、脑电图、近红外光谱在预测和识别疼痛上各有优缺点,但能否应用于临床仍需进行大量试验来证实。

五、AI与脊柱评定

AI作为一种诊断和治疗的新技术,在骨科、脊柱疾病诊断和评定中发挥了其特有优势,既能够识别骨科影像进行疾病诊断,又能对疾病进行预测,简化临床医生的工作流程,提高工作效率。特别是在脊柱侧凸诊断成像领域上,其能支持X线、CT、磁共振的诊断解释。

脊柱侧凸是一种3D的脊柱畸形。在脊柱侧凸的评定上,Cobb角是脊柱侧凸诊断和治疗决策的重要指标。临床评估脊柱侧凸普遍采用传统的Cobb角测量法,通过直尺和量角器在前后位和侧位的X线片手动测量Cobb角,但这种方法测量的结果受到不同观察者的偏倚影响和视觉影响,而且不能真实反映脊柱3D变形的情况。随着科技的进步,AI能精准、定量地评估Cobb角,在评价脊柱侧凸的诊断和治疗上有着重要的作用。AI能够建立一个学习模型,模仿应用专家的判断。有学者利用3D脊柱重建计算Cobb角,通过人工神经网络评估3608个患者的胸椎、腰椎、棘突的位置和椎体旋转角度以评估潜在的Cobb角,结果发现人工神经网络计算的Cobb角比临床计算的Cobb角变异性更小,未来有可能成为脊柱侧弯的"金标准"。日本研究者开发了一种基于AI的脊柱侧凸筛查系统,能够自动估计脊柱Cobb角的系统和椎体旋转角度,这主要通过Moire成像系统结合X线片,并通过卷积神经网络进行机器学习,估计人体胸椎和腰椎椎体的位置,及每个椎体旋转角度。该系统的测出结果与专业医生测量的结果相差无几,证明能提高脊柱侧弯筛查的准确性。有研究者提出了基于多视图外推网(MVC-NET)的全自动脊柱曲率估计框架,用于青少年特发性脊柱侧弯的评定,该框架能够得到高精度的Cobb角,并可以进一步推广到其他骨科疾病中应用,如骨质疏松的评估。中国研究者使用一种多视图外推网(Multi-view)在前后位和侧位的X线片中提供准确的自动脊柱侧凸的估计,与其他自动化的测量方法相比,该方法具有较高的精度。

AI除了可以将测量Cobb角和椎体旋转角度,还可以对脊柱侧弯类型进行分类。目前青少年特发性脊柱侧凸的分类主要是根据king和Lenke的两种分类方法。在一项用于辅助青少年特发性脊柱侧弯的机器算法综述中,总结了目前已有的计算机算法对青少年特发性脊柱侧凸的特征分类,提及在支持向量机、决策树和线性判断分析3种分类器中,支持向量机的分类精度最高,可达85%。Philippe等通过利用人工神经网络自组织地图(SOM)对数据库中的青少年特发性脊柱侧凸病例进行可靠分类,可以指导外科医生的治疗方式。

六、总结

AI可作为医生、治疗师等医务人员进行评定的工具,能辅助临床医生、治疗师进行疾病诊断和功能评估,以简化工作流程,缩短评估时间,提高工作效率,同时也能够给患者提供可视化的评估结果和进展。AI在影像中的作用除了能对功能进行评估之外,还能通过评估成像对疾病进行分类、预测患者患病风险的潜在优势。可喜的是,AI评估更有向家庭康复方向发展的趋势,一些可穿戴性评估设备配合移动设备的使用,就能获得评估数据和结果,减少患者到门诊的次数,给患者带来便利。

但目前AI在康复评定中仍面临着许多问题:①目前AI在康复评定的研究多停留在科研阶段,应用于临床研究的较少;②不同评定方法具有不同的数据库,目前缺乏统一的信息数据库,数据质量不一;③AI技术在康复评估中,需要专业人士进行数据分析、数据解释,临床应用的可行性不高。但随着机器学习和深度学习的不断发展,AI在骨科评定中的应用必能迈入新阶段。

(李建军　高峰　等)

第二节　AI 与康复方案制订

一、AI与骨折的康复

骨折是由于创伤或骨骼疾病导致的骨完整性和连续性中断,骨折常出现畸形、异常活动和骨擦音或骨擦感3大特有体征,应常规进行X线平片检查。其治疗原则为复位、固定和康复功能锻炼。在不影响固定的情况下,应尽早地进行康复介入以减少肌萎缩、维持肌肉力量、促进骨折愈合及防止骨质疏松。传统的康复主要基于人力和仪器模式化地针对不同类型骨折的不同时期进行康复训练。AI作为一种基于机器学习的前沿技术,对于骨折康复具有巨大的推动作用,在骨折康复中具有不可忽视的应用潜力。AI可以基于大数据对于骨折患者的康复进展进行记录、评估和改进,利用机器学习转换大量信息,根据患者的康复状态和康复效果,及时对康复方案进行优化。AI的核心是算法,常见的3种机器学习算法模型包括支持向量机、人工神经网络和随机森林,其基础是基于大数据及相关的计算能力,通过大数据采集类似患者的训练模型,结合深度学习和人机交互系统实现康复机器人的交流和控制,使患者能够得到更加精细化的训练,从而有利于制订更加个性化的康复方案。

骨折的康复主要分为以下 3 个阶段。第 1 阶段:骨折后 1~2 周内,镇痛,消除肿胀,防止肌肉萎缩。第 2 阶段:骨折 2 周后,增加关节活动强度和范围,防止肌肉萎缩和关节僵硬。第 3 阶段:骨折达到临床愈合期,根据情况进行关节活动度训练和肌力训练,以促进关节活动范围和肌力的恢复。

(一)AI 与上肢康复

可穿戴康复评定及治疗设备、互联网技术、物联网技术、遥感技术、虚拟情景技术等应用于康复领域,使康复训练的质量大大提高,增加重复性和趣味性,提高了康复体验,改善了康复效果。通过融合各种传感器技术,患者在整个康复过程中的数据能被自动记录。可穿戴技术具备监测上肢活动的功能。可穿戴设备的信息能够提供临床参数和运动数据,可以整合到数据集中。惯性传感器技术在用于上肢骨、关节损伤的康复中可以监测肩关节的各种活动,包括肩关节的 6 大运动、前屈、后伸、内收、外展、旋内和旋外的运动角度与范围。惯性测量装置由加速度计、陀螺仪和磁强计组成,能够测量物体的加速度、角速度等数值。目前大多数设备都是三轴的,基于惯性测量装置的肩关节康复系统可用于测量和分析活动范围、功能和日常生活活动(A 深度学习)。对于精确运动测量的部分,角度传感器在机器人、机器控制和个性化康复中发挥着至关重要的作用。Ziming wang 等报道了一种高灵敏度的摩擦电自供电角度传感器(SPAS),其可以安装在医疗支具中,记录关节的屈曲和伸展,有利于定制个性化的骨科康复训练。物联网可以通过收集和通信数据将物理设备相互连接起来,将传感器安装在这些物理设备上,可将传感器的数据通过物联网进行传输。由此,数据能够得到有效记录、储存和共享。智能手表在日常生活中使用越来越广泛,在康复过程中,尤其是患者在进行自我康复与居家康复的情况下,在智能手表中嵌入多种可穿戴式的传感器即可实现记录患者自我和居家康复活动数据。采用卷积神经网络实现可识别家庭锻炼活动的机器学习算法,可以给患者实时反馈,提示患者可能做了对于疾病不利的活动,同时在康复训练中给患者及时反馈,指导患者进行正确的动作训练,并自动反馈给治疗师,从而提高了康复的准确率和效率,同时也减少了人力物力。AI 基于大数据,通过算法可以对患者功能的可恢复状态进行预测,并且预测误差较小,相较于传统的基于经验对患者功能恢复进行预测的方式更加客观、准确。可穿戴设备通过上肢康复训练进行记录和评估,获得质量可靠的数据,AI基于这些数据能够制订出个性化的康复方案。由此,AI对于康复方案的制订也具有极大的潜力。智能上肢康复机器人可用于上肢骨折患者的整个康复期。Chen,S.H.等介绍了一种具有特殊运动结构的上肢康复机器人辅助控制系统,该系统中嵌入了力(力矩)传感器。采用集成传感力矩的动态人体模型,可模拟3种康复模式下的人体交互作用:主动模式、辅助模式和被动模式。在此提出的康复机器人,可提供7个自由度(DOF)运动,并根据机器人手臂的7个自由度和人手臂的4个自由度之间的固有映射运行,可实现上肢的被动运动、辅助主动运动与主动运动,满足康复3个时期患者的康复过程。与传统的康复治疗相比,使用智能康复机器人进行患者的康复干预可以减少医务工作者的工作负担、提供量化的恢复过程记录。一款Wrist机器人对慢性脊髓损伤患者的上肢进行6周的干预,患者的运动功能得到明显提高,同时这款机器人能够敏感地识别运动功能的差异并提供不同的辅助。在患者康复过程中,此机器人能够根据患者的不同恢复情况作出相应的辅助调整,增加了康复训练的精确程度。

数字居家康复系统能够提供适当的反馈重复计数和运动技术,增加上肢骨折患者居家自我康复与远程康复的可能性。由于上肢骨、关节损伤患者的康复时间较长,后期的居家康复尤为重要。居家使用AI能够识别危险动作,提示患者如何减少危险动作的发生,同时在自我康复训练时可较好地反馈给患者。应用AI技术、物联网与互联网相连,能连接医院与家庭,将患者居家康复的数据及时传输至医院治疗师的手中,能够更好地对患者进行康复指导。

(二)AI与下肢康复

AI可以记录运动细节,使运动质量得到量化,能够准确地描述康复速度,让临床决策者能够更加准确地调整和制订康复方案,让患者能够得到更加准确的反馈,改进训练的质量,同时提高患者的依从性。Zige Li等在股骨颈骨折患者的康复训练过程中,让其佩戴康复监测器,用以提醒患者是否完成锻炼并且患者的关节运动角度、下肢水肿状态、步态、肌肉收缩力量和其他内容都会被记录。研究表明,智能设备监测下的训练可能会提高患者的依从性和锻炼质量,以此加速康复进程。在下肢骨、关节损伤的治疗过程中,AI在整个过程中也表现出了其强大的功能。AI能够与关节镜技术联合治疗膝关节半月板前角损伤,这种治疗方法无须特殊设备、并发症少、安全可靠,具有较高的临床治愈率和术后患者满意率。机器人设备与虚拟现实(VR)游戏结合可以增加患者参与任务导向康复的积极性。

智能下肢机器人能够帮助患者进行负重、行走和转移训练。下肢机器人主要包括3大系统,即 ReWalk、Ekso 和 Indego。Seung hyun kwon 等对比了 ReWalk 机器人与踝足矫形器训练对于患者的能量消耗,发现 ReWalk 机器人对患者的能量消耗小于踝足矫形器。

智能电动轮椅能够帮助患者进行有效转移。一种基于手势控制的轮椅控制系统,能够通过视觉识别算法和 AI 软件识别患者的手部运动,由此得到的相应信号用于实时控制电动轮椅。将机器学习技术运用于表面肌电信号,对表面肌电图信号进行分类并预测出截肢患者的意图,从而有望推动人工智能调控下的肌肉控制。

二、AI 与骨肿瘤的康复

按照 dietz 分期可以将肿瘤康复分为 4 个阶段(表 4-1)。

AI 在临床肿瘤学上已经有了广泛的应用,如对于乳腺癌乳房 X 线筛查的智能自动检测系统,能够更快更早地识别潜在的乳腺癌。骨肿瘤面临着很多因肿瘤、肿瘤治疗和治疗副作用导致的功能削弱,主要包括癌因性疲劳、疼痛、周围神经痛、淋巴水肿。除了以上的功能削弱,还易发生骨折。在肿瘤治疗的过程中,患者的心理也受到极大的冲击。AI 在整个癌症治疗过程中主要通过对患者功能的削弱情况进行有针对性的功能锻炼,基于大数据对于不同分期的患者执行个性化的康复方案。VR 技术的使用能够缓解患者的心理并有效地评估和缓解患者的心理问题。

三、AI 与周围神经损伤的康复

周围神经损伤可造成感觉、运动功能、自主神经功能障碍及反射改变。若不及时进行正确有效的治疗,愈后效果极差,可导致终身残疾。临床上治疗的主要目的是尽

表 4-1　dietz 分期中的肿瘤康复阶段划分

阶段	治疗进程	治疗目的
预防性康复	肿瘤的临床治疗开始前	目的是为了减少因肿瘤、肿瘤治疗和治疗副作用导致的功能减弱
恢复期康复	治疗完成后	目的是恢复功能水平或使其接近治疗前水平
支持性康复	晚期癌症的诊断过程中	目的是尽可能维持患者现有的功能水平和预防患者功能水平的下降
姑息性康复	生命晚期	目的是最大化功能的独立性和自主性,同时进行症状控制和护理人员(家庭)培训。

早恢复神经的连续性,可进行手术修复。神经修复后的生长周期长,需要经过一系列的过程才能恢复。在修复后恢复的过程中,早期进行功能康复锻炼能够提升外周神经功能损伤的治疗效果。实施早期康复治疗可有效地改善术后血液循环及神经传导,降低并发症的发生率,提高损伤部位的功能。

传统的康复是通过促进正常的活动,抑制异常的改变使患者向着正常方向发展。康复早期可以进行按摩和被动运动,以消除水肿;中期及晚期需要加大治疗手法的力度,同时注意周围肌群的激活,此时肌肉需要进行有效的主动活动。康复过程中要使患者保持肌肉质量,增强肌肉力量和促进感觉功能恢复,通过训练让大脑不断接收信息刺激形成意识与记忆,最终实现周围神经功能的康复。

康复治疗方案的制订,需要对患者进行康复评定后,根据患者的具体情况与诉求,有针对性地制订个体化、强度适中的方案,才能使患者的功能障碍在后续的康复训练过程中获得最大程度的恢复。此外,患者在康复训练治疗的过程中,随着病情的恢复需要配合患者当前状态及目前患者恢复的情况,不断地调节康复方案。

(一)AI与臂丛神经损伤的康复方案

1.臂丛神经损伤

臂丛神经损伤的发病率远超颈、腰、骶部的神经丛损伤,可表现为上臂丛、下臂丛或全臂丛神经损伤。

上臂丛的颈5、6神经根损伤会导致肌皮神经支配的肱二头肌正中神经、外侧头支配的旋前圆肌及桡侧腕屈肌功能受累,继而表现为肩外展和屈肘功能障碍。

下臂丛的颈8、胸1神经根损伤会累及内侧束发出的神经分支(如胸内侧神经、臂内侧皮神经、前臂内侧皮神经),可表现为这些神经支配的肌肉麻痹,有时也会出现部分正中神经和桡神经功能障碍。颈7神经根的损伤常合并上干或下干损伤,表现为桡神经功能障碍。

全臂丛损伤表现为整个上肢肌的弛缓性麻痹,若臂丛神经为根性撕脱伤,可出现Horner综合征。

臂丛神经损伤除支配肌肉麻痹外,其支配的皮肤感觉区域也会出现一定程度的感觉功能异常。其中颈5神经根支配的上臂外侧感觉,颈6神经根支配的前臂外侧及拇指、示指感觉,颈7神经根支配的中指感觉,颈8神经根支配的环指、小指及前臂内侧感觉,胸1神经根支配的上臂内侧中、下部感觉,相应的神经损伤后都会出现其支配区域的感觉功能减退或消失。

2. 臂丛神经损伤的传统康复方案制订

臂丛神经损伤的康复，尤其是重度损伤的患者，并非单纯手术可以治愈，需要临床急性期治疗后的积极康复治疗。康复治疗的方法要根据不同的损伤神经采取适当的方法，要点为控制疼痛、控制肿胀、防止挛缩和僵硬，进行日常生活活动的训练，发挥健侧肢体代偿作用等。

在传统康复方案中，可以佩戴支具，同时给予患肢肌群被动运动，待患者受累部位的肌肉出现主动收缩时，经过评估后可根据患者恢复情况给予不同强度的主动运动及抗阻运动。

在这个过程中，不仅要关注患者的功能障碍，还要积极地进行心理疏导，缓解损伤后患者可能会因为上肢功能障碍造成的心理创伤。

(二)AI 与桡神经、尺神经损伤、正中神经的康复方案

1. 桡神经、尺神经、正中神经损伤

桡神经损伤可表现为伸腕、伸拇、伸指、前臂旋后障碍及手背桡侧(虎口区)感觉异常，典型的畸形是垂腕。尺神经损伤可表现为手的尺侧半面皮肤感觉障碍、手指外展不能、爪形手、Froment 征。正中神经损伤表现为拇指对掌功能障碍和手的桡侧半感觉障碍。三者在临床上都是先进行保守治疗，若 3 个月后未见好转，可进行手术探查，晚期可通过行肌腱移位术进行功能重建。

2. 桡神经、尺神经、正中神经损伤的传统康复方案

桡神经损伤的康复治疗中，佩戴腕关节固定夹板，维持腕关节、掌指关节伸直，拇外展位。预防伸肌过度牵拉。在肌腱移位术后，要有意识地练习伸腕、伸拇、伸指等关节。尺神经损伤康复过程中要注意针对患者爪形手进行矫正，肌腱移位术后要维持腕关节伸直、掌指关节屈曲、指间关节伸直并进行石膏固定。正中神经损伤的康复治疗要注意伸展腕关节至功能位，早期进行主动活动训练。

(三)AI 与下肢神经损伤的康复方案

1. 下肢神经损伤

下肢运动损伤常见为坐骨神经损伤、腓总神经损伤、胫神经损伤。

坐骨神经损伤造成的功能障碍，取决于其损伤的平面。多数损伤会导致足下垂、小腿后外侧和足部感觉、运动功能丧失。

胫神经支配小腿后侧屈肌群和足底的运动及感觉，损伤后出现踝跖屈、内收、内翻不能，足趾跖屈、外展、内收障碍，以及其支配区域的感觉功能障碍。

腓总神经损伤后最典型的表现为马蹄内翻足,是小腿前外侧伸肌麻痹所致。此外,还会有伸蹬、伸趾功能障碍,以及其支配区域的感觉障碍。

2. 下肢神经损伤的传统康复方案

下肢神经损伤的临床治疗可先保守观察,坚持主动和被动运动,注意脚部畸形的预防,可用石膏或支具固定。

(四)AI与周围神经损伤的康复方案制订

目前,AI还没有确切的与周围神经损伤康复方案制订有关的应用,但是笔者认为,将来可以利用AI提取和评估周围神经损伤患者的医疗数据,利用机器学习提出相对应的康复治疗方案。根据患者的评估结果获取个体化的康复方案,采用因果推断及深度学习相结合的方式,提高结果的泛化性和可解释性。

四、AI与颈、腰椎退行性病变的康复

颈椎退行性病变主要是颈椎病、颈椎间盘突出症、颈椎后纵韧带骨化;腰椎退行性病变主要是腰椎间盘突出症、腰椎管狭窄症。退行性病变是一组慢性病变,与许多因素有关,常会累及临近的神经、脊髓、血管等出现严重的症状和体征。不仅临床上的对症治疗十分重要,康复治疗也是缓解和治疗的重要环节。

颈椎的退行性病变可以根据患者病情的严重程度,配合临床治疗,给予患者个性化的康复方案。

(一)AI与颈椎病的康复方案

1. 颈椎病

颈椎病可分为颈型、神经根型、脊髓型、椎动脉型、交感神经型。不同分型的颈椎病会有不同的表现,其中以神经根型颈椎病最为多见,本部分将以神经根型颈椎病为主,探讨AI在其康复方案的制订及康复过程中的应用。

神经根型颈椎病常表现为脖颈部的僵硬、活动灵活度大幅度降低,可出现不同程度的放射痛,同时伴有上肢肌力下降、动作不灵活。

2. 颈椎病的传统康复方案

颈椎病的传统康复方案包括物理治疗、手法治疗、运动治疗、日常生活活动的指导等。

物理治疗中应用较为广泛的是颈椎牵引治疗,可以缓解颈部肌肉的紧张,一定程度上可缓解神经根的压迫。此外,目前康复上所应用的物理治疗技术还有直流电离

子导入疗法、超短波疗法、超声波疗法等。

手法治疗是治疗师通过双手进行颈椎的被动活动,改善肌肉的痉挛、松解粘连、纠正关节错位。其中最新颖的是手法与关节功能的计算机数学模型,可以对治疗前后肌骨系统的功能状态进行评价。脊柱推拿辅助工具应用压力和位移传感器等定量测试软组织刚度和软组织顺应性。

运动治疗是为了增强颈肩背部的稳定性,改善肌肉痉挛,纠正不良姿势。

日常生活活动的指导主要是纠正错误姿势,包括睡眠时枕头与睡姿的指导、工作时姿势的指导、日常生活中姿势的指导等。

3.AI 与颈椎病的康复方案制订

颈腰椎退行性病变的诊断与影像学息息相关,目前有很多用机器学习模型及深度学习技术对颈腰椎各结构特征进行提取并借此辅助疾病诊断的研究。相关康复方案制订的技术比较贫瘠,但不得不说这是康复过程中极为重要的一部分,衔接着康复评估与康复治疗。我们期待将来相关技术在该领域的发展,能够协助康复医生与治疗师为患者提供个性化的康复方案

（二）AI 与腰椎间盘突出症的康复方案

1.腰椎间盘突出症

腰椎间盘突出症的发生一般基于腰椎病的基础病变,多在遭受外力作用后发生,会导致脊髓、神经根的压迫而产生一系列的症状和体征。临床上的主要表现为腰痛、腰部活动受限,同时伴有感觉、肌力和反射的异常。可能会有坐骨神经痛、马尾综合征、腰椎侧凸等其他症状。发病后症状的轻重程度不一,轻症者可采取保守康复治疗,症状较重的患者则需要相关手术治疗。

2.腰椎间盘突出症的传统康复方案

腰椎间盘突出症的传统康复方案中,包括物理治疗、手法治疗、姿势治疗、运动治疗、日常生活活动的指导等。物理治疗主要是松解粘连、促进肌肉活动、减缓肌肉痉挛;手法治疗以松动关节为主;运动治疗则可以早期进行腰背部的被动和主动活动,增强腰背部肌肉的稳定性。

3.AI 与腰椎间盘突出症的康复方案制订

AI 技术可以通过记录人群脊柱不同节段的运动数据,建立一种可通过脊柱不同节段运动数据来预测下腰痛发生的长短记忆深度学习模型。通过卷积神经网络模型,将腰椎磁共振成像作为输入端,将椎间盘、椎间孔、椎体的位置及是否存在病变

作为输出端,可以实现椎间孔狭窄、椎间盘退行性病变及椎体病变的诊断,为后续康复方案的制订打下基础。随后可以采用智能康复规划与虚拟康复模拟辅助骨科康复医生熟悉局部解剖和制订康复方案,使患者的康复治疗能够最大限度地达到高效和准确。

(三)AI与脊髓损伤的康复方案

1.脊髓损伤

脊髓损伤是脊柱骨折的并发症之一,多由于外伤造成脊髓或相关神经产生不同程度的损伤,可导致截瘫或四肢瘫痪等严重后果,表现为损伤平面以下不同程度的肢体感觉、运动功能障碍。同时脊髓承载着人体反射的传导功能,一旦损伤就会破坏反射弧的完整性而导致该反射的消失。

根据脊髓损伤的不同程度,可以将脊髓损伤分为完全性脊髓损伤和不完全性脊髓损伤。脊髓损伤若累及马尾神经或圆锥神经,还会出现鞍区、会阴部的感觉障碍及括约肌的功能障碍。

临床上的治疗主要是药物保守治疗、手术治疗等。其中手术治疗目的主要是骨折脊柱的复位、脊柱稳定性的重建及椎管减压,无法从实际上恢复脊髓损伤的功能障碍,其功能的逐渐恢复依旧需要依赖患者进行术后的康复治疗。

2.脊髓损伤的传统康复治疗

脊髓损伤的患者根据损伤节段的高低,需要个体化地制订不同的康复目标。但究其根本,都是希望通过康复治疗使得患者损伤的功能尽可能地恢复,增强残存肌力、关节活动度,待其回归社会能够尽可能地恢复生活。此外,康复期还要注重患者并发症的防治、心理健康的治疗。

康复的治疗主要分为不稳定期的康复和稳定期的康复。不稳定期的康复主要是进行关节活动度的练习,包括肌力训练、呼吸训练、膀胱功能训练,以及卧床体位变换的练习。稳定期的康复首先要注意保护脊柱的稳定性和防治直立性低血压。康复训练则以肌力训练、关节活动度的练习、膀胱功能的训练、基本日常活动的训练、矫形器的使用为主。其中进行基本日常活动的训练时,要重点关注患者的轮椅转移训练、轮椅使用的训练。此时,患者也可以在支具或双拐的支撑下进行适当的步行训练。

脊髓损伤患者会发生肢体功能不同程度的障碍,这会导致患者心理发生一系列的问题。在康复治疗过程中,患者的心理健康也是极为重要的一部分。要建立患者的良好心态,才能使其积极地配合其他康复治疗的进行。心理康复的方式十分广泛,可以进行系统的心理干预、建立病友的密切联系,以及寻求心理治疗专家帮助。

在患者康复的过程中,社会康复也是一个非常重要的环节,无障碍环境可以为脊髓损伤的患者带来日常生活中的便利。

3. AI 和脊髓损伤的康复方案制订

脊髓损伤相关的 AI 技术目前较其他疾病有相对较多的研究及相对广泛的应用。其中 InMotio 系列外骨骼机器人可以在康复训练中根据运动功能损伤的差异,提供不同程度的辅助,并及时反馈患者的运动情况。Armeo 系列外骨骼机器人既能为不同康复阶段的患者提供相应的康复训练,又可以进行运动能力评估,追踪患者的康复进展,进而协助治疗师与医生制订患者的康复方案。Locomat 可用于髋、膝关节的位置觉评估,可以得到比较标准和量化的结果,较精确地评价康复效果。治疗师与医生也可以根据其评价将结果结合自己专业的判断,帮助患者制订精准的康复方案。由此可见,AI 虽然可以在疾病的康复中发挥较大的作用,但康复治疗师与医生的专业性的意见仍然是必要的。此外,以上提到的技术更多的是为患者提供康复训练,其评估结果的准确性仍有待明确,在康复方案制订的过程中不能完全依赖其结果。AI 在脊髓损伤的康复方案制订过程中的应用还可以更进一步地研究,我们也期待能有更加精确的技术可以为患者提供最适合的康复方案。

五、AI 与非化脓性关节炎的康复

非化脓性炎症主要包括骨关节炎、强直性脊柱炎、类风湿性关节炎,是一组慢性病变,使患者的生活质量严重下降,甚至影响患者的自理能力,需要长期的药物治疗与康复训练治疗来缓解患者的痛苦。

(一)骨关节炎康复方案的制订

1. 骨关节炎

骨关节炎是一种以退变和增生为特点的病变,多见于中老年女性患者,好发于负重关节及远端指间关节。该病会造成患者病变部位的局限性疼痛,晚期甚至会出现关节活动受限、畸形等症状。

临床上,对于骨关节炎的治疗,多以保守药物治疗为主,但药物治疗无法有效地遏制骨关节炎的进展,我们仍期待更有效的新型药物。近年来,外科手术治疗发展迅速,手术结果可取得较满意的结果。

2.骨关节炎的传统康复治疗

传统康复治疗的主要目的在于缓解患者疼痛、加强关节活动度及预防患者病情进展、预防关节畸形等。

骨关节炎的康复过程中需要一定程度的制动。病变早期可适当进行主动训练，防治关节粘连，维持关节活动度。此外患者病变部位的疼痛可以通过物理治疗及抗炎药物对症治疗缓解。

(二)强直性脊柱炎康复方案的制订

1.强直性脊柱炎

强直性脊柱炎多发生于青年男性，主要表现为进行性的脊柱和骶髂关节竹节样改变。早期可有晨僵、疼痛等症状，后期则出现关节畸形，甚至累及神经根导致较严重的后果。临床上的治疗以药物治疗为主，手术治疗多应用于本病晚期对于关节畸形、活动严重受限等情况展开。

2.强直性脊柱炎的传统康复治疗

传统康复方案中首先是指导患者采取正确的睡眠、站坐姿势，其次是指导患者正确地使用辅助步行的工具以缓解关节的负重。日常生活中的训练也是必要的。

(三)类风湿性关节炎康复方案的制订

1.类风湿性关节炎

类风湿性关节炎是滑膜炎，好发于掌指小关节，呈对称性。早期主要是疼痛、关节肿胀、僵硬、活动受限等，晚期表现主要是关节的畸形，比较典型的是出现天鹅颈样畸形和纽扣指样畸形。

2.类风湿性关节炎的传统康复方案

类风湿性关节炎的康复目标是维持甚至恢复功能，预防进一步的功能障碍。针对患者处在急性期、亚急性期、慢性期的不同阶段，制订不同的康复治疗方案。急性期以缓解及改善症状为主要目标，故此时主要以休息为主，可进行较轻微的关节主动活动，但要注意适量。亚急性期则是稳定患者病情，预防畸形，此时可以进行更多的主动训练，如果已经有严重的畸形导致自理困难，则需要进行日常生活活动训练。还可以进行一些物理治疗。慢性期的治疗需要进行物理治疗，增加肌力、关节活动度练习等。

3.AI与非化脓性关节炎的康复方案

大数据可以通过智能计算帮助康复医生与治疗师选择康复方案和方式。机器学习擅长利用大数据来识别可用于辅助康复方案决策的复杂模式。AI同时可以提高数据处理效率,实现自动化 OA 分析,为患者提供精准医疗服务。目前有研究显示,计算机能从 X 线片上感知非化脓性关节炎的症状,如 AI 可以从结构磁共振成像预测膝关节炎患者的疼痛进展,这为后续患者的康复方案的制订提供了帮助。通过对患者病历、磁共振成像等数据的学习可以辅助医生诊断。也可以基于康复知识构建知识图谱,在康复方案的制订过程中提供辅助与指导,提高非化脓性关节炎康复治疗方案的精准程度。

（李建军　高峰　等）

第三节　AI 与康复预后判断

一、AI 应用于康复预后的可行性分析

在骨科疾病中,预后判断也起到很重要的作用。通过对患者的预后进行判断,可以有依据地制订患者的康复目标和康复方案,让患者进行合理化的训练,从而实现预期目标。近些年来,AI 技术的发展也促进了在医学领域的融合,这其中包括康复医学领域。随着致残率疾病的发病率呈现增加的趋势,康复在缓解和改善与老龄化和慢性疾病有关的功能限制方面发挥着至关重要的作用,包括肌肉骨骼系统的退行性疾病。除了康复评定与治疗外,康复预后的判断也是很重要的一环,然而在传统的预后判断中,医生和治疗师往往能够在治疗开始时根据他们的临床经验估计康复的预后。虽然这种主观估计是重要和有效的,但是这样的判断相对来说缺乏科学性,在解释及预测康复结果的水平、程度上仍然缺乏一定的量化或可视化依据,也不清楚是什么影响和决定良好预后的最重要因素。AI 技术的不断发展在一定程度上弥补了这个缺陷,其智能化运算增强了预后判断的可信性和精确性。据我们所知,目前还没有一种现有的方法或计算机模型,能有效地帮助或指导医生进行这一评估过程,也没有提供关于完成康复治疗后最具影响因素的信息反馈。

从治疗中获益的可能性范围很广,甚至在具有相同康复诊断的人当中也是如此。一些患者尽管进行了广泛的康复治疗,但仍只有微小的改善,而另一些患者在相对较少的治疗下取得了相当大的进展。临床医生和行政管理人员都需要识别那些不太可

能从康复中获益的患者,以及那些在任何情况下都可能康复得较好的患者。然而,提前确定谁将是一个很好的康复候选人是非常困难的。因此,努力和资源的消耗可能是徒劳的。在实践中,一般认为临床医生能够对康复潜力做出合理的决定。然而关于决策的文献表明,情况并非如此。例如,Dawes的研究指出,线性回归通常比专家更擅长做出判断,因为专家"在选择和编码信息方面比他们整合信息的能力强得多"。从某种程度上看,这种困难反映了人们在充分考虑基础概率信息上的失败,而具体情况的数据也被高估了。此外,临床医生也可能受到与康复潜力无关的因素的影响,例如医疗保险。这些考虑不影响决定入院和治疗计划的准确性。

近年来,管理决策环境中日益增加的复杂性和不确定性使得更复杂的决策支持系统成为必要,这些系统的模型已经超越了仅仅捕捉简单的线性关系。这一需求是大量AI在医学领域研究背后的主要推动力和动机。虽然在过去的10年里,机器学习和深度学习技术在医疗保健领域的应用越来越频繁。然而,医生仍然经常依靠传统的方法来做决定或制订治疗计划。原因可能包括:AI从未被应用于特定领域;AI系统还不够成熟;医生或患者不理解机器学习的结果或根本不相信它们。学界也有质疑AI运用于临床的言论,认为AI会改善还是加速恶化医患关系仍有待观察。相反,也有人呼吁使用AI,因为现在正是创建更智能医疗系统的时候,在这个系统中,通过计算可以从电子健康记录数据中学习最佳的治疗方案。

AI已经成功地应用于许多医学领域。最突出的应用领域之一是图像的处理和分类,它被用于许多特定的领域,包括放射学、病理学、皮肤科或心脏病学。但最近许多其他领域也得到了学者的关注,包括通用计算机视觉、自然语言处理、机器人辅助手术、基因组学、临床预后预测或一般决策。结果是大量相关应用都表现得很有前景,这表明AI可以匹配甚至超过临床医生的决策。其中的例子包括预测痴呆症、自动提取电子医疗记录中有用的信息、评估死亡风险、诊断阿尔茨海默病,甚至预测潜在的自杀。

然而就康复领域而言,AI相关的研究却出奇地匮乏。Zhu等在10多年前就已经展示了机器学习的潜力。在他们对2万多名家庭护理患者进行的比较研究中发现,即使是一个非常简单的算法,如K-nearest neighbor算法(KNN),也能比常用的临床评估方案更好地预测康复潜力。在随后的研究中,Zhu等人也证明了支持向量机和随机森林都显著超出了通常的方法。

AI意味着一种学习能力,也就是执行未专门编程的任务。AI在某种程度上是一种概括性术语,包括机器学习等子领域。

现在的研究集中在两种数据集类型上,即个体级别的数据集和群体级别的数据集。个体级别的数据集是在研究中获得的,例如来自动态骨骼跟踪的步态分析和先进的磁共振成像技术,以确定骨关节炎的早期进展。在这里,AI 有可能改善早期诊断,识别疾病进展,并以更高的效率帮助管理规划。在人群层面,基于人群的大型数据集的可用性有所增加,这增加了预测骨科特定患者结果的可能性,包括植入物生存率、结果评分、并发症风险、住院时间等。这些分析的目的有两个:为与患者更好地共享决策提供信息,以及在政治和经济层面上实现医疗保健服务的有效规划。

在研究中,研究者会收集两类数据:临床报告结果测量(CROM)和患者报告结果测量(PROM)。临床报告结果测量数据包含由临床医生评估的变量,例如髋关节的活动范围,膝关节的周长或起立-行走计时测试值(TUG)。起立-行走计时测试以秒为单位记录一个人从标准椅子上站起来,走到 3 米外的一排,旋转 180° 后再回到椅子上坐下来的时间。它最初用于识别有跌倒风险的老年人,并基于静态和动态平衡评估一个人的独立移动能力。在本研究之前,收集结果测量的医生和治疗师进行了标准化的数据收集培训,以获得活动范围和起立-行走计时测试值的有效、可靠和可重复的数据。患者报告结果测量数据指的是任何完整的标准化问卷,用于评估与治疗结果相关的领域是否有改善,特别关注了功能状态和福祉。患者报告结果测量可以分为两类,即一般度量和特定度量。一般度量的目的是总结适用于不同损伤、患者和人群的健康或生活质量概念的范围。主观评定疼痛强度和不愉快程度的方法包括视觉模拟量表。进一步的一般患者报告结果测量包括健康评估问卷(HAQ),该问卷基于 5 个以患者为中心的维度,即残疾、疼痛、药物效果、护理费用和死亡率。欧洲生活质量 5 维度问卷(EQ-5D-5L)是一种通用工具,测量健康状况的 5 个维度,每个维度由 5 个级别组成,即活动能力、自我护理、日常活动、疼痛(不适)和焦虑(抑郁)。医生和治疗师也可使用 Barthel 指数评估身体残疾。Barthel 指数是一个评价日常生活活动(深度学习)、照顾需要、独立能力的指标。特定度量指的是与特定损伤或疾病相关的更详细的结果评估。他们使用特定的分数,而这些分数并不代表整体的健康状况。例如,西安大略和麦克马斯特大学骨关节炎指数(WOMAC)是为参与临床试验的髋关节或膝关节骨关节炎患者开发的,以测量疼痛(5 个项目)、僵硬(2 个项目)和身体功能(17 个项目)。在康复过程中,客观的临床报告结果测量和主观的患者报告结果测量均显示出特征变化,这些方法之间的相关性很低。

我们相信AI可以更频繁地应用于康复领域。沿着这一思路,我们的目标是通过展示AI在帮助卫生专业人员进行决策方面的普遍潜力,我们希望进一步激励其他研究人员也将机器学习、深度学习应用于他们的特定领域。

二、放射学在肌肉骨骼系统预后诊断中与AI的融合

由于骨科手术的诊断和治疗在很大程度上依赖于放射学形式,例如CT、磁共振成像和传统的X线片,因此绝大多数基于AI和机器学习的研究已经应用于成像。AI和机器学习的最新进展已经显示出显著结果。一些研究表明,在某些图像解释任务中,计算机超过了人类受试者。在肌肉骨骼医学中,深度学习被证明对文本和图像分析都有很大的用处。基于机器学习和深度学习的技术有可能评估早期的疾病状态,目前是骨科研究的重点,特别是在以下亚专科:脊柱、关节、关节炎、创伤和肿瘤学。

AI在骨科放射学领域的应用体现了从技术进步逐渐到应用于临床实践的过程,CT和磁共振成像的相继出现促进了医学影像领域的革命,对于疾病的初步诊断和预后判断起到了重要作用。AI在一定程度上对于这些放射学检查进行了优化,其主要过程是通过优化图像解释说明流程,提高预后的判断效率,减少成像的工作量,这在需要数十个序列进行分析的现代扫描和磁共振成像技术中尤为重要。与此同时,AI也提高了临床上图像的精确性,这也大大降低了预后判断失误的可能性,为疾病预后判断提供了更高层次、更高精度的依据,有利于医务人员进行下一步临床决策和制订可靠合理的临床和康复治疗方案。

与此同时,图像的处理和分类也是目前为止AI被应用的最突出的领域,比如深度学习系统应用于骨折后热成像图的监测,可以检测到是否正在分析远离骨折的部分,从而降低错误的发生率,以避免利用错误数据进行分析和诊断。

三、AI在骨科术后康复预后中的应用现状和相关研究

骨折患者在临床上常见于急诊科和骨科,多半是由暴力性外伤引起的各种类型的骨折和由骨质疏松引起的脆性骨折。对于这类患者需要采取一定的手段进行骨折类型和程度的诊断,然后制订合适的康复计划,采取相应的康复措施。专业人员需要根据他们的康复手段在患者身上实施的效果来判断患者的预后。目前在康复领域中,往往需要康复医生或者治疗师根据治疗开始前的临床报告结果测量并结合一定时间长度的工作经验进行预后判断,当然这其中也包括结果检查。这种主观性的估

计虽然有效且在临床预后的判断中十分重要,但是缺乏客观性的指标,我们无法以此为依据明确对预后最具有影响和决定性的因素。据目前的研究而言,还缺少一种方法、技术或者模型可以提供最具影响性因素的信息反馈。

Michael Tschuggnall 等在查阅文献和既往的研究后,希望建立一种新的技术和一种更加有效的标准来实现预测患者康复预后的目的,他们收集了 1047 例患者的数据并组成一个基于现实生活的数据集,建立了能够判断患者预后的模型。通过使用问卷中的临床和患者报告结果检查,计算不同测量目标(如膝关节活动范围)患者的临床检查,并随后使用这些指标来学习预测模型,他们首先应用回归算法根据入院和出院价值的百分比差异来预测并完成康复,最后还利用分类模型基于 3 级分级方案进行预测。在该项工作中,研究者们致力于解决以下几个问题。机器学习算法能否用于判断髋关节、膝关节或者踝足损伤的康复预后? 其判断程度如何? 影响因素是什么?

Guy Shtar 等采用线性模型、AdaBoost、CatBoost、ExtraTrees、K-Nearest Neighbors、RandomForest、Support vector machine、XGBoost 算法开发并验证预测模型。期望使用这一模型来预测急性髋部骨折患者的康复效果。他们在一个康复中心搜集了 1625 例髋部骨折患者的数据。以功能独立性评定(FIM)量表、mFIM 评分、简易精神状态评价量表(MMSE)及 mFIM 的相对功能增益(mFIM 有效性)作为变量,建立了 10 个预测模型,8 个机器学习模型,并比较了各个算法在预测康复结果、预测 mFIM 有效性评分、预测出院 mFIM 评分中的表现、最后基于模型的结果,构建了一个易于使用的电子表格文件,以已知的可信度预测急性髋部骨折患者的 3 种康复结果:mFIM 有效性评分,出院 mFIM 评分及康复结果是否良好。

据目前的应用来看,AI 可以在各种任务中表现出比人类更好的预后判断能力,主要归功于 AI 可以在分析医学图像的同时,将电子病历中的症状、疾病本身特征、生化指标等相关联,从而得到患者的预后相关信息。传统应用中,机器学习可以用于处方全性评定,然而随着应用范围的扩大及技术的进步,机器学习和深度学习开始逐渐应用于临床的风险预测评估。Logistic 回归是识别预测发生并发症的危险因素、存活率、发病率、死亡率等最常用方法之一,然而相比之下,人工神经网络可以识别非线性模式,使预测更准确。通过对骨科文献进行阅读和研究,机器学习和深度学习技术在各种骨科疾病和术后并发症风险评估中得到了广泛性应用,在预测术后并发症方面取得了良好效果。例如,在 Kim 等的研究中,机器学习模型被用来预测后路腰椎融合术后的死亡率、深静脉血栓、心脏相关并发症、创口感染等并发症的发生率。相关的研究和事实证明,机器学习模型在预测并发症方面要优于美国麻醉学家协会(ASA)的评分。在Harris等的研究中,机器学习被用来预测全关节置换术后30天的死亡率和并发症的发病率,机器学习模型被发现比标准模型能更准确地预测心脏并发症和死亡率。在较新的研究中,Gowd等使用有监督的机器学习模型来预测全肩关节置换术后的效果和预后,发现机器学习模型在预测不良事件方面优于标准模型。因此,机器学习可被用于评估围术期风险、入院治疗的必要性等方面。在目前的临床工作中,机器学习和深度学习在预测脊柱手术、关节手术和其他骨科相关术后并发症方面显示出巨大潜力。

在过去的20年时间里,计算预后的能力对医务人员的临床和护理工作、患者的心理建设起到了积极的作用。大数据导向的临床预后已经成为医疗实践中的常规操作流程和重复的一环。由于机器学习具有分析大数据的能力,因此预后的准确性显著提高。有文献显示,尤其是在骨科手术中,机器学习算法在骨科肿瘤生存率、结果报告预测、住院时间和花费评估中显示了相当大的实用性和价值。在Janssen等的研究中,研究人员将机器学习算法与经典评分系统及30天、90天和1年的诺模图进行了比较,以估计长骨转移患者的生存率。将所有研究数据结果集中对比,发现机器学习算法在每个时间点都要优于其他两项。

在近十年的研究中,患者报告结果测量的概念在骨科手术中被普遍提及,可以作为衡量医疗质量和价值的一种方式。患者认为最小临床重要性差异(MCID)或最小变化是具有临床意义的,因为其提供了预示临床相关性的评分阈值。使用预测模型来识别没有达到最小临床重要性差异风险的患者,对于医疗资源的合理分配及实现对患者更好的监测至关重要,尤其对于需要进行手术治疗的患者来说十分具有参考价值。Menende等通过探索全肩关节置换术(TSA)后患者负面的体验相关的评论内容,尝试使用机器学习技术来理解情绪。基于机器学习的相关算法,他们发现患者满意度与医院环境、非技术性技能、服务延误等多方面高度相关,他们也同样展示了AI和机器学习模型在分析手术后患者报告结果调查以确定全肩关节置换术术后质量和满意度方面的潜在效用。虽然机器学习在骨科肿瘤学中的生存率预测技术尚未完善,但机器学习已被证明在患者报告结果及预测住院时间和费用方面是有效的。通过使用机器学习方法可以进行更好的结果预测,从而提高骨科医生们的临床决策能力,这不仅可以带来更好的医疗服务,还可以更有效地利用医疗资源。

四、AI 应用于骨科相关疾病预后的现状和相关研究

机器学习是一种使用现代计算机和数学算法来识别复杂预测值组合的方法，具有处理海量数据的能力。它已经被广泛的医学领域所接受，包括分析遗传组、对疾病进行分类、预测生存和预测药物反应。在肌肉骨骼肿瘤学中，许多研究使用机器学习进行病理诊断、分类和结果预测。我们在上文中提到 AI 在预测骨肉瘤的生存率方面有一定的作用和疗效。目前有一部分研究人员针对骨肉瘤的预后因素进行了研究，但是其准确性的相关验证却不足，因此 AI 的出现可以很好地弥补这个空缺。机器学习通过对数据进行整合、分析，可以有效得出患者生存预后相对准确的分析结果，而机器学习也同样可以应用于除骨肉瘤以外的其他常见原发性骨恶性肿瘤，如软骨肉瘤。软骨肉瘤是仅次于骨肉瘤的最常见的原发性骨恶性肿瘤之一，它们的范围从很少转移的低级别肿瘤到具有高转移潜力的高级别、侵袭性肿瘤。因为软骨肉瘤对常规放射治疗和化疗不敏感，既往的治疗主要依靠手术切除。确定影响预后的因素，如转移、复发或生存等，对患者和他们的医生来说都很重要。机器学习模型可以确定的预后因素，包括肿瘤大小、肿瘤分级、组织学亚型、年龄、边缘状况和出现时的转移情况，并进行计算和预后的分析，有助于决定最佳的治疗策略，并确定哪些患者可能需要更广泛和更密切的随访。

脊髓型颈椎病是一种主要影响老年患者的上段脊柱退行性疾病，往往由于对脊髓造成压迫而造成严重的肢体运动功能障碍、麻木、疼痛等症状，但是由于其疾病的复杂程度和个体的差异，很难预测疾病的发展情况，很有可能造成治疗的延误，从而导致患者出现不可逆的残疾或者损伤，甚至难以通过康复进行恢复。凭借单纯的影像学检查很难预测脊髓型颈椎病的严重程度和相关症状的出现，很多无症状的患者可以观察到影像学上的异常，而症状严重的患者却难以观察到影像学的改变，因此影像学的应用仍然有限。

Kim 等试图通过术前数据点和单节段腰椎后路融合术后并发症预测临床结果，注意到深度神经网络优于其他统计方法。目前的文章认为，单独的影像学可能最终被证明足够用于脊髓型颈椎病的诊断和预后。许多涉及颜色空间矩阵（CSM）和成像研究的文献都与使用扩散张量成像和磁化转移成像相关。虽然每一项研究都单独显示了前景的要素，但没有研究证明压倒性的结论性结果。目前的调查方法仍然仅以研究为基础，在临床实践中几乎没有价值。近年来的研究发现，改进的机器学习技术提供了具有巨大临床潜力的新工具，其通过不断改进建模和统计学方法实现了其功能

和计算能力的完善。许多受过医学训练的机器学习算法能够进一步区分离散的数据模式，然而即使是最优秀的专家也经常会忽略这些数据，从而造成预后判断的失误。AI在一定程度上弥补了这个短板，将海量信息进行整合，从而得到更加全面综合性的预后分析，让这类患者可以得到及时有效的医学干预。

五、AI应用于骨科康复预后的未来

随着现实世界问题复杂性的增加，定量模型以系统方式分析这些问题的能力也应该增加。AI的出现是为了应对这种复杂的、结构化程度越来越低的现实世界问题。与传统的统计建模技术相比，人工神经网络被证明能够产生更好的预测结果。尽管人工神经网络被认为具有良好的预测能力，但不太擅长解释能力，而这一问题可能会由诸如敏感性分析、神经元连接权重的解释本质等技术的突破得到解决。

机器学习的特性是从过去的经验中学习来解释数据集中的模式或预测某些决策变量的未来值。如果过去的事情重复发生，那么它对未来的预测将是准确的。如果随着时间的推移，数据发生了剧烈的变化，那么模型将无法准确预测。解决这个问题的方法是检测模型的准确性是否正在随着时间的推移而恶化，然后用新的数据对模型进行再培训。然而，这可能是一个相当耗时的过程。

为了进一步建立一个更现实的预测系统，可以与医生进行更加密切的交流。此外，还应界定哪些分类错误应受到何种程度的惩罚。也就是说，机器学习算法的模型应该基于这样一个事实来学习：在患有的检测数值实际恶化的情况下，预测中等成功要比预测显著成功好。通过定义相应的标准，然后可以建立模型，虽然这些模型可能无法准确区分好的或非常好的治疗成功，但在估计治疗是否能够成功方面具有很高的精度。此外，未来的工作可以将训练过的模型结合到现实生活中。一旦部署，模型将能够在患者第一次评估后直接给出康复成功的评估。最后，还可以建立这样一个系统，让医生报告错误分类，这些信息随后可以用来重新调整模型，甚至可能是实时的。此外，它应该锐化重要且有助于康复的因素，允许医生在已经早期的治疗阶段做出相应的反应。例如，如果模型预测患者对普通技术没有反应，那么可能会对患者进行不同的治疗。

现在的研究使用的数据较为局限，通过纳入更多的人口统计学数据、合并症（医学、心理学和神经病学）信息及某些认知功能（可能尤其是执行功能）的评估，预测的准确性可能会提高。

（李建军　高峰　等）

第四节　AI 应用于骨科康复治疗

康复医学以研究病、伤、残者功能障碍的预防、评定和治疗为主要任务,是一个以改善躯体功能、提高生活自理能力、改善生存质量为目的的医学专科,其本质上属于医疗技术的分支之一。我国功能障碍患者的人口数量居世界首位,且由于我国康复医学起步较晚,没有高效快速地利用信息化资料,导致数字化医疗的发展速度较慢。

AI 是一个迭代过程,通过这个过程,信息被捕获,转化为知识,并在环境中产生适应性变化。AI 是一个广泛的概念,包括虚拟(计算)和物理(机器人)元素。AI 的发展为医疗保健的发展带来了机遇。未来几年内,AI 将成为我们日常临床实践的一部分。尽管 AI 在肌肉骨骼医学中的应用取得了重大进展,但与在其他医学领域的实施相比,AI 在肌肉骨骼医学中的应用仍处于早期阶段。AI 越来越多地应用于肌肉骨骼放射学、骨骼创伤、骨科手术、物理康复医学、运动医学等领域,以及胃肠内窥镜的相关损伤。

康复治疗普遍需要持续长时间的治疗,长时间的康复治疗势必会增加治疗及康复过程中的成本。AI 的发展与应用,在结合 AI 技术、数据挖掘、信息加工技术等的基础上,对于康复进程的实时监控、设备的智能优化,大大促进了患者的康复进程,改善了康复效果,节约了患者及其家庭就医的经济、时间成本。现如今,数字信息在各个领域呈指数级增长,产生了大量的电子数据,即大数据。在 AI 领域,可以利用机器学习来转换大量的信息以改善决策。在倡导全民大健康、"健康中国",打造以"医疗健康同行,惠民服务"为核心的智慧医疗系统,AI 与康复治疗的有机结合是必然趋势。患有骨科疾病或损伤的患者通常存在运动障碍问题,康复医生需根据患者损伤阶段、受损类型及部位制订相应的康复训练方案以助恢复。近年来,AI 与骨科康复治疗的有机结合主要表现在康复智能机器人辅助装置、智能控制轮椅、关节辅助支架等。

一、AI 应用于骨科康复机器人

(一)定义

康复机器人主要指用于辅助性治疗的机器人,是以康复医学理论为基础,结合机器人技术生产的治疗设备的统称。传统的康复治疗的方法较为复杂,大量消耗人力、物力、财力,康复机器人的使用能有效节约成本,疗效显著。临床较常使用的骨科康复机器人以治疗运动障碍的上肢康复智能机器人、下肢康复智能机器人为主。其主要是通过3D步态分析系统进行运动学建模,是一种帮助骨科康复中的脊髓损伤、截肢患者进行上下肢评估、恢复或者代偿的辅助设备。

(二)类型

上肢康复智能机器人可分为末端牵引式、外骨骼式康复机器人;下肢康复机器人可分为踏板式、床式及外骨骼式康复机器人等。外骨骼式康复机器人根据其驱动器类型又可分为电机驱动、液压驱动、气压驱动及人工肌肉驱动4种。

(三)临床应用

上肢外骨骼式康复机器人作为一种穿戴式设备不仅具有移动方便的特点,还能帮助患者在立体空间中进行肢体功能的训练,作用于各个场所。软体式康复机器人手套在改善因脊髓损伤导致上肢瘫痪手部力量灵巧性缺失的同时,还能有效提高患者的日常生活活动能力。下肢外骨骼式康复机器人作为一种应用于家庭和环境的运动锻炼设备拥有较好的潜力,对患者本身的心理健康有一定帮助。

康复机器人能够有效减轻康复治疗师的体力劳动,但机器本身可能出现的程序性故障不可避免,甚至可能因此导致患者的二次伤害。所以,优化康复机器人监控系统,解决可能引起的伦理、隐私问题,这仍需研发人员全面考虑。康复机器人的设计虽然解决了部分临床问题,但其所具备的实用性优势,往往也成了限制其临床应用的重要原因,在实际操作方面不够简单、方便,机器人维修费用较高,患者依赖性增加等问题仍有待进一步解决。

二、AI应用于骨科康复中的脑机接口

(一)定义

脑机接口(BCI)是指在大脑和外部设备之间建立了一个直接的通信通道。随着神经技术和AI的发展,脑机接口通信中的大脑信号已从感觉和感知发展到更高层次的认知活动。虽然脑机接口领域在过去的几十年里发展迅速,但看似无关的脑机接口系统背后的核心技术和创新理念却并未从进化的角度进行总结。脑机接口技术的发展和演变可分为3个渐进阶段。在第1阶段,大脑与计算机之间的接口为残疾患者提供了直接的沟通渠道。在第2阶段,研究者们开发了更先进的闭环脑机接口系统。在闭环脑机接口中,大脑与计算机的交互除了实现有效的设备控制外,还促进了人体

功能的恢复。在第 3 阶段,随着 AI 技术的快速发展,人们提出并开发了更通用的生物智能与 AI 集成平台。

在经典的脑机接口中,用于产生大脑信号的方法可以是主动的或被动的。为了积极地产生大脑信号,使用者可以有意识地控制心理活动(如运动想象),或者有意识地对外部世界的刺激做出反应(如视觉、听觉、躯体感觉或古怪的刺激)。例如,基于主动生成大脑信号的脑机接口范例可以允许用户拼写一个单词、移动光标、控制轮椅或机械手臂。相反,被动产生的大脑信号不需要用户主动参与。被动脑机接口已被用于监测用户的认知状态,包括困倦、意图、情景解读和情绪状态。近年来,AI 和机器学习方法被广泛应用于脑信号解码中。脑机接口与智能外骨骼的整合在恢复患者运动功能方面显示出巨大的潜力。

(二)脑机接口应用于骨科康复

1.矫形器、外骨骼、机械臂

颈椎脊髓损伤后,大约 20% 的患者出现四肢瘫痪的感觉,其运动障碍的程度取决于脊髓损伤的类型。治疗方法旨在恢复活动能力和提高生活质量。研究已经成功地使用神经修复术和脑机接口绕过脊髓损伤,在动物实验中使用功能性电刺激肌肉或脊髓,在临床实验中使用神经修复术器。外骨骼(手矫形器、机械臂、下肢外骨骼)配合脑电图的脑机接口已用于脑卒中或脊髓损伤引起的严重运动障碍患者(四肢瘫痪或截瘫患者)的康复,神经恢复效应器可以通过残留的意志功能或脑电活动的触发信号来控制。

2.仿生肢体

康复也需要治疗并发症、疼痛综合征和对侧肢体、颈部和背部关节截肢相关的过度使用。特别是在创伤性截肢后,心理支持是至关重要的,因为任何身体部位的丧失都会对个人的核心身份构成严重威胁。截肢会引发身体意象紊乱、消极自我评价、心理困扰等。在缺乏足够治疗的情况下,这些可能会导致一系列的隐瞒行为。因此,假肢装配应包括物理和职业治疗,以及心理和社会支持。对于那些不能很好地应对截肢或从未学会如何在日常生活中正确使用假肢的人来说,一个完全合适的先进假肢装置本身并不能提高他们的生活质量。康复和团队的护理方法对复杂假肢系统的成功运转至关重要。

与生物肢体相比,机器人肢体能够以更高的精度传递环境信息,但它们的实际性能受到当前技术的限制。目前的技术能够充当机器人设备与身体的接口,以及在假肢和用户之间双向传递运动和感觉信息。对于骨科康复中的截肢患者,机器人肢体这种仿生装置通过骨整合直接实现了骨骼附着,通过定向肌肉神经支配放大神经信号,通过植入肌肉传感器和先进算法改进假体控制,以及通过植入周围神经电极提供感觉反馈,联合 AI 的机械设计和充分的康复训练,提高康复效率。对假肢装置的需求和用户的满意度受到诸许多因素的影响,特别是截肢水平(如是否为单侧损伤,是否影响多个肢体等)。此外,对上肢和下肢假肢的要求和期望是不同的。下肢主要参与周期性的运动任务,而上肢经常参与较灵巧的动作。

现代动力装置通常使用一种分层控制的方法,采用有限状态机(一种可以在有限数量的状态之间转换的顺序控制系统)。控制系统使设备能够响应控制输入,从一种状态或设置切换到另一种状态或设置。在最低控制水平下,假肢下肢关节的位置、扭矩或刚度可以根据安装在假肢上的机械传感器发出的信号进行调节。有限状态机常用于中级控制生成轨迹或指定参数,以供低级控制器使用或跟踪。假肢内机械传感器的简单逻辑足以在有限状态机的状态之间切换,恢复循环运动。最高水平的控制通常提供了用户意图的估计,在移动活动之间切换。它可以像使用钥匙链一样简单,也可以使用机器学习算法,或者需要夸张的身体动作,而这不是典型的正常步态。这种分层控制的方法已被应用到许多微处理器的膝关节中,并显示出比纯被动设备更好的功能效果。它也被用于控制机械主动装置在平地、斜坡和楼梯上站立和行走时的模式。然而,这种方法不允许假肢完全自主控制。与能够在一定程度上自主操作的下肢假肢不同,上肢假肢往往需要一定程度的意志控制。

在实验室条件下,评估控制准确性的定量评估措施是真实临床结果的较差预测因子。此外,仿生肢体的功能益处不能与旨在训练用户与机器人设备交互的康复计划分开评估。根据康复计划的不同,一个单一的假肢设备可以实现本质上不同水平的功能。因此,客观的功能结果和临床相关指标对设计和实施有效的康复计划至关重要。大量的假体训练对于熟练使用肌电假体是至关重要的。培训通常在用户收到设备之前就开始了。假肢前训练可以包括 VR 和增强现实,以及通过桌面计算机或智能手机应用程序控制的训练系统。训练方案和伴随的康复工具需要与用户的假体装置和选择的控制界面相匹配。事实上,假肢功能、控制策略和感觉反馈的发展需要包括适当的康复方案。因此,重要的是,为了使截肢者充分利用现有技术,在基于当前运动学习知识的康复计划的同时开发人机界面。一些仿生肢体技术,如骨整合和植入式肌电传感器,已经准备好进行大规模的临床应用。合适的假肢技术可以提高用户群体的复工率,从而证明该设备的成本是合理的。然而,资金限制、足够大的用户群体及伦理问题可能会减缓该设备更广泛的临床应用。为了最大限度地提高成功的机会,学术界和产业界的合作应该聚焦于与相关用户群体有关的临床研究,早期概念研究包括先进的用户和临床医生,以确保正在开发的技术能够满足实际需要和要求。对于植入技术,应该使用适当的动物研究。标准化和合乎伦理的动物研究应提供对技术长期稳定性的洞察,并使其更有效地转化为人类研究。实际上,骨整合、定向肌肉神经支配、植入肌电传感器、先进的控制算法和植入神经电极用于感觉反馈的更广泛的临床应用应该在未来 20 年内出现。所有这些技术都经过了临床测试,并被证明是安全的,为下肢和上肢截肢者提供了性能优势。综合利用这 5 种技术的仿生假肢将构成新一代的仿生肢体,我们希望这将大大提高患者的生活质量,并为肢体置换的长期愿景铺平道路。除了突破性的技术,更广泛的临床成功需要通过量身定制的康复治疗方案,为安装假肢的个人提供整体支持。

骨科的外科技术发展迅速,相比之下,外科康复尤其是骨科康复的发展相对滞后。随着全球经济的发展和人民生活水平的提高,社会对康复医学的需求越来越大,手术-康复一体化的概念应运而生,即将康复融入包括手术前后在内的整个手术过程。然而,急性或早期康复干预是否能最大限度地促进脊柱手术后的康复仍处于探索的早期阶段。近年来研究较多的脑机接口结合 AI 在骨科康复方面的应用弥补了骨科康复的发展短板,取得了突破性进展。

三、可穿戴 AI 设备应用于骨科康复治疗

20 世纪 60 年代,美国麻省理工学院的数学教授爱德华·索普首次提出了可穿戴技术的概念。自那以后,可穿戴技术受到了全世界研究人员的极大关注。近年来,随着互联网、智能硬件和大数据的发展,可穿戴技术在医疗、教育、文化、社交网络、军事等各个领域都得到了快速发展。在医疗保健领域,可直接佩戴在身体上的便携式医疗或健康电子设备形式的可穿戴设备可用于感知、记录、分析、调节和干预以维持健康,甚至可用于在各种识别、传感、连接技术的支持下治疗疾病,提供云服务和存储。通过将机械功能与微电子和计算能力智能集成,结合 AI 技术的可穿戴设备可用于实现对患者体征和实验室指标的即时检测,并提供运动指导、药物管理提醒等,以实现多参数、实时、在线、准确、智能地检测和分析人体生理和病理信息,可用于自我诊断、监测及治疗。

从广义上讲,骨科康复可以分为脊髓损伤和肌肉骨骼损伤的康复治疗。因此,在骨科的康复治疗中,使用矫形辅助设备尤为重要。迄今为止开发的用于人体的可穿戴AI设备主要分为3类,即头部、四肢及躯干可穿戴设备,在骨科的康复治疗中,用到最多的是四肢尤其是下肢的可穿戴AI设备,大多数穿戴在四肢的设备多以人造外骨骼的形式出现,用于辅助患者功能锻炼或是监测运动相关参数。下面根据这些可穿戴AI设备的主要类型进行逐一介绍。

(一)仿生机器人外骨骼

较早的仿生机器人外骨骼Lokomat是由瑞士Hocoma公司开发的,是一种用于步态康复的机器人矫形器,它为下肢移动功能障碍的患者提供了功能性行走训练。整个Lokomat系统由机器人步态矫形器、体重支撑系统和跑步机组成,患者在虚拟现实环境中进行锻炼,并获得持续的视听反馈。Lokomat作为一种步态康复干预措施,改善各种原因(如脊髓损伤)导致的下肢运动障碍,其对患者行走功能改善的有效性已通过全球临床研究得到验证。Zhu等开发了一种以电子辅助智能系统为基础的仿生外骨骼,用于促进全膝关节置换术后患者膝关节屈曲和伸展功能的康复。这种智能系统通过足底压力传感器系统接收患者步行的压力信号,并根据信号的变化来辅助患者膝关节的屈伸运动,结果表明这一系统显著改善了全膝关节置换术患者的膝关节屈曲活动,对于术后的康复有积极作用。Lee等设计了一种外骨骼套装,可以辅助多个关节运动,并测量运动的方向和角度。通过直观的数据记录,这种外骨骼套装可以为患者和医生提供关于关节运动有效性和程度的信息,这些都有助于患者肢体在术后的早期康复和功能恢复。

(二)用于评估患者术后状态的可穿戴传感器

Lee等绍了一种全自动系统,该系统装载于一双装有压力传感器的传感鞋中,通过机器学习算法分析腰椎管狭窄症(LSS)患者的步行能力,从而量化LSS患者的功能水平。通过让患者穿戴该传感鞋在一条10米长的平坦小道上进行一个自定义的步速步行测试,花费大约6分钟,并从中提取76个时间空间特征点及12个临床相关变量,从而对LSS患者进行精确的Oswestry功能障碍指数评分(ODI)。该系统的运用不仅可以用于评估患者的术前情况,也能跟踪患者的术后状况,尤其是它的运用不仅限于在临床环境中,也可用于远程监测(家庭、社区)患者。在Stefano等的研究中,作者通过Fitbit Flex、Lumo Run、Mio Activity Tracker等多种可穿戴传感器对关节置换术后患者的热量消耗、行走距离、步数、平均静息心率等35个指标进行收集,并通过机器学习算法进行分析,以预测患者报告结果测量的评分。结果显示,在关节置换术后的早期康复过程中,该方法能够准确评估并预测患者术后6周的康复状况。

(三)用于跌倒检测的可穿戴智能设备

在骨科的康复治疗中,许多患者因肢体功能障碍而存在行动不便的情况。因此,拥有跌倒自动检测功能的可穿戴智能设备可以避免患者因意外跌倒而带来的进一步损伤。Godfrey等使用可穿戴智能设备对行动不便者的步态和跌倒动作进行量化,在无人看管的环境中监测这类人群日常活动的可行性,并识别主要的运动类型(行走、站立、坐、卧),以帮助其独立生活。Jung等开发了一种用于行动不便人士的可穿戴式跌倒检测系统,如果佩戴者意外跌倒,则其体位数据将快速上传到医疗中心以确保患者获得及时的救助和治疗。

四、人机交互应用于骨科康复治疗

人机交互指的是人与计算机之间使用某种对话语言,以一定的交互方式,为完成确定任务的人与计算机之间的信息交换过程。人机交互功能主要依靠可输入输出的外部设备与相应的软件来完成。例如,键盘、鼠标、各种模式识别设备就是人机交互设备。在康复医学的AI应用中,人机交互主要包括VR、感知交互及言语、视觉、表情交互等。下面主要围绕应用最为广泛的VR技术进行介绍。

众所周知,传统运动康复主要由专业康复医生、治疗师在特定的医疗机构进行,通过训练扩大关节活动范围,增强肌肉力量和耐力,改善平衡和协调功能。这种康复训练模式具有安全可靠的方法和专业人员实时指导的优点。同时,传统的康复模式也存在一些不可忽视的不足,如康复时间和地点的限制,以及过程的无聊和乏味,导致患者缺乏依从性,所有这些都严重影响了运动康复的效果。VR设备的应用,不仅能够全面监控和评估患者的康复活动,而且能够使活动更有趣,可提高患者的依从性。

在骨科康复(如脊髓损伤患者)治疗中,VR技术的应用可能是一种新思路。脊髓损伤是一种常见的神经系统疾病,常导致身体功能、心理和社会经济地位的长期损害。由于脊髓损伤所导致的上下肢功能障碍,患者的独立生活能力及生活质量将受到严重影响。各种各样类型的训练和刺激方案已被用来诱导或促进神经的再生和可塑性过程,从而使脊髓损伤患者得到显著的功能恢复。而VR作为一种很有前景的新兴技术,也已被众多学者用于脊髓损伤的康复治疗。Khurana等通过将30例外伤性脊髓损伤(T6~T12)患者分为两组,使其分别参与VR游戏进行平衡训练,以及在现实任务中进行特定的平衡训练。结果显示,VR平衡训练在改善截瘫患者的平衡和功能表现方面要优于现实任务特定的平衡训练。Gaffurini等通过记录脊髓损伤患者在使用VR游戏进行康复训练过程中的代谢指标,发现在使用VR训练时患者的代谢参数显著升高,有助于促进患者健康及控制热量平衡。Villiger等的研究结果也显示,VR强化训练与慢性不完全性脊髓损伤患者的运动功能及神经病理性疼痛的改善显著相关。

VR不仅在脊髓损伤的康复治疗中得到运用,同时也被运用在其他各种骨骼肌肉损伤患者的康复治疗中。在Pekyavas等的研究中,VR运动游戏被用于一组肩峰下撞击综合征(S青少年特发性脊柱侧凸)患者的康复治疗,在经过一个疗程(6周)后,作者发现VR游戏康复治疗的效果要优于普通家庭锻炼组,VR组患者的肩胛骨收缩试验、NEER试验等结果均优于对照组。除此之外,也有研究通过将VR技术与外骨骼技术联合运用,开发出一种可通过外骨骼进行人机交互的VR康复训练系统,这一系统拥有能够自我更新锻炼模式的AI,通过监控用户的锻炼,搜索可能的改进方式及可能存在的问题,并对锻炼内容进行动态修改,从而更加智能化地优化患者的康复治疗,加速患者康复。

最后,AI的人机交互功能还能够根据患者的语音指令操控病房设施,比如使用语音控制护理床,从而给骨科术后活动障碍的患者带来便利。例如,脊髓损伤瘫痪卧床的患者,可以应用这种人机交互功能随时调整自身的体位,预防压疮,患者甚至还能通过语音指令调节病房的灯光、温度、窗帘及音乐的播放,从而创造一个舒适的康复环境。

五、其他

AI在骨科的康复治疗的其他方面也有应用,例如通过AI进行骨科的远程康复治疗,在一些没有充足医疗资源或是医疗设备的地区,通过应用该技术也能使当地患者得到平等的医疗待遇。除此之外,通过上传的大数据,也能够使人们更加了解国内各个地区分布不均的医疗状况,从而对当前的医疗政策进行适当调整。

六、展望

骨科康复学是研究及治疗骨科领域中疾病、外伤所导致的功能障碍的康复医学分支。骨骼肌肉系统损伤治疗成功的关键三要素是复位、固定和功能锻炼。许多骨科医生在临床实践中往往更加关注手术过程是否完美,都忽略了术后肢体功能康复的重要性。然而事实上,损伤后期的康复训练是最重要的。此外,许多患者对术后康复训练重视不够、依从性差、害怕疼痛,所有这些都影响了患肢功能的恢复,大大降低了手术的效果。AI 技术与骨科康复治疗的结合不仅加强了治疗效率,提升了治疗效果,减轻了康复治疗师的负担,解决了患者多、治疗师少的烦恼,同时还增添了康复治疗过程中的趣味性,以鼓励患者积极进行康复训练,加速患者康复。

AI 从来都不是一个固定的名词,它指的是一个不停迭代的过程,在这一过程中,计算机不断地捕获新的信息,将其更新转化成知识,并不断地适应周围的环境。在不久的将来,AI 必将成为我们日常临床实践密不可少的一部分。尽管 AI 在骨科中的应用已取得了显著进展,但其主要集中在骨科疾病的智能诊断及骨科智能手术机器人中,AI 在骨科康复治疗中的应用仍处于一个早期待开发的阶段,拥有很大的提升空间。

在目前的骨科康复治疗领域,AI 主要应用在康复智能机器人、脑机接口、可穿戴智能设备、人机交互等领域,但是其仍存在一定的局限性。它需要根据所提供的数据分析其中的信息,因此在分析前应该人为地对数据进行标记,而且一些算法(如深度学习)相比于其他技术需要花费更多的时间、数据及计算能力。此外,AI 目前尚不能解释在医学中存在的观测数据与结果之间的因果关系问题,这些因果关系往往是医生通过积累大量的临床经验所得。最后,因为无法百分百保证 AI 应用于临床的安全性,目前存在的 AI 康复治疗设备都是作为一种临床辅助治疗工具,无法在康复治疗中占据主导地位。

因此,未来的 AI 设备在骨科康复治疗中的应用应从以下几个方面进行改进与革新。首先是提高 AI 设备的安全性。在未来,AI 康复治疗设备预计可以完全替代康复治疗师的工作并纳入专业的工作流程,在面对各种各样的患者及巨大的工作量时,必须保证设备的安全性,确保患者能够安心地使用设备。其次是降低 AI 设备的成本。由于 AI 在骨科的康复治疗中属于比较新颖的技术,从设备开发到批量生产都需要不菲的成本,这也是现今 AI 技术在骨科康复治疗中没有得到广泛运用的原因。只有降低 AI 设备开发及生产的成本,将其广泛投入到各级康复机构中进行使用,才能使 AI 技术得到更好的发展。最后,我们不仅要对现有 AI 技术进行优化,还需要开拓眼界,开辟新方向。随着 5G 时代的到来,AI 技术必将迎来一个巨大的突破,目前 AI 的运算速度较慢,智能化程度较低,如果通过 5G 网络将数据进行云处理,提高计算速度与智能化程度,实现万物互联,那么将进一步推动 AI 在骨科康复治疗中的发展与应用,实现骨科患者的加速康复、智慧康复也指日可待。

(李建军　高峰　等)

第五节　AI应用于骨科康复的现状与展望

　　骨科疾病常导致患者肢体运动功能障碍,康复工程产品是对肢体功能障碍进行补偿、替代或修复最直接有效的手段之一,可帮助骨科患者训练恢复或替代肢体功能。康复工程是一个新兴和发展的领域,它是研究康复领域中有关工程学问题的学科,是医学和工程学的交叉学科,也是生物医学工程学的学科分支。它把现代科学和技术应用于康复医学的各个方面,并通过工程技术的方法和手段,使残疾人及患者失去的机体功能得到恢复或补偿,成为康复治疗的重要环节。康复工程产品可以归纳为5种类型,即康复评定设备、康复治疗与训练设备、内置式假体、康复预防设备与保健器械、辅助器具。

　　AI可深度挖掘大量可靠的数据信息。近年来,随着AI及工科相关技术在医疗领域的创新融合,康复训练和辅助器械向智能化发展,其研究方向将会涉及智能感知与柔性传感、多模态量化评估、多模态干预、人机共融与柔性交互、康复生物力学、康复人机工效学等方面,未来康复辅助器具可能实现与大数据、VR、可穿戴传感、神经与脑科学、AI、3D打印、新材料等技术的有机融合。智能辅具通过实验和模拟分析,优化辅具设计,比传统康复辅具有着更加广阔的应用前景。此外,智能机器人和可穿戴技术可以帮助远程提供评估、援助和康复服务,也可在一定程度上减少人员流动聚集,降低疾病传播风险。本节主要概述了AI在康复工程骨科领域的应用现状及研究进展。

一、智能骨科功能康复训练机器人

　　骨肌系统疾病庞杂多样且表现各异,严重影响患者的生活质量及预后,给家庭及社会带来较大负担。用于康复的智能、电机驱动器械或康复机器人代表了一个令人兴奋的前沿,具有解决这些问题的较大潜力。

　　传统的康复训练治疗包括重复运动,用于促进运动学习和建立肌肉力量。在急性期,治疗可整合被动活动范围,以维持物理结构的完整性,预期随后的神经功能恢复。随着恢复的发生,治疗性运动通常进展为主动辅助运动,其中临床医生使用物理线索和分级支持来帮助完成简单的运动。由于患者的一对一治疗时间有限,为了提高效率,临床医生可以委托其中许多练习来协助工作人员,在小组环境中提供这些练习,或要求患者在正式治疗时间之外独立完成。

机器人设备非常适合在这一领域提供帮助,因为它们能够以一致性执行简单、重复的任务。机器人可以被编程为引导患者完成一系列特定的运动,同时获得规定水平的支持并限制不希望(或禁忌)的运动。在这种能力下,它们代表了熟练临床医生"站立"的可靠选择。机器人还呈现了一个累加的价值,因为它们能够在不疲劳的情况下进行重复运动,同时收集客观的定量数据。机器人设备还可以在重复的身体任务中提供一定程度的患者参与,这在常规运动治疗过程中可能难以实现。现在许多设备都包含了将潜在繁琐的身体运动转化为令人信服的游戏和身体挑战的软件,使患者保持积极性和参与度。

(一)机器人作为锻炼设备

在目前的康复机器人状态下,基于运动的治疗最常通过相对较大的工作站设备进行。工作站设备通常由机械组件和计算机显示器组成,用于患者连接,并向患者提供视觉反馈。这些工作站设备主要分为两大类,即末端效应器设备和骨外工作站设备。

末端效应器装置的实例包括多伦多 Bionik 公司的 InMotion 肩肘机器人、以色列 Motorika 公司的 Reo Go 和瑞士 Reha Technologies 公司的 GEo 市售的 MIT-Manus。末端效应器装置依赖单个远端接触点引导整个肢体。例如,用于上肢的末端效应器装置可使手和前臂接触,促进肘和肩的轮流运动。理论上,该模型使机器人能够支持自然运动,而不会对肢体造成过度限制,并允许该装置适应用户范围,进行最小的机械调整。

实际上,末端效应器系统可能受到神经损伤肢体的运动模式和结构的限制。例如,机器人辅助前臂向前运动可用于产生肘关节伸展。然而,对于严重痉挛或肘关节挛缩的患者,相同的运动可能会无意中导致躯干代偿性屈曲,而不是肘关节伸展。因此,末端效应器设计提供的运动自由允许不利的补偿运动模式,从而可对患者有益,使患者能够进行有支撑的无限制运动,但也可能对其造成损害。

相反,骨外工作站设备可直接控制肢体的每一部分,由单独的电机控制每一个运动平面。骨外工作站的实例包括瑞士 Hocoma 公司的 Armeo Power 和 Lokomat。这种设计能够精确控制肢体并限制不必要的运动模式。然而,这种程度的控制会产生一定的成本。Exoskeletal 工作站通常是体积较大的设备,用于实现对多个肢体节段的控制。器械本身只能部分抵消器械产生的质量和惯性,影响运动的流动性。虽然在该领域取得了进展,但这些装置尚未达到精确模拟自然运动的速度和流动性水平。

在短期内,骨骼外工作站设备仍然是昂贵的机器,基本上仅限于康复诊所和中心,在家庭环境中部署是不现实的。尽管效率有所提高,但由于肢体长度和尺寸的差异,从患者转换至患者经常需要调整各种参数。这一点,再加上这些器械的复杂性,在使用过程中需要临床医生的直接监督,这限制了它们对提高生产率的影响,从而限制了它们在临床中的广泛使用。

1.上肢锻炼机器人

(1)MIT-MANUS。MIT-MANUS机器人系统是研究最充分的上肢末端效应器机器人之一,市售为Bionik公司的InMotion系列设备。该模块化系统由近端和远端组件组成,可单独或联合用于上肢训练。这些配置包括一个模块,用于在水平面上进行肘部和肩部运动,在垂直面上进行肩部和手部抓握,以及在所有平面上进行手腕运动。通常情况下,器械根据需要使用辅助范式,持续感知肢体运动并开始或完成运动,以完成程序化模拟任务。该设备研究最多的模式或治疗性运动游戏在一个疗程中实现约1000次运动,使用类似于绕着时钟走动的简单靶向到达任务。在恢复的亚急性阶段,MITMANUS已证实在减少运动损伤、改善功能和引起持久变化方面的疗效。

(2)Armeo Power。目前市场上最先进的上肢机器人骨骼外科学工作站设备是由Hocoma公司销售的ARMin设备的商用版——Armeo Power。该设备是一个大型工作站,由外骨骼包裹用户手臂,可根据肩膀高度和肢体长度进行调整。该设备提供手臂重量支持,抵消设备的重量和指定比例的患者肢体重量。Armeo Power采用定制软件,以各种方式使用该装置。目前,它提供了一种动员模式、2D练习、3D练习和模拟日常生活活动形式的功能训练。其同类产品Armeo Spring的功能类似于使用弹簧抵消器械和用户上肢的重量,而不是使用马达辅助运动。

Armeo Power擅长患者参与领域,采用稳健的图形和简单但有吸引力的游戏,以促进重复运动。该软件使临床医生能够通过控制视野的复杂性,定义所需的活动范围和指定游戏的节奏来选择适当的挑战。与MIT-MANUS相似,Power采用按需辅助模式,允许临床医生在所有恢复级别提供最佳挑战。此外,这项技术能够在游戏期间稳定特定关节,使临床医生能够根据需要选择模块化或复合方法进行治疗。

(3)Bi-Manu-Track机器人手臂训练器。上肢机器人治疗的替代方法是双侧治疗策略。这种方法的实例见德国RehaStim公司的Bi-Manu-Track,它由安装在台式工作站上的双前臂槽组成。BiManu-Track为上肢提供镜像运动,包括前臂旋前(旋后)、腕关节屈曲(伸展)和掌指关节伸展。该装置可提供被动的双侧运动、健侧(患侧)手臂产生的镜像运动,或提供运动阻力。

(4)Amadeo。由于手部的尺寸和机械复杂性,手部康复对机器人装置而言是一项重大挑战。Tyromotion 公司的 Amadeo 是为手部设计的末端效应器装置,是目前市售的极少选择之一。Amadeo 由一个前臂槽和个体数字致动器组成,通过使用绷带粘贴的磁铁与手指相连。个体数字支持器沿着轨道移动,以屈曲和伸展数字。

2.下肢锻炼机器人

(1)Lokomat。Hocoma 公司的 Lokomat 是市场上研究最广泛的机器人步态训练装置。该工作站设备由跑步机、体重支持系统和双侧骨骼外组件组成,在髋关节和膝关节提供制动。如果需要,选配的弹性脚提升器可在脚踝提供额外的支持。

Lokomat 软件支持一系列"指南"参数。在其最大水平,该装置通过研究正常步态建立预定义的运动模式引导四肢。随着引导减少,该装置允许在提供帮助前偏离这一轨迹增加。

(2)栓系骨盆辅助装置(TPAD)。栓系骨盆辅助装置是一种研究装置,在跑步机训练过程中通过连接在患者佩戴的骨盆带上的线缆施加力。使用测力板和运动捕获数据,通过器械确定患者的适当作用力水平,并在规定的步态阶段沿着可调向量传递作用力。在初步研究中,这种技术被用于帮助轻偏瘫患者转移体重或患肢负重。

栓系骨盆辅助装置展示了机器人装置作为培训信号的潜力,为患者提供触觉提示,而不同时提供大量身体帮助。这可以在类似于其他机器人设备的"根据需要辅助"模式,或误差增加模式下进行编程,以引起患者的自适应反应。

二、机器人作为辅助器械

上述内容是列举机器人系统在患者的康复训练过程中的作用。另一种策略是使用可穿戴机器人设备,以促进实际功能任务的执行。这可以被视为一种鼓励移除器械后恢复运动能力的培训系统,或作为持续帮助患者的辅助器械。后者也被称为动力矫形器或神经假体。

(一)上肢可穿戴设备

1.Myomo Motion－G

MyoPro Motion-G 是一款用于上肢的轻便、可穿戴式矫形器。该设备可检测肢体的电波图信号,通过辅助肘关节屈曲(伸展)或抓握(释放)来感知用户的意图并做出反应。在近期对慢性脑卒中个体进行的一项研究中,发现该装置在使用过程中对运动性能有神经假体效应,Fugl-Meyer量表平均增加8.72分。在研究组选择的功能性任务期间,性能也有所改善,而对骨肌系统相关疾病的研究尚缺乏文献报道。

2.MyHand

目前正在开发的MyHand装置针对的是握力较大但手功能释放不足的个体。该器械旨在利用患者上肢功能的残存能力,为家庭使用提供培训机制和神经假体效用。MyHand器械的设计成本较低,适用于具有一系列残留容量的患者,包括EMG不足以操作其他器械的患者。该设备的许多控制机制,包括对侧和同侧表现,正在开发中。

3.补偿装置

大多数机器人装置都被设计用于促进运动功能恢复。但另一种类型的器械使用机器人作为严重运动功能障碍个体的代偿工具。Kinova Robotics销售一种市售的轻便机械臂(JACO),安装在轮椅基座或其他稳定表面。通过将机械臂的体能与用户友好的控制相关联,这些设备可能会使骨科相关疾病导致的严重残疾的个体具有运动恢复潜力,最终可能为身体严重受限的个体提供新的自由。

（二）下肢可穿戴设备

下肢的可穿戴外骨骼设备大多用于脊髓损伤人群,这些设备旨在恢复截瘫个体的行走能力。ReWalk是一款可穿戴外骨骼设备,集成了一个在臀部和膝盖驱动的轻便框架。该设备可提供多种辅助,并通过倾斜传感器启动步行,该传感器可感知躯干的前向运动。预期用于脊髓损伤患者的另一种市售器械是Parker Hannifin公司的Indego,其采用模块化设计,易于设置和分解。支持这类设备在骨肌系统疾病的治疗中的价值的证据仍有限。

1.H2

西班牙Technaid公司的Exo-H2是一种试验性的外骨骼设备,最初开发用于不完全脊髓损伤。H2的区别在于有6个驱动点,包括踝关节驱动,这是为限制步行过程中的足下垂设计的。该设备使用一种根据需要进行辅助的范式,在施加矫正力之前允许指定数量的理想步态模式偏离。该技术可以模块化方式使用,根据患者需求提供单边或关节特定支持。

2.AlterG仿生腿

AlterG仿生腿是一种市售的单侧动力膝关节矫形器,用于治疗神经和骨科疾病。该装置可用于各种任务,包括转移、在平坦表面步行和爬楼梯。该装置利用多个传感器,包括鞋内的力传感器,分析用户的运动,并在适当的帮助下做出反应。

3.HAL 混合辅助肢体

日本的 Cyberdyne 生产的 HAL 混合辅助肢体套装,用于患有肌无力的老年人。该器械具有模块化设计,允许在髋关节和(或)膝关节的单侧或双侧提供支撑。混合系统支持由重量变化驱动的自主控制,或由特定肌肉激活驱动的随意控制,由表面 EMG 确定。

(三)最新智能机器人前沿

历史上,机器人康复器械的体力和可预测性能一直依赖于刚性材料。软机器人领域寻求通过使用柔性材料来升级该模型,柔性材料由像章鱼这样的敏捷生物的生物结构提供信息。软机器人材料更紧密地匹配人体的物理结构和特征,在患者安全、适合和移动方面提供理论优势。在康复空间中,软机器人可能能够实现更多的类人关节功能,增强对精确功能任务的适应(如抓握)。

然而,在这个方兴未艾的领域,各种挑战仍然存在。软材料(如硅胶)带来了独特的机遇和挑战,因为它们提供的自由度使其对康复方式具有令人难以置信的吸引力,并且非常难以控制。此外,软机器人通常采用气动或液压控制机制,这些机制容易导致致运动速度缓慢,并且需要泵或储液器进行制动。在这个关头,软技术在很大程度上仍然被"硬"电子平台所控制,这限制了它们的实用性。康复机器人最令人兴奋的方面之一在于它们能够收集运动学和运动其他方面的大量数据。因此,机器人设备可能有助于我们回答关于骨科相关疾病恢复的许多问题。

三、骨科功能代偿类康复辅具

(一)智能感知方式

各种假肢的运动控制需要人体残肢的感知反馈,主要分为侵入式和非侵入式两大类。

1.非侵入式感知

非侵入式感知可避免创伤,其中应用最为广泛的是感知表面肌电信号,它是一种在神经肌肉活动时伴随产生的生物电信号。早在 1967 年已有学者提出对表面肌电信号模式进行分类,从而感知受试者的意图并控制上肢假肢。近年来应用于人体动作模式识别已进行了大量研究,受到了国内外的重视。表面肌电信号的感知要求截肢者可以自发产生各种肢体运动的肌电图信号,然后通过传感器识别相关人体动作,将其映射到假肢上。目前已有相关研究通过识别表面肌电信号,提取特征分析并进行相应分类算法处理,实现手指、手部、上肢、下肢、头部等多个人体部位的机械动作控制。

传感器采集到的表面肌电信号会受到外在因素的影响,不同截肢者肌肉残留状况和萎缩程度存在差异。所以,其信号参数不具备通用性,肌电信号还会因邻近肌肉的生理串扰、皮肤与肌电相对位置变化、外部干扰等条件变化而呈现差异。因此在实验室特定的条件下,用于假肢控制的识别正确率可以达到很高,然而在临床实施时却明显降低,与实验室中研究取得的结果具有明显差异。有学者为此进行了相关改进的研究,Filip公司开发了新的自动识别电机单元峰值序列中真阳性和假阳性峰值的算法,该算法在客观评估和自动细化分解结果方面具有较高的潜力,还有学者通过机器学习将噪声和电极的变化进行可靠分类,一定程度上提高了识别率。

2.侵入式感知

侵入式感知需要将电极植入截肢者的身体,并通过微电流产生特定感觉神经,使截肢者产生近似真实的感觉。

侵入式脑机接口是目前最先进的侵入式感知方式之一。脑机接口是在人或动物脑(或脑细胞培养物)与计算机等外部设备之间建立的不依赖于常规大脑信息传输通路(外周神经和肌肉组织)的一种直接通信和控制技术,能够直接将脑电信号转化为控制指令,通过脑机接口传导至器械手臂或假肢。侵入式脑机接口也可与功能性电刺激技术相结合,驱动受损肢体肌肉进行肢体活动,可用于脊髓损伤所导致的瘫痪患者的运动功能重建。2005年至今,脑机接口技术进入临床试验阶段,商业化发展开始起步,相关技术和企业数量进一步增加,其应用和热度也日渐攀升。我国已明确将脑机融合作为十四五规划的攻关项目之一,许多国家也都把脑科学作为科技发展的战略热点。马斯克的Neuralink团队介绍了一种具有高通道数和单尖峰分辨率的脑机接口,其基于柔性聚合物探针、机器人插入系统和定制的低功耗电子设备,通过手术将其植入个人大脑的微小电极,恢复神经系统疾病患者的感觉和运动功能,该团队在一只猴子的大脑中植入了Neuralink装置,这只猴子可以用脑电波来玩视频游戏,该技术在未来几年有望植入人类大脑。

侵入式脑机接口电极具有高精度、高分辨率、高信噪比的优势,有望改善脊髓损伤患者的生活。但是其可行性及有效性仍然存在一定的问题。神经外科医生需要进行大量培训以提高脑机接口的舒适度和安全性,人类受试者植入时往往涉及伦理问题,接口周围可能会形成瘢痕组织的积聚,影响信号采集。

(二)智能假肢

截肢后运动功能的恢复是康复工程领域的挑战之一,传统机械假肢仅起到最基本的辅助作用,不具备感知和调节功能,而智能假肢能自动调节,使得假肢与原来的肢体功能更接近。

在手部假肢设计中,直接影响手部工作性能的重要特点是能够抓取各种类型的物体,保障抓取力的稳定性,并且外观与人手相似。所有这些特征的存在是目前假体设计的一项具有挑战性的任务。有学者已经尝试使用靶向肌肉神经重建的外科技术,将残留的手臂神经转移到替代肌肉部位。目标肌肉重新受到神经支配后,在皮肤表面产生了肌电图信号,这些信号可以被测量并用于控制假肢,重新实现神经支配的肌肉可以产生足够的肌电图信息,用于高级人工手臂的实时控制。Panipat 提出了设计一种五指假肢手,其改善了传统单执行器假肢手的握力模式和外观,假肢手只使用一个执行器,就能够执行在日常生活任务中占主导地位的手中立和握把模式,可以完成日常生活中的重要任务。DEKA 公司研制的 LUKE 手臂于 2014 年获得美国食品药品监督管理局认证,2016 年进入临床应用。使用 LUKE 手臂的患者可以像正常人一样对软或硬的物体产生触觉,从而执行一些精细的任务,比如拿起一个鸡蛋或摘下一粒葡萄,且不会用力过度而捏碎物品。

下肢智能假肢研究也在持续进行,我国已有多个单位研发出有不同性能特点的下肢假肢实验样机,假肢配备 3D 重力传感器、加速度传感器,可判断假肢穿戴者的行走路况和意图,调整关节阻尼。还有学者设计了多自由度智能踝关节假肢。为了适应不同的运动环境,假肢具有球形踝关节结构,在运动过程中能实现矢状面和冠状面的自由运动,与配套控制系统共同作用,增加使用者的运动灵活性和稳定性,减少运动过程中的能量损耗,及时调整异常步态、步行速度、步幅等,辅助下肢截肢者自由行走。

目前,关于智能假肢的研究仍处于起步阶段,这些在很大程度上影响了临床程序的方式,虽然目前的技术存在瓶颈,但随着技术的发展,智能假肢设备未来会有更广阔的应用场景。

四、智能轮椅

智能轮椅是一种高度自动化的移动机器人,通常由环境感知模块、控制模块、驱动模块等组成,融合了机械、动力、控制、运动、传感、机器视觉、信号与系统的采集、处理等多项技术。

基于手部运动跟踪的轮椅控制的研究近年来相对成熟。手部运动实际上是在3D空间中完成的。运动控制系统使用固定在轮椅上的摄像头,使用视觉识别算法和AI软件识别患者的手部动作。有学者在真实患者身上进行了测试,显示出良好的效果且具有极高的安全性能。有学者提出了基于面部运动、头部姿态视觉识别等智能轮椅的新型免提控制系统。这种智能控制装置适用于不能操纵标准操纵杆轮椅的大量患者。例如,啜吸式系统可通过调整呼吸运动及程度来操纵轮椅,还可以使用摄像机跟踪患者眨眼运动及眼睛凝视方向来控制轮椅。有学者利用超声波传感器、红外传感器和视觉传感器3种传感器设计了智能轮椅自主避障安全出行系统,并采用特殊算法进行多传感器信息融合。经过仿真实验验证,结果表明该系统可以帮助残障人士出行时成功躲避障碍物。此外,智能轮椅也可基于脑机接口技术,辅助脊髓损伤患者的日常生活。

尽管电动轮椅种类繁多,但是目前智能轮椅在实验室还是少量定制,并没有真正产业化,所以在研究上仍有许多空间。

五、展望

欧美等西方发达国家较早进入人口老龄化阶段,康复辅助器具产业起步较早,经过多年发展,发达国家的康复辅助器具产业体系成熟,产品应用领先。我国在康复辅具领域还存在诸如政策支持不足、产业体系不健全、自主创新能力不强、服务模式待突破、标准化体系不完备、市场秩序不规范、服务质量不优质、专业技能人才严重不足、学科体系建设相对滞后等问题,对行业的快速发展产生了严重制约。随着我国经济及人口结构变化,政府已经在经济、政策等多个方面积极调整,相信我国的康复工程产业未来会在行业顶端位置占据一席之地,发展出具有中国特色的新型智能辅具产品及发展模式,提高骨科疾病的康复治疗水平,恢复骨科残疾患者的生活质量,更好地满足骨科患者的需求。

（李建军　高峰　等）

第六节　居家远程智能康复

据《2021 中国卫生健康统计年鉴》数据表明,中国亟待康复的群体总人数达到 4.6 亿人次,而康复医院每年的诊疗人数为 4837.2 万人,康复医生占医疗卫生从业人员的比例约为 0.4∶100 000,康复行业存在巨大的人才缺口。同时,我国面临康复医疗机构严重不足和康复设备缺乏、落后,康复医疗服务体制不够完善,康复早期介入不及时,双向诊疗不顺畅,费用居高不下等诸多问题。多数骨科疾病患者在经过手术等治疗后会选择居家康复,为了解决这些问题,居家康复的安全性、可行性及其必要性逐渐被人们重视。随着信息时代的到来,移动通讯设备、计算机、5G 网络等技术的快速发展,以及 AI 在医疗领域的应用与研究,居家远程智能康复得到了巨大的发展。

一、居家智能康复训练装置

居家骨科康复患者存在的主要问题集中在疼痛、肌肉力量减退及关节活动度下降等方面,居家康复中解决相应问题是大部分骨科康复患者关注的焦点。既往的康复治疗方式多以康复治疗师制订康复训练方案并指导患者进行训练为主,通过主被动活动训练提高患者的肌力及关节活动度,利用药物及物理治疗缓解疼痛等问题。但多数骨科康复患者未能进入医疗机构进行康复,居家智能训练装置成为患者获得良好预后的重要方式。

阻力运动已被广泛报道对神经肌肉和骨科疾病的患者有积极的康复效果。有报导表明,等距和动态阻力运动可改善膝关节骨性关节炎患者的功能并减轻膝关节疼痛,改善肩关节不稳定患者的功能,且具有生物反馈的阻力运动可能是促进肌肉激活的必要条件。在过去,阻力运动训练常常使用沙袋、哑铃等器械提供阻力,此类器械的重量在整个关节的活动范围内提供相同的阻力,并且通常选择患者全关节活动范围内的最小重量,这导致在大部分运动范围内产生的力不足。所以智能器械的使用对于骨科康复患者有着巨大的帮助。

Dong 等为了研究不同阻力训练的效果,开发了一种智能可变阻力运动设备(VRED),方便患者在家进行膝关节康复,无需经常就诊。并且已经制造了几个便携、节能和多功能设备,具有方便操作的人机界面。该设备可以很容易地重新配置为其他关节,如肘关节、髋关节和踝关节,满足不同骨科患者居家康复训练的需求。VRED是一种智能设备,在治疗师对该设备进行编程后,其不需要治疗师的干预即可为患者提供阻力训练。VRED有两种工作模式,即测试模式和运动模式。在测试模式下,膝盖被设置为一个既定的角度,阻尼器提供了一个足够大的力量来锁定膝盖。患者在膝关节屈伸过程中产生最大的自主等距收缩(MVIC),并记录每个方向上的最大扭矩。自主等距收缩在不同的运动范围内重复,以产生扭矩轮廓。在运动模式中,物理治疗师将产生运动的力量指定为扭矩轮廓的一定百分比。一旦编程,VRED将与患者一起自动锻炼。它将在智能控制器的帮助下,根据规定的运动水平产生精确的阻力。此外,在后续的研究中,该设备可以检测患者的动态特征,能够根据特定患者的需要来调节关节运动,如肌肉疲劳和运动意愿,以在运动过程中改变阻力,并且该团队开发了VRED的控制算法来实现实时监测人机交互,并提供扭矩、关节运动和速度的视觉反馈。同时该设备将允许治疗师远程调查患者自己在家中的运动处方及训练方案的治疗效果,及时调整治疗方案。

Ma等的研究考虑了康复训练辅助设备的适应性,包括功能特定辅助、适应性辅助水平和时间(或空间)的适应性。在步态周期中确定了5种辅助功能来辅助膝关节功能。提出了一种以患者的身体状况和步态分析结果为输入的模糊专家系统,以配置辅助膝关节托带(AKB)的不同辅助功能的适当水平,以患者的步态模式为输入,确定各辅助功能的水平。基于配置的辅助功能,生成了适应患者自身步态的参考膝关节角度轨迹,并提出了一种混合阻抗控制框架,以实现步态康复中有效的人机交互。该方法经仿真研究和实验验证,并在辅助膝关节托带控制器中实现,并用于初步的临床试点研究。实验研究结果表明,辅助膝关节托带的控制策略可以有效地帮助改善患者在步态康复过程中的步态表现。

二、远程动态训练监测

运动捕捉系统在医学科学和康复领域通常用于评估人类运动功能,在骨科患者居家康复训练过程中,对于姿态及支具的正确使用等方面进行评估及指导,对于患者更好地进行正确训练非常重要。过去,通过被动标记法(MAC3D)或使用Kinovea软件进行的手动视频分析等方法为常见的姿态分析方法,这些方法涉及复杂的身体标记、许多的摄像机调整和处理,且获得的关节数据相关性较差,操作的专业性要求较高,在居家康复训练过程中难以使用,使得患者自行训练的正确性难以得到良好的保证。随着 AI 在医疗领域的发展,仅通过拍摄图片或视频摄像后再利用 MaskR-卷积神经网络、Alpha-Pose、OpenPose 等 AI 姿态估计模型,即可使医疗机构远程获取患者康复训练过程中的相关信息,并进行进一步训练指导,使得居家远程智能康复训练成为现实。

Cao 等公开发布的 OpenPose 姿态估计模型,是第一个实时的多人系统,可以联合检测人体、脚、手和面部关键点(总共 135 个关键点)。该系统由 3844 个训练组和 1758 个测试组组成,涉及 14 个身体部位的关节姿势。该团队还提供了与现今最先进、维护良好且被广泛应用的 MaskR-卷积神经网络和 Alpha-Pose 姿态估计模型进行分析比较,以量化系统的效率,并分析主要的故障情况,发现相较于 Open Pose 其他两种姿态估计库随着人数增多呈线性增长。该模型可将患者信息独立化进行远程分析,可以随时随地进行图像或视频采集,并且对于需要其他护理人员协助完成动作的患者该模型可排除图像中其他人员的干扰。通过这种系统,患者可以在家庭康复过程中通过录像设备对训练过程进行拍摄,通过网络传输到医疗机构中进行智能分析,进一步调整康复训练计划,指导居家康复过程中存在的问题。并且有研究表明,OpenPose 可以充分替代传统的被动标记动作捕捉的正常步态及异常步态,同时 OpenPose 可以捕捉骨科康复患者在佩戴矫形器或支具后的步态信息,踝关节足矫形器和拐杖的使用并不影响 OpenPose 身体部位识别的准确性。OpenPose 的使用可以降低传统被动标记动作捕获的复杂性和动作成本,而不降低识别精度,并且在居家康复训练过程中通过非专业人士的操作即可采集步态信息。此外,通过使用 OpenPose,可以在不影响识别精度的情况下克服传统被动标记法的局限性。

三、远程康复效果评估及指导

居家康复训练效果的评价及训练中问题的及时反馈对于居家骨科康复患者的预后有着重要的影响,因此建立简洁高效的网络智能康复服务平台是保证居家康复训练成功的重要一环。互联网时代的到来,更加促进了网络技术和计算机技术与各行各业的融合,医疗行业也紧跟时代步伐,先后出现了医院管理信息系统、专家诊断系统、医药管理软件、住院管理系统、医疗数据分析等各具特色的计算机技术和医疗技术相结合的形式。而智能手机及计算机的普及,也使实时远程康复指导成为现实,连接医院与家庭,使得家庭康复训练的可控性、重复性及趣味性大为提升,令居家康复患者有了重要保障,弥补了我国康复人才紧缺、康复医疗结构不足的问题。

　　上海理工大学团队研发出的"康栈"智能康复服务平台,在智能手机上即可登录使用,该平台主要包含康复训练、康复医生、康复评测、康复咨询、康复机器人5个模块。其中康复训练实现病情分析、指定康复计划、视频观看的功能,康复医生实现线上预约、在线指导的功能,康复评测实现拍照评测、问卷评测的功能,康复咨询实现推荐咨询、热点咨询的功能,康复机器人实现智能问答的功能。该平台的意义在于对康复信息化的实践和对医疗AI的广泛运用,不同于传统的医疗康复手段,采用智能化线上辅助康复,不但可大量节省康复后期的医疗资源,而且应用门槛低,广泛适用于居家骨科康复患者群体,使患者足不出户,便可进行康复治疗。

　　目前常用的推荐算法是基于项目的协同过滤算法与基于用户的协同过滤算法。在定制个性化康复训练计划的功能中,该平台采用基于项目的协同过滤(IB-CF)算法,该算法流程从患者开始,首先找到患者-康复情况矩阵,之后找到锻炼计划的最近邻,根据当前用户对最近邻(即锻炼计划)的适应程度,预测当前用户对目标推荐锻炼计划的适应程度,然后选择预测适应程度最佳的锻炼计划作为推荐结果呈现给当前用户。

　　该平台还可以通过拍照获取患者姿态,并使用智能姿态识别模型Open Pose,识别2D人体关键点坐标,计算康复部位的角度。首先,输入人体姿态图像,经过VGG19卷积神经网络提取患者姿态特征,得到该患者姿态图像的特征图组,使用人工神经网络提取该患者体态特征的图像置信度和关联度。然后通过使用图论的偶匹配得到部分联合体,即将属于同一个人的关键点合并为一个整体的骨骼框架。最后,利用匈牙利算法求得最大匹配,分析识别结果。

　　对于不同用户,该平台使用智能隐语义模型资讯,按照医疗康复、教育康复、职业康复、社会康复等进行分类后向患者推荐相关资讯。对于新用户,该模型从文章数据库中直接将最热门的数篇咨询推送给用户。对于有一定历史数据的用户,该模型通过用户的病理特征、喜好特征、性别特征及患者特征总结出用户特点,结合文章点击量、文章类别及文章标题总结出文章特征,再根据患者点击和没点击过的资讯(代表了用户感兴趣和不感兴趣的内容)、患者的病情及点赞、收藏的行为设置相应权重,建立当前用户对各种资讯的评分,最后推送推荐结果。

　　在智能康复平台的使用过程中,患者选择患病部位,填写自己的相关信息及病情,根据病情系统分析,利用IB-CF算法选择预测适应程度最佳的若干个锻炼计划推荐给患者,训练计划进度根据不同用户的训练进度显示不同视频,患者训练过后对该次锻炼计划打分评估,使患者量化自身的康复训练情况,将每次的训练结果可视化,同时能够很好地激励自己坚持锻炼。

　　该平台亦可与医院诊疗对接,可预约康复医生实现相关诊疗。患者可以与康复医生线上联通,接受康复医生的在线指导。患者线上预约医生,线下诊疗,之后医生线上指导,相对于其他软件,医生可以全程参与患者的康复过程。并在患者康复训练的过程中,也可以通过拍照的方式将训练过程上传,康复医生即可及时进行相应指导。

四、骨折再损伤风险的智能预测

　　随着近年来计算机科技及相关科学技术的快速发展,机器学习(实现 AI 技术的核心途径)、深度学习(实现机器学习的最好算法)及卷积神经网络、循环神经网络、递归神经网络(深度学习的代表性算法)的涌现,使得 AI 的使用在风险预测中展现了巨大的潜力,在 5G 技术的辅助下,医疗人员和用户通过计算机、智能手机等设备通过工智能的应用对患者康复过程中再发骨折的风险进行预测,有效提高了康复训练过程中的安全性。过去,骨折风险评估方法(如 FRAX 或 DVO 工具)可以基于各种(临床)危险因素预测骨质疏松性骨折风险,如年龄增长、女性、低体重指数、低骨密度、脆性骨折史、跌倒史、吸烟史、饮酒摄入、糖皮质激素使用、其他继发性骨质疏松的原因。然而,这些工具依赖于直接的患者信息来接收与风险预测相关的参数。德国的研究者先前的研究已经确定了许多预测髋部骨折的危险因素,他们使用行政索赔数据中可用的信息来确定潜在的风险因素,并且将年龄、性别、既往骨折史和药物使用情况作为候选预测变量。通过对 288 086 例 65 岁及以上的患者,利用 2 年内的骨折、不同药物的使用等风险因素,通过超学习者算法进行骨折风险预测,选择了逻辑回归使用前向和向后变量选择、随机森林、支持向量机和随机抽样进行性能对比——以支持向量机作为学习者。结果发现,该算法有可能利用复杂的相互作用,并且将影响因素假设为与骨折存在线性相关,该算法可利用未知的非线性效应进行预测,并且将候选变量加入后可进一步提高预测准确性。这些 AI 应用于骨折的患者在居家康复过程中,医疗单位对患者进行骨折风险预测,并实时远程指导患者再次发生骨折的风险,可保护患者在康复过程中的安全,指导康复训练,及时调整康复训练计划。

五、居家远程康复的展望

　　远程居家康复作为一种潜在的且必要的康复模式已广泛出现于骨科康复的研究中,可监测康复进展并对治疗或生活方式进行远程干预,弥补了传统居家康复的不足,对改善疾病功能预后和不断修正康复方案具有重要价值。相信随着AI与网络技术的不断发展将进一步减小远程居家康复系统的局限性,进一步提高其在居家康复治疗中的应用价值,使诊所和其他设施可以更好地与患者建立联系。

(李建军 高峰 等)

参考文献

[1]Crawley-Coha T. Childhood injury:a status report[J]. J Pediatr Nurs,2001,16(5):371-374.

[2]Granacher U,Muehlbauer T,Gollhofer A,et al. An intergenerational approach in the promotion of balance and strength for fall prevention-a mini-review[J]. Gerontology,2011,57(4):304-315.

[3]Mancini M,Horak F B. The relevance of clinical balance assessment tools to differentiate balance deficits[J]. Eur J Phys Rehabil Med,2010,46(2):239-248.

[4]Bao T,Klatt B N,Whitney S L,et al. Automatically Evaluating Balance:A Machine Learning Approach[J]. IEEE Trans Neural Syst Rehabil Eng,2019,27(2):179-186.

[5]Ren P,Huang S,Feng Y,et al. Assessment of Balance Control Subsystems by Artificial Intelligence[J]. IEEE Trans Neural Syst Rehabil Eng,2020,28(3):658-668.

[6]Pickle N T,Shearin S M,Fey N P. Dynamic neural network approach to targeted balance assessment of individuals with and without neurological disease during non-steady-state locomotion[J]. J Neuroeng Rehabil,2019,16(1):88.

[7]Kim Y W,Joa K L,Jeong H Y,et al. Wearable IMU-Based Human Activity Recognition Algorithm for Clinical Balance Assessment Using 1D-CNN and GRU Ensemble Model[J]. Sensors (Basel),2021,21(22).

[8]Kenzie J M,Semrau J A,Hill M D,et al. A composite robotic-based measure of upper limb proprioception[J]. J Neuroeng Rehabil,2017,14(1):114.

[9]Brown J E,Chatterjee N,Younger J,et al. Towards a physiology-based measure of pain:patterns of human brain activity distinguish painful from non-painful thermal stimulation[J]. PLoS One,2011,6(9):e24124.

[10]Huang G,Xiao P,Hung Y S,et al. A novel approach to predict subjective pain perception from single-trial laser-evoked potentials[J]. Neuroimage,2013,81:283-293.

[11]Fernandez Rojas R,Huang X,Ou K L. A Machine Learning Approach for the Identification of a Biomarker of Human Pain using fNIRS[J]. Sci Rep,2019,9(1):5645.

[12]Jaremko J L,Poncet P,Ronsky J,et al. Comparison of Cobb angles measured manually,calculated from 3-D spinal reconstruction,and estimated from torso asymmetry[J]. Comput Methods Biomech Biomed Engin,2002,5(4):277-281.

[13]Watanabe K,Aoki Y,Matsumoto M. An Application of Artificial Intelligence to Diagnos-

tic Imaging of Spine Disease:Estimating Spinal Alignment From Moiré Images[J]. Neurospine, 2019,16(4):697-702.

[14]Phan P,Mezghani N,Wai E K,et al. Artificial neural networks assessing adolescent idiopathic scoliosis:comparison with Lenke classification[J]. Spine J,2013,13(11):1527-1533.

[15]Bzdok D,Altman N,Krzywinski M. Points of significance:Statistics versus machine learning. Nature Methods,2018,15(4):233-234.

[16]Iniesta R,Stahl D,McGuffin P. Machine learning,statistical learning and the future of biological research in psychiatry. Psychological Medicine. 2016,46(12):2455-2465.

[17]Konard P. The ABC of EMG:A Practical Introduction to Kinesiological Electromyography [M]. USA:Noeraxon Inc.,2005.

[18]Nair SS,French RM,Laroche D,et al. The application of machine learning algorithms to the analysis of electromyographic patterns from arthritic patients[J]. IEEE Transactions on Neural Systems and Rehabilitation Engineering. 2010,18(2):174-184.

[19]Armand S,Watelain E,Roux E,et al. Linking clinical measurements and kinematic gait patterns of toe-walking using fuzzy decision trees[J]. Gait & Posture,2007,25(3):475-484.

[20]Ozsert M,Y avuz O,Durak-Ata L. Analysis and classification of compressed EMG signals by wavelet transform via alternative neural networks algorithms[J]. Computer Methods in Biomechanics and Biomedical Engineering. 2011,14(6):521-525.

[21]Senanayake SM,Triloka J,Malik OA,et al. Artificial neural network based gait patterns identification using neuromuscular signals and soft tissue deformation analysis of lower limbs muscles[J]. In:2014 International Joint Conference on Neural Networks(IJCNN),2014.

[22]Naik GR,Selvan SE,Arjunan SP,Acharyya A,Kumar DK,Ramanujam A,et al. An ICA-EBM-based sEMG classifier for recognizing lower limb movements in individuals with and without knee pathology[J]. IEEE Transactions on Neural Systems and Rehabilitation Engineering,2018,26 (3):675-686.

[23]an de Leur RR,Boonstra MJ,Bagheri A,et al. Big Data and Artificial Intelligence:Opportunities and Threats in Electrophysiology[J]. Arrhythm Electrophysiol Rev,2020,9(3):146-154.

[24]Ma H,Zhong C,Chen B,et al. User-adaptive assistance of assistive knee braces for gait rehabilitation[J]. IEEE Transactions on Neural Systems and Rehabilitation Engineering,2018,26 (10):1994-2005.

[25]Lee M H,Siewiorek D P,Smailagic A,et al. An exploratory study on techniques for quantitative assessment of stroke rehabilitation exercises[C]//Proceedings of the 28th ACM Conference on User Modeling,Adaptation and Personalization,2020:303-307.

[26]Lee M,Smailagic A,Bernardino A. A Human-AI Collaborative Approach for Clinical Decision Making on Rehabilitation Assessment. 2021.

[27]Argent R,Drummond S,Remus A,et al. Evaluating the use of machine learning in the assessment of joint angle using a single inertial sensor[J]. Journal of rehabilitation and assistive

technologies engineering,2019,6:2055668319868544.

[28]Burns D. Computer Vision and Machine Learning in Orthopaedic Shoulder Surgery[D]. Toronto:University of Toronto,2020.

[29]Ymsack A,Gaunaurd I,Thaper A,et al. Usability Assessment of the Rehabilitation Lower-limb Orthopedic Assistive Device by Service Members and Veterans With Lower Limb Loss[J]. Mil Med,2021,186(3-4):379-386.

[30]Huang P C,Liu K C,Hsieh C Y,et al. Human motion identification for rehabilitation exercise assessment of knee osteoarthritis[C]//2017 International Conference on Applied System Innovation(ICASI). IEEE,2017.

[31]Hodgson S. Proximal humerus fracture rehabilitation[J]. Clinical orthopaedics and related research,2006,442(131-8).

[32]Brennan L,Bevilacqua A,Kechadi T,et al. Segmentation of shoulder rehabilitation exercises for single and multiple inertial sensor systems[J]. Journal of rehabilitation and assistive technologies engineering,2020,7(2055668320915377).

[33]Wang Z,An J,Nie J,et al. A Self-Powered Angle Sensor at Nanoradian-Resolution for Robotic Arms and Personalized Medicare[J]. Advanced materials(Deerfield Beach,Fla),2020,32(32):e2001466.

[34]Chae S H,Kim Y,Lee K S,et al. Development and Clinical Evaluation of a Web-Based Upper Limb Home Rehabilitation System Using a Smartwatch and Machine Learning Model for Chronic Stroke Survivors:Prospective Comparative Study[J]. JMIR mHealth and uHealth,2020,8(7):e17216.

[35]Santilli V. Application of machine learning techniques to physical and rehabilitative medicine[J]. Annali di igiene:medicina preventiva e di comunita,2022,34(1):79-83.

[36]Cortes M,Elder J,Rykman A,et al. Improved motor performance in chronic spinal cord injury following upper-limb robotic training[J]. NeuroRehabilitation,2013,33(1):57-65.

[37]Li Z,Lin H,Wang X,et al. Intelligent rehabilitation assistant system to promote the early functional recovery of the elderly patients with femoral neck fracture after hemiarthroplasty(HA): A protocol for a randomized controlled trial[J]. Medicine,2020,99(46):e23078.

[38]Wang W. Artificial Intelligence in Repairing Meniscus Injury in Football Sports with Perovskite Nanobiomaterials[J]. Journal of healthcare engineering,2021,2021(4324138).

[39]Kwon S H,Lee B S,Lee H J,et al. Energy Efficiency and Patient Satisfaction of Gait With Knee-Ankle-Foot Orthosis and Robot(ReWalk)-Assisted Gait in Patients With Spinal Cord Injury[J]. Annals of rehabilitation medicine,2020,44(2):131-141.

[40]Rabhi Y,Mrabet M,Fnaiech F. Intelligent Control Wheelchair Using a New Visual Joystick[J]. Journal of healthcare engineering,2018,2018(6083565).

[41]Strazzulla I,Nowak M,Controzzi M,et al. Online Bimanual Manipulation Using Surface Electromyography and Incremental Learning[J]. IEEE transactions on neural systems and rehabili-

tation engineering: a publication of the IEEE Engineering in Medicine and Biology Society, 2017, 25(3): 227-234.

[42] Freeman D, Reeve S, Robinson A, et al. Virtual reality in the assessment, understanding, and treatment of mental health disorders[J]. Psychological medicine, 2017, 47(14): 2393-2400.

[43] 宋尔卫, 尚桐锐, 陈凯. AI 在临床肿瘤领域中应用现状和基础建设问题[J]. 中国实用外科杂志, 2021, 41(11): 1206-1208.

[44] 王雪强, 王于领. AAOS 骨科术后康复[M]. 北京: 北京科学技术出版社, 2021.

[45] 李朋波. 周围神经损伤与专业化康复治疗[J]. 丝路视野, 2018(12): 1.

[46] 刘运泉, 丁建新, 徐达传. 周围神经损伤与康复医学[J]. 现代康复, 2000, 4(10): 1444-1445.

[47] 李雨, 孙淑瑞, 郭金磊, 等. AI 在康复医学领域中的发展应用[J]. 中国科技信息, 2021 (13): 2.

[48] 钟京谕, 姚伟武. AI 在骨关节炎影像诊断中的研究现状与进展[J]. 中华放射学杂志, 2019, 53(9): 790-793.

[49] 孟予斐, 张军卫, 洪毅. 外骨骼机器人在脊髓损伤后康复训练中的应用研究[J]. 中华骨与关节外科杂志, 2021, 14(10): 878-882, 889.

[50] 张玢, 门佩璇, 肖宇锋, 等. 大数据分析在骨科的应用研究进展[J]. 中华骨与关节外科杂志, 2021, 14(10): 866-871.

[51] Kinnett-Hopkins D, Mummidisetty C K, Ehrlich-Jones L, et al. Users with spinal cord injury experience of robotic Locomotor exoskeletons: a qualitative study of the benefits, limitations, and recommendations[J]. Journal of NeuroEngineering and Rehabilitation, 2020, 17(1): 124.

[52] Lee J J, Liu F, Majumdar S, et al. Can AI predict pain progression in knee osteoarthritis subjects from structural MRI[J]. Osteoarthritis and Cartilage, 2019, 27.

[53] 陆廷仁. 骨科康复学[M]. 北京: 人民卫生出版社, 2007.

[54] Bayliss L, Jones LD. The role of artificial intelligence and machine learning in predicting orthopaedic outcomes. Bone Joint J. 2019, 101-B(12): 1476-1478.

[55] Do S, Song KD, Chung JW. Basics of Deep Learning: a Radiologist's Guide to Understanding Published Radiology Articles on Deep Learning[J]. Korean Journal of Radiology, 2020, 21: 33.

[56] Borjali A, Chen A F, Muratoglu O K, et al. Deep Learning in Orthopedics: How Do We Build Trust in the Machine?[J] Healthcare Transformat, 2020.

[57] Jordan M I, Mitchell T M. Machine learning: Trends, perspectives, and prospects[J]. Science 2015, 349: 255-260.

[58] Sidey-Gibbons J A M, Sidey-Gibbons C J. Machine learning in medicine: a practical introduction[J]. BMC Med Res Methodol, 2019, 19: 64.

[59] Liew C. The future of radiology augmented with Artificial Intelligence: a strategy for success[J]. European Journal of Radiology, 2018, 102: 152-156.

［60］Suzuki K. Overview of deep learning in medical imaging［J］. Radiological Physics and Technology，2017，10：257-273.

［61］Soffer S，Ben-Cohen A，Shimon O，et al. Convolutional Neural Networks for Radiologic Images：a Radiologist's Guide［J］. Radiology，2019，290：590-606.

［62］Tschuggnall M，Grote V，Pirchl M，et al. Machine Learning Approaches to Predict Rehabilitation Success based on Clinical and Patient-Reported Outcome Measures［J］. Informatics in Medicine Unlocked，2021（10053）：100598.

［63］Munk P L，Murphy K J. The Paradigm Shift［J］. Canadian Association of Radiologists Journal，2017，68：97.

［64］Krogue J D，Cheng K V，Hwang K M，et al. Automatic Hip Fracture Identification and Functional Subclassification with Deep Learning［J］. Radiology：Artificial Intelligence，2020，2：e190023.

［65］Tanzi L，V ezzetti E，Moreno R，et al. Hierarchical fracture classification of proximal femur X-Ray images using a multistage Deep Learning approach［J］. European Journal of Radiology，2020，133：109373.

［66］Chung S W，Han S S，Lee J W，et al. Automated detection and classification of the proximal humerus fracture by using deep learning algorithm［J］. Acta Orthopaedica，2018，89：468-473.

［67］Tschuggnall M，Grote V，Pirchl M，et al. Machine Learning Approaches to Predict Rehabilitation Success based on Clinical and Patient-Reported Outcome Measures［J］. Informatics in Medicine Unlocked，2021（10053）：100598.

［68］Miller D D，Brown E W. Artificial Intelligence in Medical Practice：The Question to the Answer?［J］. Am J Med，2018，131：129-133.

［69］Poduval M，Ghose A，Manchanda S，et al. Artificial Intelligence and Machine Learning：A New Disruptive Force in Orthopaedics［J］. Indian J Orthop，2020，54：109-122.

［70］Di Capua J，Somani S，Kim J S，et al. Analysis of Risk Factors for Major Complications Following Elective Posterior Lumbar Fusion［J］. Spine（Phila Pa 1976），2017，42：1347-1354.

［71］Lee N J，Kothari P，Phan K，et al. Incidence and Risk Factors for 30-Day Unplanned Readmissions After Elective Posterior Lumbar Fusion［J］. Spine（Phila Pa 1976），2018，43：41-48.

［72］Dreiseitl S，Ohno-Machado L. Logistic regression and artificial neural network classification models：a methodology review［J］. J Biomed Inform，2002，35：3.

［73］Kim J S，Merrill R K，Arvind V，et al. Examining the Ability of Artificial Neural Networks Machine Learning Models to Accurately Predict Complications Following Posterior Lumbar Spine Fusion［J］. Spine（Phila Pa 1976），2018，43：853-860.

［74］Harris A H S，Kuo A C，Weng Y，Trickey A W，et al. Can Machine Learning Methods Produce Accurate and Easy-to-use Prediction Models of 30-day Complications and Mortality After Knee or Hip Arthroplasty?［J］. Clin Orthop Relat Res，2019，477：452-460.

［75］Gowd A K，Agarwalla A，Amin N H，Romeo A A，Nicholson G P，Verma N N，Liu J N.

Construct validation of machine learning in the prediction of short-term postoperative complications following total shoulder arthroplasty[J]. J Shoulder Elbow Surg,2019,28:e410-e421

[76]Poduval M,Ghose A,Manchanda S,et al. Artificial Intelligence and Machine Learning:A New Disruptive Force in Orthopaedics[J]. Indian J Orthop,2020,54:109-122.

[77]Janssen S J,van der Heijden A S,van Dijke M,et al. 2015 Marshall Urist Young Investigator Award:Prognostication in Patients With Long Bone Metastases:Does a Boosting Algorithm Improve Survival Estimates?[J]. Clin Orthop Relat Res,2015,473:3112-3121.

[78]Fontana M A,Lyman S,Sarker G K,et al. Can Machine Learning Algorithms Predict Which Patients Will Achieve Minimally Clinically Important Differences From Total Joint Arthroplasty?[J]. Clin Orthop Relat Res,2019,477:1267-1279.

[79]Visweswaran S,Cooper G F. Patient-specific models for predicting the outcomes of patients with community acquired pneumonia[J]. AMIA Annu Symp Proc,2005,759-763.

[80]Dickey I D,Rose P S,Fuchs B,et al. Dedifferentiated chondrosarcoma:the role of chemotherapy with updated outcomes[J]. J Bone Joint Surg Am,2004,86:2412-2418.

[81]Italiano A,Mir O,Cioffi A,et al. Advanced chondrosarcomas:role of chemotherapy and survival[J]. Ann Oncol,2013,24:2916-2922.

[82]Lee F Y,Mankin H J,Fondren G,et al. Chondrosarcoma of bone:an assessment of outcome[J]. J Bone Joint Surg Am,1999,81:326-338.

[83]Benjamin S,Hopkins,Kenneth A. Weber,et al. Machine Learning for the Prediction of Cervical Spondylotic Myelopathy:A Post Hoc Pilot Study of 28 Participants[J]. World Neurosurgery,2019,127.

[84]Delen D,Sharda R. Artificial neural networks in decision support systems[M]//Handbook on Decision Support Systems 1. Berlin:Springer,2008.

[85]Shtar G,Rokach L,Shapira B,et al. Using Machine Learning to Predict Rehabilitation Outcomes in Postacute Hip Fracture Patients[J]. Archives of physical medicine and rehabilitation,2021,102(3):386-394.

[86]Grigsby J,Kooken R,Hershberger J. Simulated neural networks to predict outcomes,costs,and length of stay among orthopedic rehabilitation patients[J]. Archives of physical medicine and rehabilitation,1994,75(10):1077-1081.

[87]Lancet T. GBD 2015:from big data to meaningful change[J]. 2016.

[88]Norgeot B,Glicksberg B S,Butte AJ. A call for deep-learning healthcare. Nat Med,2019,25(1):14-15.

[89]Zhu M,Chen W,Hirdes J P,et al. The k-nearest neighbor algorithm predicted rehabilitation potential better than current clinical assessment protocolBerlin[J]. J Clin Epidemiol,2007,60(10):1015-1021.

[90]李雨,孙淑瑞,郭金磊,等. 人工智能在康复医学领域的发展应用[J]. 中国科技信息,2021(13):59-60.

[91]周媛,王宁华.康复机器人概述[J].中国康复医学杂志,2015,30(4):400-403.

[92]赵新刚,谈晓伟,张弼.柔性下肢外骨骼机器人研究进展及关键技术分析[J].机器人,2020,42(3):365-384.

[93]Wolpaw,J. R.,Birbaumer,N.,McFarland,D. et al. Brain-computer interfaces for communication and control[J]. Clin Neurophysiol, 2002,113(6):767-791.

[94]Rashid,M.,Sulaiman,N.,P P Abdul Majeed,A. etal. Current Status,Challenges,and Possible Solutions of EEG-Based Brain-Computer Interface:A Comprehensive Review[J]. Frontiers in neurorobotics,2020,14:25.

[95]Lotte,F.,Bougrain,L.,Cichocki,A.,et al. A review of classification algorithms for EEG-based brain-computer interfaces:a 10 year update[J]. J Neural Eng,2018,15(3):031005.

[96]Benabid,A. L.,Costecalde,T.,Eliseyev,A.,et al. An exoskeleton controlled by an epidural wireless brain-machine interface in a tetraplegic patient:a proof-of-concept demonstration. (1474-4465(Electronic)).

[97]Grimes, D. L., Flowers, W. C., Donath, M. Feasibility of an Active Control Scheme for Above Knee Prostheses[J]. Journal of Biomechanical Engineering,1977,99(4):215-221.

[98]Sup, F., Bohara, A., Goldfarb, M. Design and Control of a Powered Transfemoral Prosthesis[J]. 2008,27(2):263-273.

[99]Martinez-Villalpando,E. C.,Herr,H. Agonist-antagonist active knee prosthesis:a preliminary study in level-ground walking. (1938-1352(Electronic)).

[100]Simon, A. M., Hargrove Lj Fau-Lock, B. A., Lock Ba Fau-Kuiken, T. A. et al. Target Achievement Control Test:evaluating real-time myoelectric pattern-recognition control of multifunctional upper-limb prostheses. (1938-1352(Electronic)).

[101]Young, A. J., Simon, A. M., Fey, N. P. et al. Intent Recognition in a Powered Lower Limb Prosthesis Using Time History Information[J]. Annals of Biomedical Engineering,2014,42(3):631-641.

[102]Lenzi T Fau-Sensinger, J., Sensinger J Fau-Lipsey, J., Lipsey J Fau-Hargrove, L., et al. Design and preliminary testing of the RIC hybrid knee prosthesis. (2694-0604(Electronic)).

[103]Lawson,B. E.,Varol Ha Fau-Huff,A.,Huff A Fau-Erdemir,E. et al. Control of stair ascent and descent with a powered transfemoral prosthesis. (1558-0210(Electronic)).

[104]Au,S.,Berniker,M.,Herr,H. Powered ankle-foot prosthesis to assist level-ground and stair-descent gaits[J]. Neural Networks,2008,21(4):654-666.

[105]Varol, H. A., Sup, F., Goldfarb, M. Multiclass Real-Time Intent Recognition of a Powered Lower Limb Prosthesis[J]. IEEE Transactions on Biomedical Engineering,2010,57(3):542-551.

[106]Huang, H., Zhang F Fau-Hargrove, L. J., Hargrove Lj Fau-Dou, Z, et al. Continuous locomotion-mode identification for prosthetic legs based on neuromuscular-mechanical fusion. (1558-2531(Electronic)).

［107］Jarvis，H. L.，Bennett，A. N.，Twiste，M. et al. Temporal Spatial and Metabolic Measures of Walking in Highly Functional Individuals With Lower Limb Amputations. (1532-821X(Electronic)).

［108］Prahm，C. A.-O.，Vujaklija，I. A.-O.，Kayali，F. A.-O. et al. Game-Based Rehabilitation for Myoelectric Prosthesis Control. (2291-9279(Print)).

［109］Anderson，F.，Bischof，W. F. J. I. J. o. D.，Development，H［J］. Augmented reality improves myoelectric prosthesis training，2014:13(3).

［110］Prahm，C.，Kayali，F.，Sturma，A. etal. Game-Based Interventions to Encourage Patient Engagement and Performance in Prosthetic Motor Rehabilitation. (1934-1563(Electronic)).

［111］Johnson，S. S.，Mansfield，E. Prosthetic training:upper limb. (1558-1381(Electronic)).

［112］Roche，A. D.，Vujaklija，I.，Amsüss，S. etal. A Structured Rehabilitation Protocol for Improved Multifunctional Prosthetic Control:A Case Study. (1940-087X(Electronic)).

［113］Wheaton，L. A.-O. Neurorehabilitation in upper limb amputation:understanding how neurophysiological changes can affect functional rehabilitation. (1743-0003(Electronic)).

［114］Vasudevan，S.，Patel K Fau-Welle，C.，Welle，C. Rodent model for assessing the long term safety and performance of peripheral nerve recording electrodes. (1741-2552(Electronic)).

［115］Sartoretto，S. C.，Uzeda，M. J.，Miguel，F. B. et al. SHEEP AS AN EXPERIMENTAL MODEL FOR BIOMATERIAL IMPLANT EVALUATION［J］. Acta ortopedica brasileira，2016，24(5):262-266.

［116］Amft O，Lukowicz P. From backpacks to smartphones:past，present，and future of wearable computers［J］. IEEE Pervasive Comput，2009，8(3):8-13.

［117］Haghi M，Thurow K，Stoll R. Wearable Devices in Medical Internet of Things:Scientific Research and Commercially Available Devices［J］. Healthc Inform Res，2017，23(1):4-15.

［118］Guk K，Han G，Lim J，et al. Evolution of Wearable Devices with Real-Time Disease Monitoring for Personalized Healthcare［J］. Nanomaterials(Basel)，2019，9(6):813.

［119］Riener R，Lünenburger L，Jezernik S，et al. Patient-cooperative strategies for robot-aided treadmill training:first experimental results［J］. IEEE Trans Neural Syst Rehabil Eng，2005，13(3):380-394.

［120］Jezernik S，Colombo G，Keller T，et al. Robotic orthosis lokomat:a rehabilitation and research tool［J］. Neuromodulation，2003，6(2):8-15.

［121］Zhu Y，Nakamura M，Horiuchi T，et al. New wearable walking-type continuous passive motion device for postsurgery walking rehabilitation［J］. Proc Inst Mech Eng H，2013，227(7):733-745.

［122］Lee S，Kim J，Baker L，et al. Autonomous multi-joint soft exosuit with augmentation-power-based control parameter tuning reduces energy cost of loaded walking［J］. J Neuroeng Rehabil，2018，15(1):66.

［123］Lee S I，Park E，Huang A，et al. Objectively quantifying walking ability in degenerative spinal disorder patients using sensor equipped smart shoes[J]. Med Eng Phys,2016,38(5):442-449.

[124]Bini S A,Shah R F,Bendich I,et al. Machine Learning Algorithms Can Use Wearable Sensor Data to Accurately Predict Six-Week Patient-Reported Outcome Scores Following Joint Replacement in a Prospective Trial[J]. J Arthroplasty,2019,34(10):2242-2247.

[125]Godfrey A. Wearables for independent living in older adults:Gait and falls[J]. Maturitas,2017,100:16-26.

[126]Jung S,Hong S,Kim J,Lee S,et al. Wearable Fall Detector using Integrated Sensors and Energy Devices.[J] Sci Rep,2015,5:17081.

[127]Khurana M,Walia S,Noohu M M. Study on the Effectiveness of Virtual Reality Game-Based Training on Balance and Functional Performance in Individuals with Paraplegia[J]. Top Spinal Cord Inj Rehabil,2017,23(3):263-270.

[128]Gaffurini P,Bissolotti L,Calza S,et al. Energy metabolism during activity-promoting video games practice in subjects with spinal cord injury:evidences for health promotion[J]. Eur J Phys Rehabil Med,2013,49(1):23-29.

[129]Villiger M,Bohli D,Kiper D,et al. Virtual reality-augmented neurorehabilitation improves motor function and reduces neuropathic pain in patients with incomplete spinal cord injury[J]. Neurorehabil Neural Repair,2013,27(8):675-683.

[130]Pekyavas NO,Ergun N. Comparison of virtual reality exergaming and home exercise programs in patients with subacromial impingement syndrome and scapular dyskinesis:Short term effect[J]. Acta Orthop Traumatol Turc,2017,51(3):238-242.

[131]de la Iglesia D H,Mendes A S,González G V,et al. Connected Elbow Exoskeleton System for Rehabilitation Training Based on Virtual Reality and Context-Aware[J]. Sensors(Basel),2020,20(3):858.

[132]胡小林,马红梅. 可用语音控制的多功能医用护理床的设计[J]. 医疗卫生装备,2015,36(6):25-28.

[133]张菁,徐家华,施莉,等. 人工智能技术在护理领域的应用现状与发展趋势[J]. 第二军医大学学报,2018,39(8):939-940.

[134]朱图陵. 康复工程与辅助技术的基本概念与展望[J]. 中国康复理论与实践,2017,23(11):1330-1335.

[135]樊瑜波. 康复工程研究与康复辅具创新[J]. 科技导报,2019,37(22):6-7.

[136]Fasoli, S. E., H. I. Krebs,et al. Robotic therapy for chronic motor impairments after stroke:Follow-up results[J]. Arch Phys Med Rehabil,2004,85(7):1106-1111.

[137]Lo, A. C., P. D. Guarino,L. G. Richards,et al. Robot-assisted therapy for long-term upper-limb impairment after stroke[J]. N Engl J Med,2010,362(19):1772-1783.

[138]Volpe, B. T., H. I. Krebs,et al. Robot training enhanced motor outcome in patients with stroke maintained over 3 years[J]. Neurology,1999,53(8):1874-1876.

[139]van Kammen, K., A. M. Boonstra, L. H. van der Woude, et al. The combined effects of guidance force, bodyweight support and gait speed on muscle activity during able-bodied walking in the Lokomat[J]. Clin Biomech(Bristol, Avon), 2016, 36:65-73.

[140]Bishop, L., M. Khan, D. Martelli, et al. Exploration of Two Training Paradigms Using Forced Induced Weight Shifting With the Tethered Pelvic Assist Device to Reduce Asymmetry in Individuals After Stroke: Case Reports[J]. Am J Phys Med Rehabil, 2017, 96(10 Suppl 1):S135-S140.

[141]Peters, H. T., S. J. Page and A. Persch. Giving Them a Hand: Wearing a Myoelectric Elbow-Wrist-Hand Orthosis Reduces Upper Extremity Impairment in Chronic Stroke[J]. Arch Phys Med Rehabil, 2017, 98(9):1821-1827.

[142]Meeker, C., S. Park, L. Bishop, et al. EMG pattern classification to control a hand orthosis for functional grasp assistance after stroke[J]. IEEE Int Conf Rehabil Robot, 2017:1203-1210.

[143]Rus, D., M. T. Tolley. Design, fabrication and control of soft robots[J]. Nature, 2015, 521(7553):467-475.

[144]Weber, L. M., J. Stein. The use of robots in stroke rehabilitation: A narrative review[J]. NeuroRehabilitation, 2018, 43(1):99-110.

[145]F. R. Finley, R. W. Wirta. Myocoder studies of multiple myopotential response. Archives of Physical Medicine and Rehabilitation, 1967, 11(48):598-601.

[146]陈志青, 章悦, 王哲禄, 等. 表面肌电信号模式识别在康复工程中的研究[J]. 电子技术与软件工程, 2020(5):74-75.

[147]Urh Filip, Holobar Ales. Automatic Identification of Individual Motor Unit Firing Accuracy From High-Density Surface Electromyograms[J]. IEEE Trans Neural Syst Rehabil Eng, 2020, 28:419-426.

[148]Gijsberts A, Bohra R, Sierra González D, et al. Stable myoelectric control of a hand prosthesis using non-linear incremental learning[J]. Front Neurorobot, 2014, 8:8.

[149]刘作军, 许长寿, 陈玲玲, 等. 智能假肢膝关节的研发要点及其研究进展综述[J]. 包装工程, 2021, 42(10):54-63.

[150]高越. 美国脑机接口技术研究及应用进展[J]. 信息通信技术与政策, 2020(12):75-80.

[151]Musk Elon, Neuralink, An Integrated Brain-Machine Interface Platform With Thousands of Channels[J]. J Med Internet Res, 2019, 21:e16194.

[152]Kuiken T A, Li G, Lock B A, et al. Targeted muscle reinnervation for real-time myoelectric control of multifunction artificial arms[J]. JAMA, 2009, 301(6):619-628.

[153]Wattanasiri Panipat, Tangpornprasert Pairat, Virulsri Chanyaphan. Design of Multi-Grip Patterns Prosthetic Hand With Single Actuator[J]. IEEE Trans Neural Syst Rehabil Eng, 2018, 26:1188-1198.

[154]章浩伟, 徐晓丽, 刘颖, 等. 一种多自由度踝关节假肢的设计[J]. 生物医学工程学进展, 2021, 42(3):138-140.

[155]杨冰,刘新妹,邱靖超.智能轮椅自主避障安全出行系统的设计[J].国外电子测量技术,2021,40(4):99-104.

[156]Rabhi Yassine,Mrabet Makrem,Fnaiech Farhat. Intelligent Control Wheelchair Using a New Visual Joystick[J]. J Healthc Eng,2018,2018:6083565.

[157]Mougharbel,R. El-Hajj,H. Ghamlouch,et al. Comparative study on different adaptation approaches concerning a sip and puff controller for a powered wheelchair[J]. in 2013 Science and Information Conference,2013:597-603.

[158]H. A. Lamti,M. M. Ben Khelifa,P. Gorce,et al. Brain and gaze-controlled wheelchair[J]. ComputerMethods in Biomechanics and Biomedical Engineering,2013,16(1):128-129.

[159]肖蕊,张颖. 智能轮椅的研究与探索[J].科技创新与应用,2021(10):51-53.

[160]李智筠,范烺. 中国康复医疗行业发展趋势研究[J]. 管理观察,2019(31):172-173.

[161]魏嵩,高峰,刘俊,等. 脊髓损伤后居家康复的研究进展[J]. 中国康复理论与实践,2021,27(2):177-181.

[162]Topp R,Woolley S,Hornyak J,et al. The effect of dynamic versus isometric resistance training on pain and functioning among adults with osteoarthritis of the knee[J]. Arch Phys Med Rehabil,2002,83(9):1187-1195.

[163]Stevens J E,Mizner R L,Snyder-Mackler L. Quadriceps strength and volitional activation before and after total knee arthroplasty for osteoarthritis[J]. J Orthop Res,2003,21(5):775-779.

[164]Ide J,Maeda S,Yamaga M,et al. Shoulder-strengthening exercise with an orthosis for multidirectional shoulder instability:quantitative evaluation of rotational shoulder strength before and after the exercise program[J]. J Shoulder Elbow Surg,2003,12(4):342-345.

[165]Dong S,Lu K Q,Sun J Q,et al. Smart Rehabilitation Devices:Part I-Force Tracking Control[J]. J Intell Mater Syst Struct,2006,17(6):543-552.

[166]Dong S,Lu K Q,Sun J Q,Rudolph K. Smart Rehabilitation Devices:Part II-Adaptive Motion Control[J]. J Intell Mater Syst Struct,2006,17(7):555-561.

[167]Ma H,Zhong C,Chen B,et al. User-Adaptive Assistance of Assistive Knee Braces for Gait Rehabilitation[J]. IEEE Trans Neural Syst Rehabil Eng,2018,26(10):1994-2005.

[168]Cao Z,Hidalgo G,Simon T,et al. OpenPose:Realtime Multi-Person 2D Pose Estimation Using Part Affinity Fields[J]. IEEE Trans Pattern Anal Mach Intell,2021,43(1):172-186.

[169]Takeda I,Yamada A,Onodera H. Artificial Intelligence-Assisted motion capture for medical applications:a comparative study between markerless and passive marker motion capture[J]. Comput Methods Biomech Biomed Engin,2021,24(8):864-873.

[170]刘亚楠,孔祥勇,芮迎递,等. "康栈"智能康复服务平台设计及应用[J]. 生物医学工程学进展,2020,41(4):191-195.

[171]Engels A,Reber K C,Lindlbauer I,et al. Osteoporotic hip fracture prediction from risk factors available in administrative claims data-A machine learning approach[J]. PLoS One,2020,15(5):e0232969.

第 5 章

AI 应用于
骨科临床
的现状

第一节　AI机器人辅助手术技术在关节外科中的应用

近年来,计算机技术和机器人引导的外科手术已经广泛应用于骨科,这为开发AI在下肢关节置换术中的应用提供了一个平台。AI在关节外科有许多应用方向,包括关节翻修前假体位置的正确识别、关节置换术前测量诊断、术前手术规划、术后康复、术后步态分析,以及通过算法预测髋关节术后脱位发生风险,预测膝关节置换术后并发症等。骨科手术中的机器人主要有两种分类系统:直接或间接机器人系统和自主或边界控制分类系统。直接机器人系统是一种将骨切割成计算机预先设计好的形状的机器人;间接机器人系统则基本上是指手术导航系统,便于放置截骨模具,并在手术过程中显示肢体和手术器械的3D可视化图像。自主或主动机器人的动作不需要人类的控制,而边界控制或半主动机器人需要人类的手来移动机器人进行切割截骨,但不会在指定的边界外进行切割。在本节中,我们将以直接边界控制型机器人系统在下肢关节置换术中的应用为切入点,介绍AI机器人辅助手术技术在关节外科的应用。

一、传统置换手术的问题

人工髋、膝关节置换术经过了数十年的发展历程,目前关节置换手术的目的已经从缓解疼痛转变成了改善患者的生活质量。尽管全膝关节置换术在许多方面都取得了成功,但骨科医生始终很难实现最佳的假体力线。关节置换术后的力线不当可能导致较差的结果和较低的假体生存率。目前,实现冠状位假体力线对齐最常用的方法是使用股骨髓内和胫骨髓外定位器。即便熟练使用这种方法,外科医生也不一定能达到最佳力线,反而会发生一些力线异常的情况。

接受关节置换术的患者有一系列与他们的年龄和术前活动水平相关的期望;不能满足这些期望,加上术前疼痛和术后并发症,都是患者不满意的可能的危险因素。以全髋关节置换术(THA)为例,假体选择不合适会导致一系列的术中和术后的并发症,包括下肢长度不等、关节脱位、假体周围骨折、感染松动、应力异常等。

据估计,多达19%的接受全膝关节置换术的患者对结果不满意。随访时间从3个月到5年的时间段内,Beswick等发现7%~23%的患者在全髋关节置换术后感到疼痛,10%~34%的患者在全膝关节置换术后感到疼痛。他们还注意到,即使在报道患者对关节置换术满意的研究中,9%的患者在全髋关节置换术后仍会出现不满意的疼痛结果,约20%的患者在全膝关节置换术后出现不满意的疼痛结果。和患者结果一样,关节置换术的最终缺点是需要翻修。随着病前功能的恢复,减轻疼痛是关节置换术的一个目标。关节置换术的翻修增加了医疗系统的负担,同时也产生了巨大的成本,根据复杂性和适应证,翻修全膝关节置换术的成本为10 893~21 937英镑(约为人民币90 090~181 430元)。因此,有临床案例显示,AI机器人技术可以最大限度地提高初次关节置换术的效果。AI机器人技术声称可以改善初次关节置换术的效果,如果他们对翻修率的预测正确,可以在2年内收回安装的初始成本。

二、AI机器人辅助手术

AI机器人手术自1985年首次应用以来一直在发展,现在骨科医生可以使用AI机器人辅助髋膝关节置换手术技术,这种技术可能是目前关节置换手术缺陷的解决方案。AI机器人辅助手术能够帮助外科医生将术前手术计划转化成术中实时操作,并拥有极高的手术准确性和精准性。

AI机器人技术在关节置换术中的主要目的是在手术过程中精确重现外科医生的术前计划。在关节置换术中,计算机导航和机器人辅助手术已经成为减少人工骨切除误差和提高假体定位精度的辅助手段。计算机导航系统能够在手术期间提供患者解剖和膝关节运动学的实时屏幕信息。患者膝关节的骨性解剖图可以通过术前CT(基于图像的导航)或术中膝关节通用模型的骨性解剖标志的定位(非基于图像的导航)获得。计算机导航系统为患者提供了特定的解剖数据,并推荐骨切除和最佳假体位置。同时,计算机系统并不主动地控制或抑制外科医生的操作功能。AI机器人辅助手术使用计算机软件将解剖信息转换为虚拟的患者特定的膝关节3D重建,外科医生用它来计算最佳的骨切除和关节假体的位置。术中机器人设备有助于执行这种术前患者特定的计划,具有高水平的准确性。

AI机器人技术还有其他一些潜在的优势。机器人具有通过术中反馈创建术前计划并在手术中准确执行的能力,这可以减少假体组件放置的差异。这种优势对于经验不足的外科医生也同样奏效,就像在骨模型中进行单髁膝关节置换术所展示的一样。与传统方法相比,初级外科医生在机器人辅助下能够更准确地放置关节假体。

图 5-1 显示了基于 CT 的 AI 机器人辅助全髋关节置换术的术前规划（Mako，Stryker，Mahwah NJ）。这个过程允许精确规划偏心距和旋转中心，然后可以在术中使用机械臂精确复制术前规划。

通过对膝关节置换术患者大量数据的积累和处理，AI 可以提供有用的生物力学数据，帮助医生更好地制订针对患者的手术计划并预测术后结果。机器学习也属于 AI 的范畴，它描述的是能够处理大量复杂数据并指导和预测输出的计算机系统。无监督学习过程使用新输入的数据来预测模式，例如使用记录的假体失效数据来预测未来的失败率。AI 机器人技术为评估和记录患者个性化的膝关节生物力学、组件位置、功能结果和假体存活率提供了新方法。AI 可用于选择理想的患者进行手术，为单间室膝关节置换术和全膝关节置换术创建了患者特定的手术计划，预测临床结果和假体存活率，并识别可能出现高风险并发症的患者。

机械臂交互矫形系统是唯一提供机器人技术用于髋关节、全膝关节和单间室膝关节置换术的 AI 机器人系统。术前 CT 用于创建术前规划的计算机辅助设计模型，具有视觉、触觉和音频反馈的机械臂有助于在立体定向边界内执行计划的骨切除。Mako 于 2015 年获得美国食品和药物管理局批准，目前全球有超过 1000 名活跃的外科医生使用 Mako。到目前为止，已完成 83 000 例髋关节和膝关节的 Mako 手术，Mako 占过去 8 年单间室膝关节置换术市场份额的 20%。

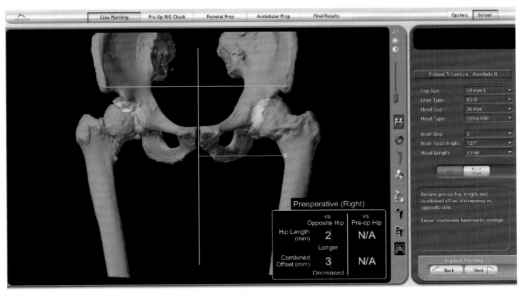

图 5-1　基于 CT 的 AI 机器人辅助全髋关节置换术的术前规划。

三、MAKO机器人手术的操作过程

（一）全髋关节置换术的手术操作

1.导入患者的术前CT数据，制订术前计划（图5-2）。

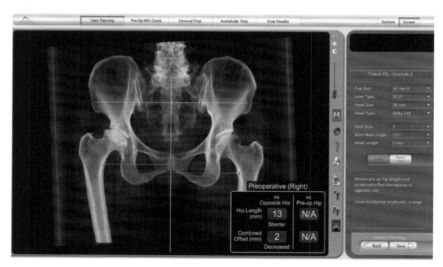

图5-2 患者术前CT数据导入AI机器人系统。

2.于髂前上棘上方安装骨盆参考架，逐层切开，置入标记钉（图5-3）。

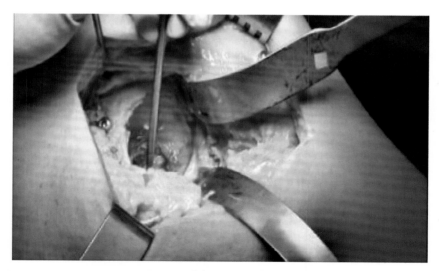

图5-3 标记钉的植入过程。

3.脱位后于小粗隆上方1cm平面做股骨颈截骨，并做周围软组织松解。

4.髋臼的注册匹配(图 5-4)。

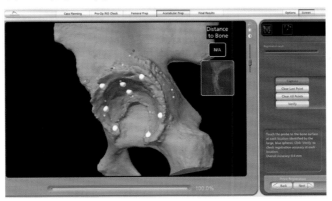

图 5-4　髋臼的注册匹配过程。

5.按照术前计划,机械臂用髋臼锉磨锉髋臼(图 5-5)。

A

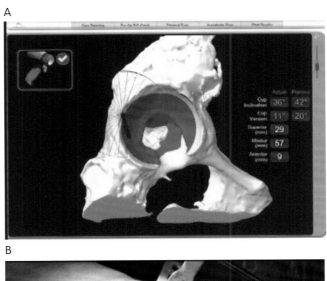

B

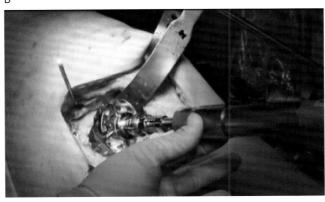

图 5-5　磨锉髋臼的手术过程。(A)磨挫髋臼的术前规划;(B)机械臂用髋臼锉进行手术。

6.植入髋臼杯(图5-6)。

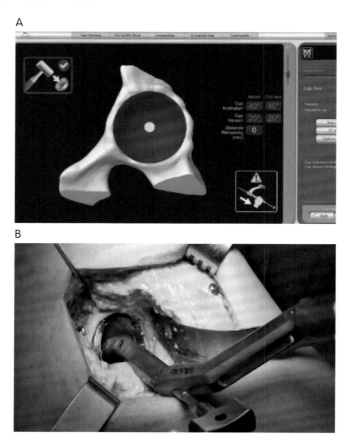

图5-6　髋臼杯的植入手术。(A)髋臼杯植入的术前规划;(B)髋臼植入的手术操作。

7.股骨髓腔锉扩至合适大小,装入相应型号的股骨柄假体(图5-7)。

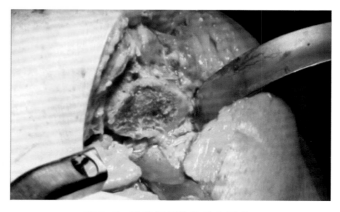

图5-7　股骨柄假体的植入手术。

8.复位后的精准测量(图 5-8)。

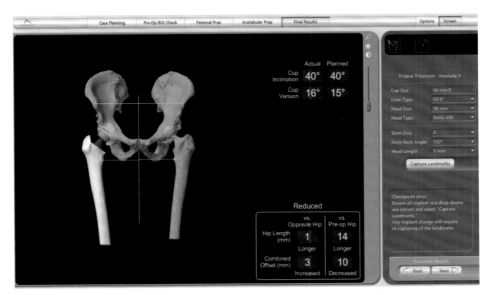

图 5-8　复位后再一次精准测量假体位置和双侧下肢长度。

(二)全膝关节置换术的手术操作

1.导入患者的术前 CT 数据,制订术前计划(图 5-9)。

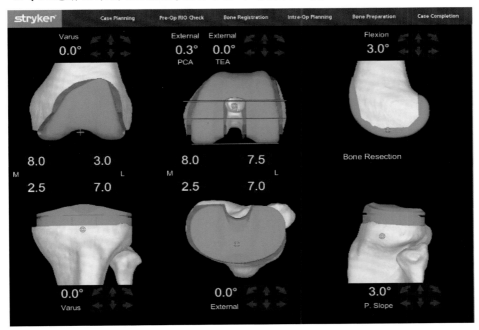

图 5-9　制订全膝关节置换术的术前计划。

2.安装参考架(图5-10)。

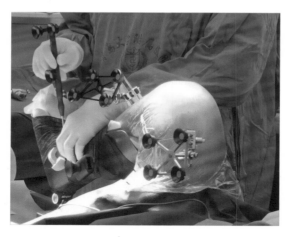

图5-10　参考架的安装过程。

3.骨骼注册匹配(图5-11)。

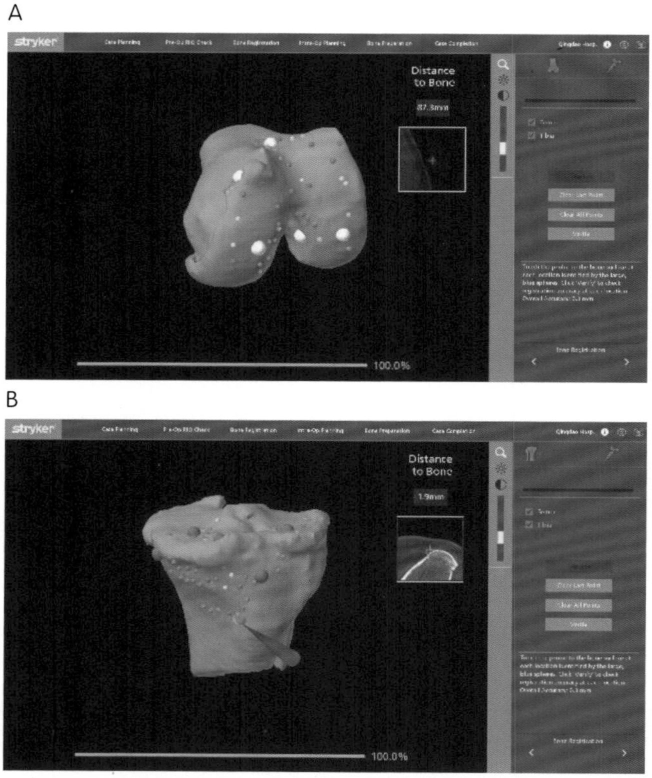

A

B

图5-11　骨骼注册匹配的过程。

4.术中实时（动态）评估患者的韧带张力、屈曲（伸展）间隙，调整下肢长度（图5-12）。

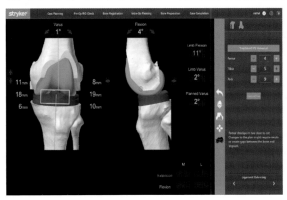

图5-12　患者膝关节的实时（动态）评估。

5.机械臂辅助截骨（图5-13）。

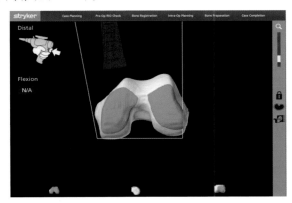

图5-13　机器人引导下机械臂（摆缩）辅助截骨。

6.试模复位和力学评估（图5-14）。

A

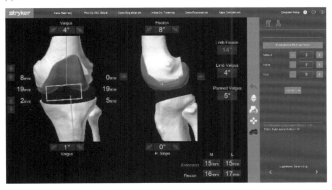

图5-14　假体试模复位并进行伸屈间隙测量（待续）。

B

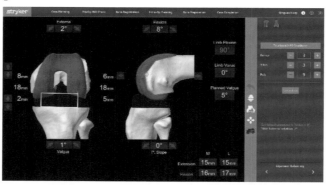

图5-14 假体试模复位并进行伸屈间隙测量(续)。

7.假体植入(图5-15)。

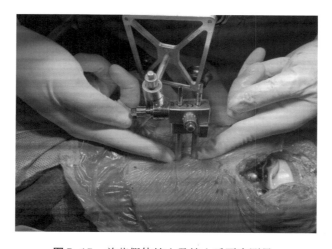

图5-15 关节假体植入及植入后再次测量。

(三)典型案例分析

1.病例1

(1)患者信息。膝关节置换(陈某,女,74岁)。

(2)主诉。右膝关节疼痛4年。

(3)现病史。患者4年前无明显诱因出现右膝关节疼痛,疼痛呈间歇性,长时间站立及行走后加重,休息后缓解,不伴绞索,无头痛、头晕,无恶心、呕吐,无发热、寒战、午后低热、胸部束带感,无胸闷、憋气、腹痛、腹胀等不适。目前,患者疼痛症状加重,为进一步治疗来到医院就诊,经检查门诊以"膝关节退行性病变"收入医院。患者自患病以来神志清楚,精神状态好,饮食、睡眠好,大小便无明显异常,体重无明显减轻。

(4)专科查体。患者跛行入病房,膝关节皮肤色泽正常,无皮下淤血,无静脉怒张,无窦道,皮温正常;右膝关节内外侧间隙压痛;右侧膝关节浮髌试验(+);足背动脉可触及,皮肤感觉正常。右膝髋关节的活动范围:0°~130°。右侧前后抽屉试验(−),Lachman 试验(−),侧方应力试验(−),右膝髌骨研磨试验(+),右膝胫股研磨试验(+)。双膝伸膝肌力Ⅳ级,双侧屈膝肌力Ⅳ级。其余肢体未见明显异常。

(5)诊断。右侧膝关节退行性病变。相关的术前(图 5-16)、术中(图 5-17)及术后影像(图 5-18)如下文所示。

2. 病例 2

(1)患者信息。髋关节置换(李某,女,68 岁)。

(2)主诉。左髋关节疼痛半年。

(3)现病史。患者半年前无明显诱因出现左髋关节疼痛,呈间歇性,长时间站立及行走后加重,休息后缓解,无头痛、头晕,无恶心、呕吐,无发热、寒战、午后低热、胸部束带感,无胸闷、憋气、腹痛、腹胀等不适,现患者疼痛症状加重,为进一步治疗遂来医院就诊,经检查门诊以“左侧股骨头缺血性坏死”收入医院。患者自患病以来神志

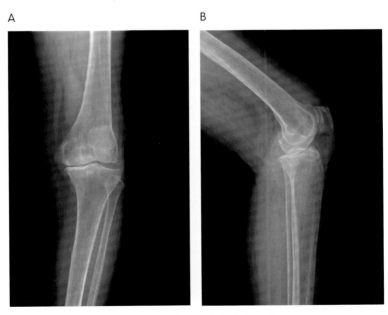

图 5-16　病例 1 患者的术前影像。

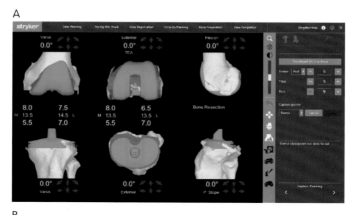

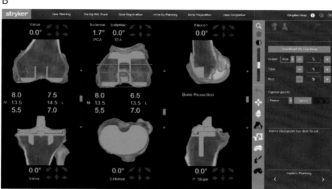

图5-17 病例1患者的术中影像。

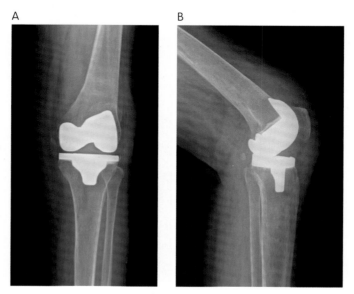

图5-18 病例1患者术后影像。

清楚,精神状态好,饮食、睡眠好,大小便无明显异常,体重无明显减轻。

(4)专科查体。患者跛行入病房,左髋关节皮肤色泽正常,无皮下淤血,无静脉怒张,无窦道,无瘢痕,皮温正常;髋关节外侧压痛(−),足背动脉可触及,皮肤感觉正常。左髋髋关节的活动范围:前屈90°,后伸10°,外展40°,内收10°,外旋20°,内旋20°。4字试验(+),托马斯试验(+)。右下肢肌力Ⅳ级,左下肢肌力Ⅳ级。其余肢体未见明显异常。髋关节 Harris 评分31分。

(5)诊断。左侧股骨头缺血性坏死。相关的术前(图5-19)、术中(图5-20)及术后影像(图5-21)如下文所示。

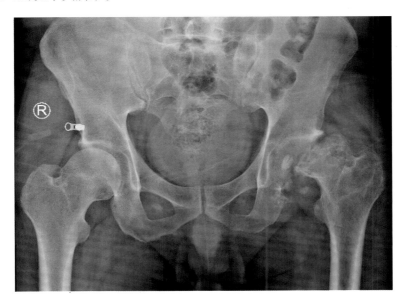

图5-19　病例2患者的术前影像。

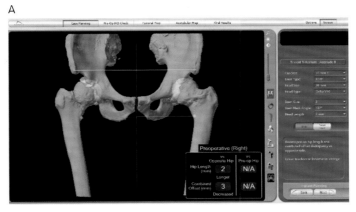

图5-20　病例2患者的术中影像(待续)。

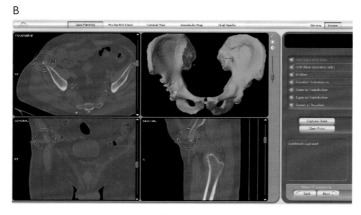

图5-20　病例2患者的术中影像(续)。

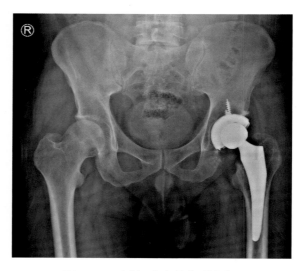

图5-21　病例2患者的术后影像。

四、AI机器人技术辅助下肢关节置换术的现状

(一)疗效对比

Song等进行了双侧全膝关节置换术,其中一个膝关节采用机器人辅助植入,另一个采用传统方法。手术后,12例患者选择机器人辅助全膝关节置换术,6例患者选择传统下肢置换术。27个机器人辅助全膝关节置换术的平衡屈伸间隙相一致,而传统下肢置换术为23个,平均机械轴分别为9.1°和10.9°。在一项中期随访中(最少随访3年),AI机器人辅助人工膝关节置换术后的临床结果与常规人工膝关节置换术组相

当,术后活动、西安大略麦克马斯特大学骨关节炎指数量表和美国特种外科医院膝关节评分都没有差异。结果显示,机器人组没有机械轴异常值(>±3°离中立位),而传统组为 24%,且屈伸间隙平衡率较高。尽管机器人辅助全膝关节置换术的手术时间比常规手术长 25 分钟,但这与感染等并发症的增加无关,并会导致术后血流量减少。

Kayani 等通过分析胫骨和股骨切割后的术中照片,比较了传统全膝关节置换术与 AI 机器人全膝关节置换术的骨和软组织损伤。作者的结论是,与标准的基于夹具的全膝关节置换术相比,AI 机器人全膝关节置换术与减少骨和软组织损伤有关。目前尚不清楚与传统全膝关节置换术相比,AI 机器人辅助全膝关节置换术对软组织包膜保存的改善将如何转化为长期功能结果评分和假体存活率。一项比较 AI 机器人全膝关节置换术的前瞻性随机对照试验显示,在至少 10 年的随访中,常规全膝关节置换术(n=975)和常规全膝关节置换术(n=990)在功能预后评分、无菌性松动、并发症和总生存率方面没有发现任何差异。然而,这是一项使用机器人设备的单中心研究,无法量化软组织张力。在某些 AI 机器人系统中,一个关键特征是能够在术中动态评估软组织张力以帮助保持软组织平衡。

在安全范围内实现平衡的屈伸间隙、等量的内外侧软组织张力和肢体力线是影响全膝关节置换术后功能结果和假体存活率的重要控制变量。AI 机器人技术使这些技术目标能够以高水平的精度和准确性实现,这是传统全膝关节置换术的手持力线导向器和手动振荡锯无法实现的。在全膝关节置换术中,有 4 种在主要原则上需要考虑的力线类型,包括:解剖力线、机械力线、生物力学力线和功能力线。其中功能力线是指使用 AI 机器人技术操纵骨切割和微调植入假体的位置,以实现屈伸间隙平衡及内外侧软组织张力的平衡,并在关节周围软组织的引导下恢复患者的天然肢体力线。传统关节置换手术的一个不足是外科医生间的差异和结果质量的差异,外科医生的经验缺乏精确的可重复性,而且大多数手术都有一个相对陡峭的学习曲线。Rees 等表明,外科医生前 10 次单室膝关节置换术的结果明显比随后的 10 次差。

在一项前瞻性研究中,Honl 等比较了 AI 机器人辅助全髋关节置换术与传统人工置换术,发现 AI 机器人置换术后的肢体长度等长性和内翻-外翻股骨柄的方向明显更好。AI 机器人组也显示了更好的临床结果,在 6 个月和 12 个月时的 Mayo 髋关节评分更好,12 个月时的 Harris 髋关节评分更好。然而,在 24 个月时,机器人组和传统组的得分没有差异,这使得很难得出 AI 机器人手术具有长期随访优势的结论。

（二）并发症情况

最新一代的AI机器人的使用并没有显示出高并发症率，但一些作者报告了早期系统的并发症，包括：浅表伤口感染、髌韧带断裂、髌骨脱位、髁上骨折、髌骨骨折。

一些研究报道了术中转为常规传统关节置换技术的情况。Chun等报道了100例机器人辅助髋关节和膝关节置换术，其中22例由于在手术过程中遇到严重障碍而过早放弃。在AI机器人辅助全膝关节置换术中，两个最常见的放弃原因是髌骨肌腱断裂和反复的注册登记失败。AI机器人辅助手术中转变为传统手术意味着时间和金钱的损失，以及需要手动在机器人手术操作后留下的区域继续进行手术，这些造成了转变后手术的难度随之提升。

在75例机器人辅助无骨水泥全髋关节置换术中，有2例由于术中技术问题而放弃该手术，转而采用手动方法。Honl等也报道了AI机器人辅助全髋关节置换术中出现的严重并发症，机器人组的61例患者中有8例需要进行翻修手术，而78例接受传统关节置换术的患者没有进行翻修手术。

在对传统膝关节置换术与AI机器人辅助人工膝关节置换术的比较中，Park和Lee报道了机器人置换组具有比较高的并发症发生率（32例中有6例），包括在早期患者中出现浅表感染、髌骨脱位、髌腱断裂、术后髁上骨折和腓骨损伤等，而这种差异在学习曲线结束后不再明显。对于单间室膝关节置换术，AI机器人辅助手术的学习曲线平均为13例，在此期间患者没有额外的风险。

一些报道显示机器人手术有增加手术时间的趋势，但是Kayani等的研究显示这种差异并没有统计学差异。如果在尸体标本上进行充分的培训，既往拥有电子计算机导航关节置换术经验的医生可明显缩短手术时间和减少并发症。

AI机器人辅助单髁人工膝关节置换术旨在通过更准确的关节假体物定位和最佳的软组织平衡来改善功能结果和存活率，达到或超过全髁关节置换术。之前的研究报告表明，40%~60%的传统单髁人工膝关节置换术患者的关节假体物力线与术前计划相差>2°。最近的一项传统单髁人工膝关节置换术分析报告显示，术后5年生存率为95%，10年生存率为90%。关于AI机器人辅助单髁人工膝关节置换术结果的功能数据相对较少。然而，早期结果似乎与传统单髁人工膝关节置换术大体相似。但是，有报道称AI机器人辅助单髁人工膝关节置换术的早期假体生存率有所提高。因此，与单间室关节病变的全髁关节置换术相比，单髁人工膝关节置换术在不增加翻修风险的情况下可以潜在地为患者带来功能上的益处。

五、AI机器人技术辅助下肢关节置换术的未来展望

AI机器人技术已经开始在髋关节和膝关节置换术领域确立自己的地位,并在假体关节定位的准确性、可重复性和在经验不足的医生群体中相对容易使用等方面提供了一些切实的优势。几个单中心的临床试验显示,机器人手术在易用性、手术时间、减少返修率、提高成本效益和患者结果等方面具有优势。多中心研究和不同健康医疗模型的长期临床结果有待观察。尽管如此,在过去的十年里AI机器人技术辅助髋关节和膝关节置换术已经取得了快速进展,这项技术很可能会一直存在下去。

简化机器人系统以减少手术时间和术中并发症的发展仍在继续。机器人系统提供的额外的手术计划和手术台上的反馈将在理解膝关节平衡或恢复髋关节旋转中心发挥关键作用。这可能会进一步提高我们对髋关节或膝关节置换术最佳位置的认识。

外科医生们采用这项新技术的关键一步将是在外科医生和手术室工作人员使用器械时更加注意人体工程学。多年来发展起来的关于复制关节生物力学的外科工作流程可能会发生一些变化,"机器人辅助恢复及修正力线"的关节置换术可能会在未来流行。随着技术的进步,外科器械、牵开器及辅助设备将会发生改良和角色改变(图5-22)。

(于腾波 赵夏)

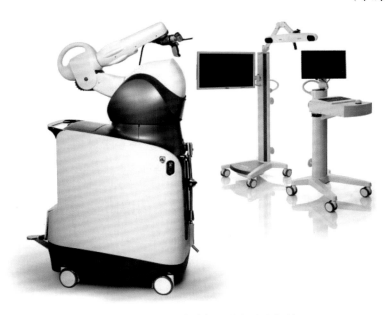

图5-22 MAKO骨科手术机器人组成部件。

第二节　脊柱机器人技术在
脊柱外科中的临床应用

一、脊柱手术机器人的历史发展及背景

Mazor Robotics 公司成立于 2000 年,主要从事 Spineassist、Renaissance 和 Mazor X 等骨科手术机器人的开发、生产、销售。Mazor X 是 Renaissance 的升级产品,Mazor X 自 2016 年上市销售以来,累计实现销售 248 台,于 2018 年 12 月被美敦力收购。Mazor XTM Stealth 将 Mazor 采集的机器人引导系统技术与 Medtronic 的 StealthStationTM 手术导航技术相结合。

MEDTECH 公司成立于 2002 年,主要从事脑部手术机器人 ROSA Brain 和脊柱微创手术机器人 ROSA Spine 的开发、生产和销售,于 2016 年 7 月被捷迈邦美公司收购。ROSA Knee 主要用于全膝关节置换手术,ROSA ONE 于 2019 年 12 月获得 NMPA 认证,可应用于脑外科和脊柱外科手术。

Globus Medical 公司于 2003 年 3 月在美国特拉华州注册成立,致力于开发能够促进肌肉骨骼疾病患者康复的产品。Excelsius GPS 机器人适用于脊柱微创手术,配合导航系统使用。Excelsius GPS 机器人具有 3 大功能:多功能机器人导航、成像多功能性和独特的实时信息。

北京天智航医疗科技股份有限公司成立于 2010 年,主要从事骨科手术导航定位机器人的研发、生产、销售。其主要产品是天玑骨科手术机器人,三代骨科手术导航定位机器人"GD-A""GD-2000/GD-S"和"TiRobot"。

二、Mazor 脊柱机器人系统的组成及术前评估

Mazor Renaissance 脊柱机器人系统由主机、手术器械、定位器 3 大部分组成。

Renaissance 主机是一个主控制台,外科医生可以控制 Renaissance 系统的操作,配备了一个控制面板、多点触屏监视器,后连接面板及存储隔层(放置 Renaissance 图像适配器及 RBT 自检附件)。Renaissance 主机有 3 个主要部件:处理装置(计算系统)、控

制装置(操作系统)、RBT 设备(定位系统),如图 5-23 所示。

A

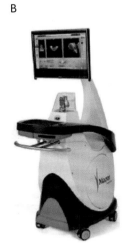

B

C

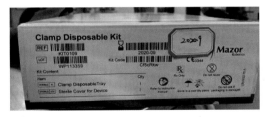
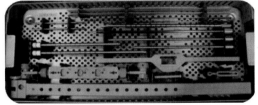

图 5-23 Renaissance 的主要部件。(A)RBT 设备;(B)主机;(C)手术器械。

三、Mazor 机器人的手术适应证

Mazor Renaissance 脊柱机器人在脊柱外科手术中用于外科手术器械或植入物的精确定位,可做开放手术,也可做经皮手术。该设备适用于脊柱螺钉或钻头的插入手术,外科医生执行手术时,钻头及其轨道的位置由 Renaissance 系统引导。RBT 设备可用于开放或微创的外科手术。为了进行完整的脊柱手术,外科医生有多种方法,以及多个附件和工具,可供选择,根据手术需要进行搭配,将 RBT 设备安装至患者身体执行手术。需要将 RBT 设备安装至患者身体上的载体为平台搭建,Renaissance 脊柱机器人有 4 种平台可供选择(图 5-24)。

(一)夹具平台

夹具平台适用于短节段或侧弯矫形的开放手术,夹子直接夹在患者剥离出的棘突根部。

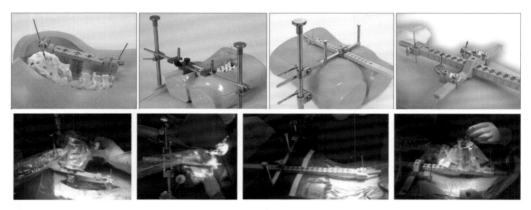

图5-24　Renaissance脊柱机器人的4种平台。

(二)多功能床边轨平台

多功能床边轨平台适用于七个节段以内的复杂手术,如:皮质骨螺钉的置入;关节突螺钉的置入;骶髂螺钉的置入等。

(三)床边轨平台

床边轨平台适用于单节段手术。

(四)T型工具

T型工具适用于微创手术。

四、Renaissance脊椎机器人的手术操作过程

(一)Renaissance脊柱机器人的手术操作

1.将患者的术前3DCT数据导入Renaissance软件,制订术前计划(图5-25)。

2.根据手术方式选择搭建的平台工具、基础器械及一次性定位器。

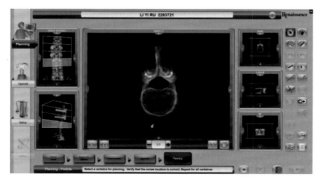

图5-25　制订Renaissance脊柱机器人的术前计划。

3. 启动主机,执行启动程序,完成RBT设备自检及C臂校准(图5-26)。

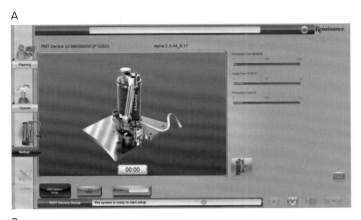

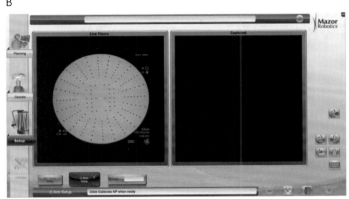

图5-26　RBT的设备自检及C臂校准。

4. 将RBT设备套入无菌套,搭建所制订的平台。

5. 安装3D Marker,正、斜位透视两次,并将数据传至Renaissance主机,进行匹配(图5-27)。

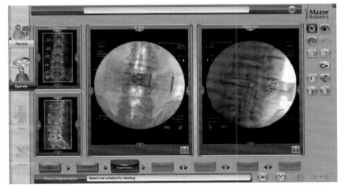

图5-27　3D Marker正斜位透视数据值至Renaissance主机。

6. 匹配成功后,参考精准度(精准度范围是0.7mm),执行RBT设备(图5-28)。

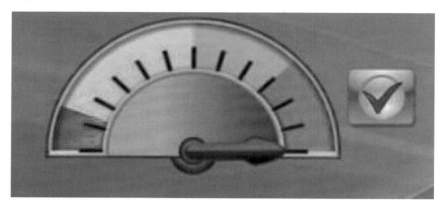

图5-28 匹配完成后,机器人工作站以颜色区域表示的精准程度及其解释。

7. 根据要求搭配使用基础器械,执行术前设计的钉道(图5-29)。

8. 手术结束,拆除RBT设备无菌套,放回Renaissance主机位置。

(二)典型案例分析

1. 病例1

(1)患者信息。上胸椎T5骨折T4-T6经皮椎弓根固定(范帅,男,34岁)。

(2)主诉。摔伤致背部疼痛1小时。

(3)专科检查。腰椎生理弯曲减退,棘突及棘突旁压痛叩痛,腰椎活动度受限,腰椎前屈、后伸及旋转活动受限。躯干及四肢无明显痛觉减退症状,马鞍区皮肤感觉无

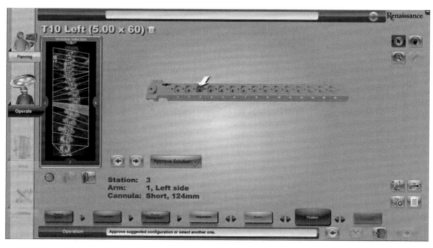

图5-29 根据指示将RBT固定于相应平台站点,搭配使用指定的基础器械,执行术前设计的钉道。

明显减退。左上肢伸肘、屈肘肌力Ⅴ级,左手握持力Ⅴ级,右上肢伸肘、屈肘肌力Ⅴ级,右手握持力Ⅴ级,左下肢伸髋、伸膝、踝跖屈、踝背伸踇背伸肌力Ⅴ级,左下肢屈髋、屈膝肌力Ⅴ级,右下肢伸髋、伸膝、踝跖屈、踝背伸踇背伸肌力Ⅴ级,右下肢屈髋、屈膝肌力Ⅴ级。左侧肱二头肌肌腱反射(++),右侧肱二头肌肌腱反射(++),左侧肱三头肌肌腱反射(++),右侧肱三头肌肌腱反射(++),双侧桡骨膜反射(++),双侧下肢膝反射(++),双侧跟腱反射(++),双侧Hoffmann征(−),双侧Babinski征(−)。左侧S逻辑回归70°(−),右侧S逻辑回归70°(−)。

　　诊断:胸椎压缩性骨折,相关的术前影像(图5-30)、术前计划(图5-31)、术中匹配(图5-32)、术中影像(图5-33)、术中照片(图5-34)、术后影像(图5-35),如下文所示。

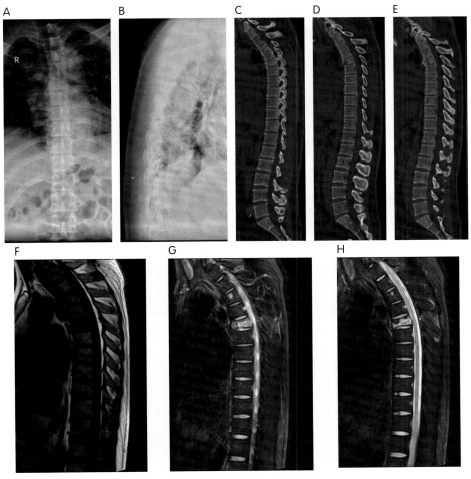

图5-30　病例1患者的术前影像。

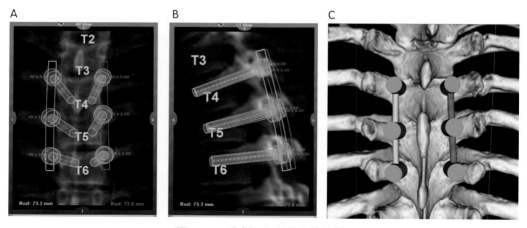

图 5-31　病例 1 患者的术前计划。

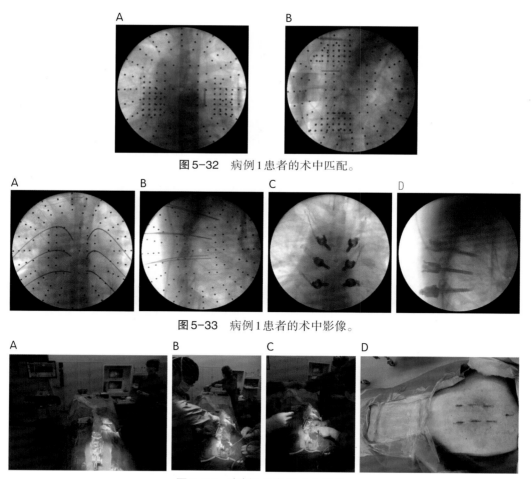

图 5-32　病例 1 患者的术中匹配。

图 5-33　病例 1 患者的术中影像。

图 5-34　病例 1 患者的术中照片。

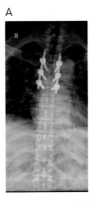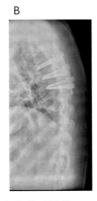

图5-35　病例1患者的术后影像。

2.**病例2**

(1)患者信息。腰椎滑脱OLIF后,L2-L5经皮椎弓根固定(李召兰,女,65岁)。

(2)主诉。腰痛伴双下肢疼痛3年。

(3)现病史。患者于3年前无明显诱因出现腰痛伴双下肢疼痛,双下肢疼痛主要位于双侧臀部、大腿后方、小腿后方,伴双足麻木及间歇性跛行,无步态不稳及踩棉花感,无双手精细动作不灵活。患者曾于当地医院口服药物、理疗、针灸等保守治疗,效果不佳,于2019年行后入路椎间孔镜下L4/5椎间盘切除术,术后腰腿痛部分减轻。近2年来患者出现颈部僵硬及左肩部疼痛,伴头晕、头痛、恶心,无耳鸣、听力减退,无双上肢放射痛、麻木。近1年来患者自觉腰痛及双下肢疼痛症状较前加重,位置同前文,间歇息跛行10米左右,伴颈肩部疼痛不适,为进一步诊疗,再次就诊,门诊以"腰椎滑脱症"收入医院。患者自发病以来,饮食睡眠减半,精神好,大小便无明显异常,体重无明显减轻。

(4)专科查体。颈椎活动受限,左颈肩部压痛、肌紧张,左肩主被动活动轻度受限。腰椎生理前凸增加,棘突及棘突旁轻压痛叩痛,腰椎活动轻度受限,有可触及阶梯感。左侧足背及双侧足底痛觉减退,于双下肢及马鞍区皮肤感觉无明显减退。双下肢肌力 V 级,双下肢伸髋、屈髋,伸膝、屈膝、踝跖屈、踝背伸蹈背伸肌力Ⅳ+级,双侧肱二头肌、肱三头肌腱反射(++),双侧膝反射(++),双侧跟腱反射(++),双侧Hoffmann征(-),左侧Babinski征(+),右侧Babinski征(-),双侧臂丛神经牵拉试验阴性,双侧S逻辑回归60°(+)。左侧4字试验(+)、右侧4字试验(-)。双下肢无水肿、静脉迂曲。双下肢末梢循环良好。

(5)诊断。相关的术前影像(图5-36)、术前计划(图5-37)、术前CT与OLIF融合后透视对比(图5-38)、术中匹配(图5-39)、术中黑片(图5-40)、术中影像(图5-41),如下所示。

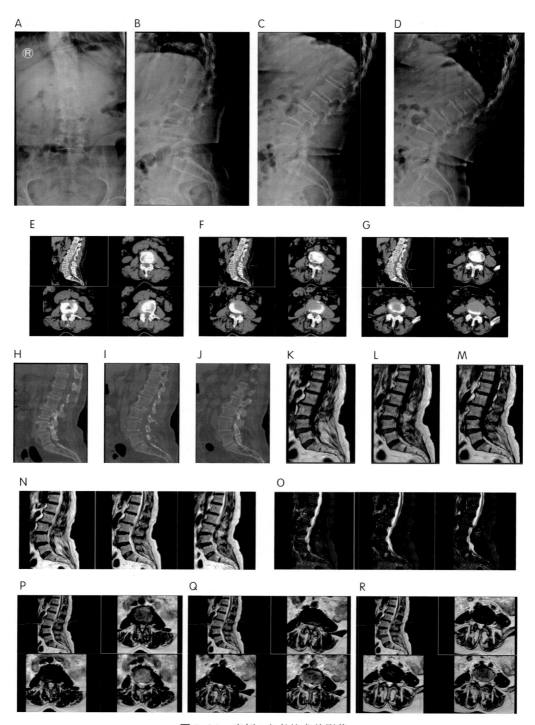

图5-36 病例2患者的术前影像。

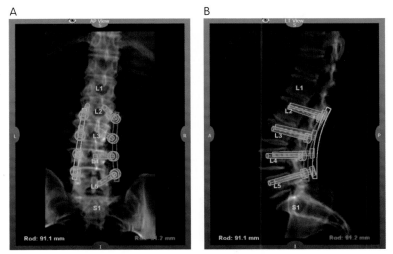

图 5-37　病例 2 患者的术前计划。

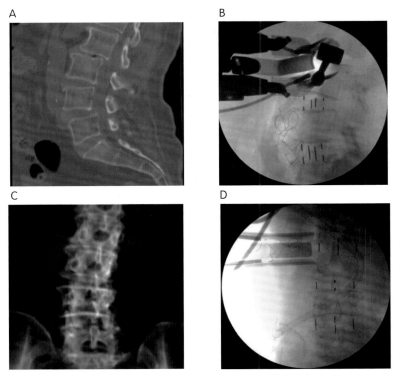

图 5-38　病例 2 患者的术前 CT 与 OLIF 融合后透视对比。

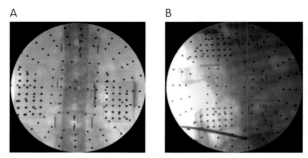

图5-39 病例2患者的术中匹配。

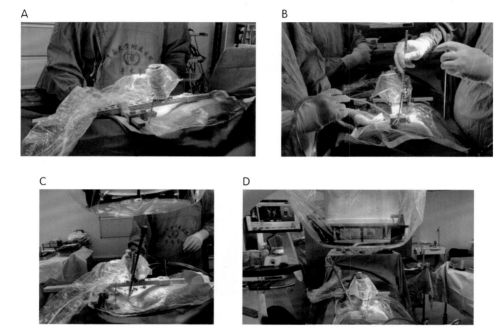

图5-40 病例2患者的术中照片。

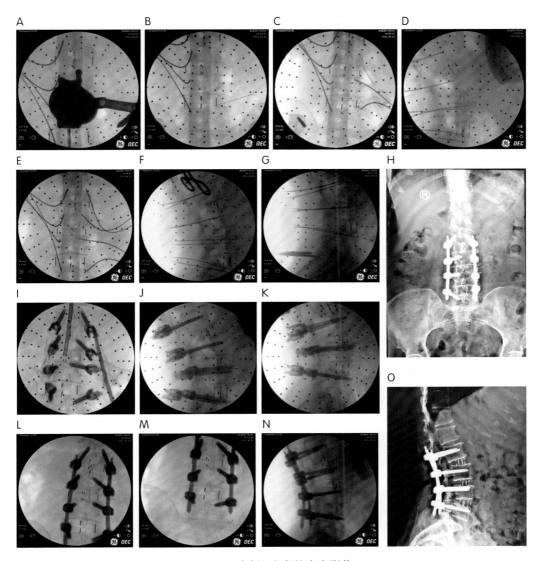

图 5-41　病例 2 患者的术中影像。

3. 病例 3

（1）患者信息。腰椎椎管狭窄，S1 螺钉断裂（由林诺，女，63 岁）。

（2）主诉。腰椎伴双下肢疼痛 8 个月，加重 3 个月。

（3）现病史。8 个月患者摔倒后出现腰痛，伴双大腿前侧疼痛，双足底麻木，持续性发作，改变体位时腰痛明显加重，久站或长时间下床活动时双下肢疼痛、麻木加重，休息后缓解，间接性跛行 100 米。近三个月来上述症状加重，无步态不稳，踩棉花感，胸部束带感、双手精细动作不灵活，无腹痛、腹胀、排尿排便困难、大小便失禁，于医院门诊就诊，行腰椎 X 线、CT 和磁共振成像，结果示腰椎术后 S1 椎体内固定器不规整。为进一步诊治来到医院，门诊以"腰椎椎管狭窄"收入院。患者自发病以来饮食睡眠好，精神好，尿频、尿急、尿痛，大便无明显异常，体重无明显减轻。

（4）专科查体。腰椎前凸增大，腰椎可见长约12cm，有手术瘢痕，腰椎活动受限，L4~S1棘突旁压痛、轻叩痛、无下肢放射，双下肢肌张力正常，双下肢诸肌肌力 V 级，右足背及双足底痛觉减退，双膝、踝反射未引出，双侧直腿抬高试验阴性，双侧股神经牵拉试验(+)，右侧4字试验(+)，左侧4字试验(-)，双下肢无水肿，静脉迂曲，双下肢末梢循环良好。

（5）诊断。相关的术前影像（图5-42）、术前计划（图5-43）、术中匹配（图5-44）、术中照片（图5-45）、术中影像（图5-46）、如下文所示。

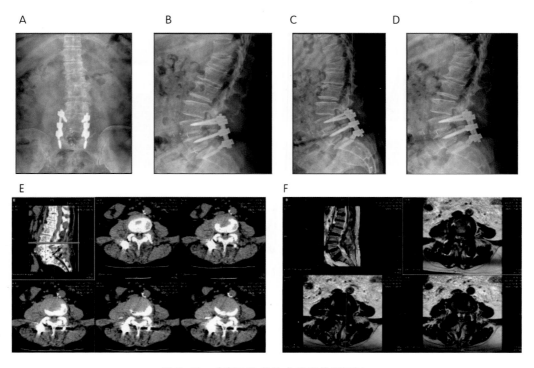

图5-42　病例3患者的术前影像（待续）。

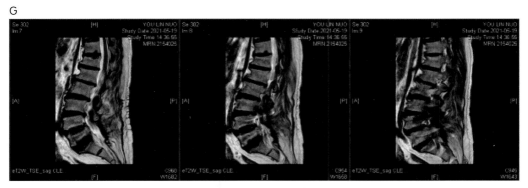

图5-42   病例3患者的术前影像(续)。

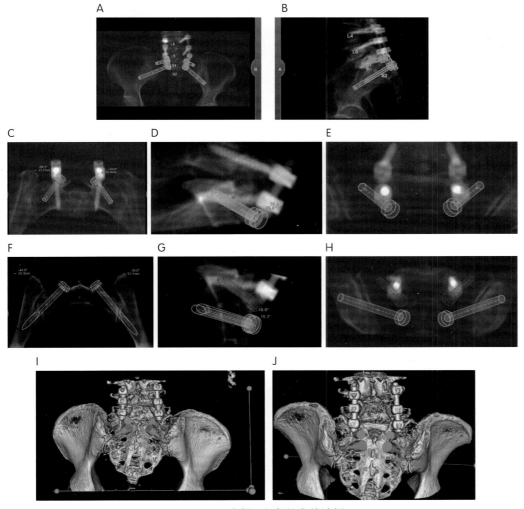

图5-43   病例3患者的术前计划。

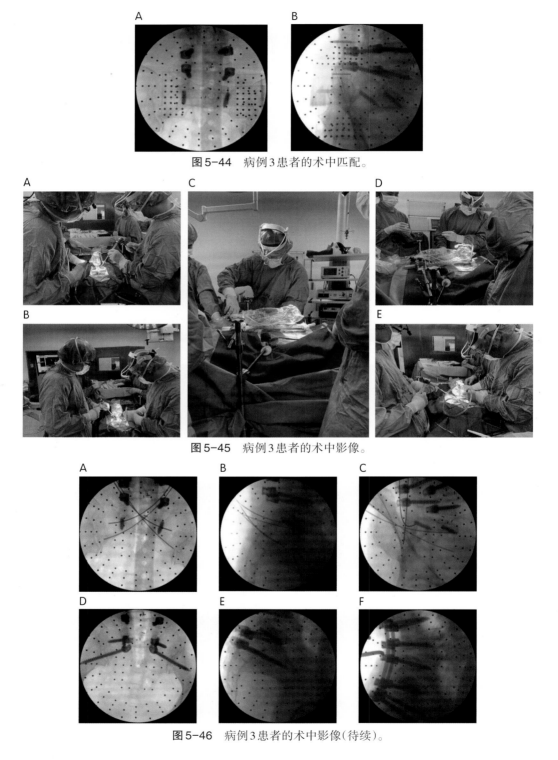

图 5-44 病例 3 患者的术中匹配。

图 5-45 病例 3 患者的术中影像。

图 5-46 病例 3 患者的术中影像(待续)。

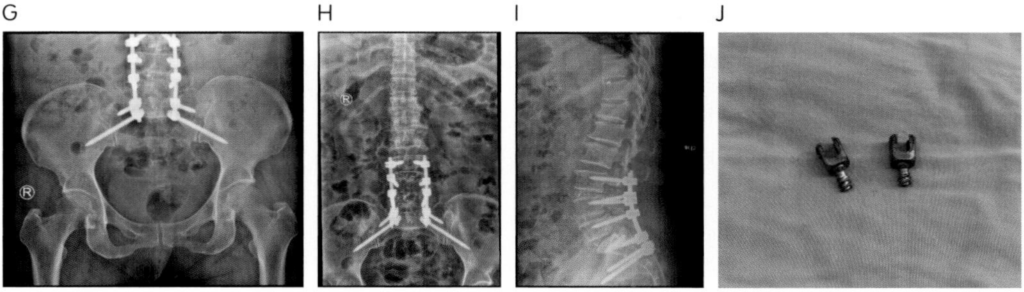

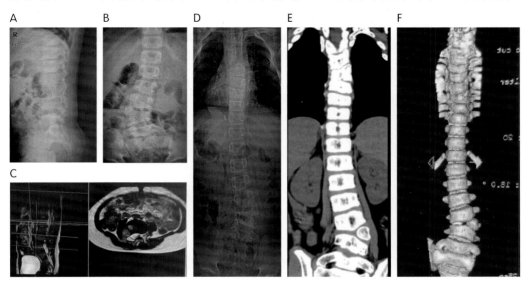

图 5-46　病例 3 患者的术中影像(续)。

4.病例

(1)患者信息。先天性脊柱侧弯+半椎体畸形,L4-5(綦振翔,男,8 岁)。

(2)主诉。因"发现脊柱畸形 5 年余"入院,一年前患儿出现间断的腰部疼痛症状。

(3)专科检查。T:36.7℃,P:93 次/分,R:20 次/分,BP:77/60mmHg。面部略歪斜且不对称,脊柱生理弯曲减小,双肩不等高,左肩高于右肩,骨盆向左倾斜,剃刀背畸形。皮肤无明显色素沉着及牛奶咖啡斑,无毛发异常及藏毛窦。右手拇指短小,仅以窄蒂与根部相连,第一指骨及掌骨似缺如,大鱼际萎缩,腰部棘突间轻压痛,无明显叩痛,全身针刺觉无明显减退,四肢肌力正常对称,双侧膝腱反射、跟腱反射(++)巴宾斯基征阴性。下肢无水肿,无静脉曲张。

(4)诊断。先天性脊柱侧弯半椎体畸形、先天性拇指发育不良(右)。相关的术前影像(图 5-47)、术前计划(图 5-48)、术中影像(图 5-49)、术中照片(图 5-50)、术后照

图 5-47　病例 4 患者的术前影像。

片(图5-51)、术前术后对比(图5-52),如下文所示。

(5)手术方式。腰椎后路L2~3椎板切除,L3半椎体切除,L2~4椎间融合,侧弯矫形,机器人辅助下L2~4椎弓根钉内固定术。

(6)手术名称。机器人辅助下脊柱侧弯半椎体畸形矫形植骨融合内固定术+半椎体切除术。

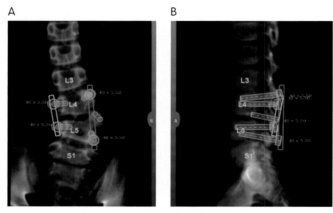

图5-48 病例4患者的术前计划。

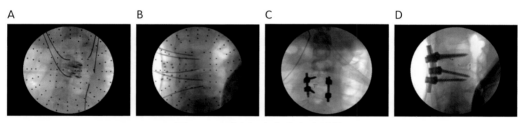

图5-49 病例4患者的术中影像。

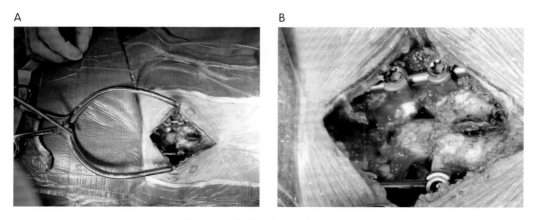

图5-50 病例4患者的术中照片。

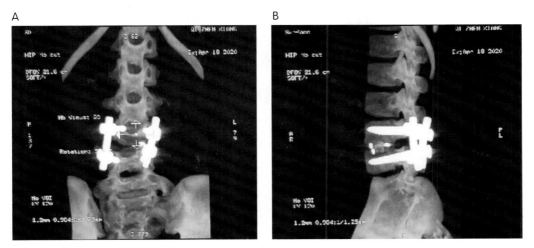

图 5-51　病例 4 患者的术后照片。

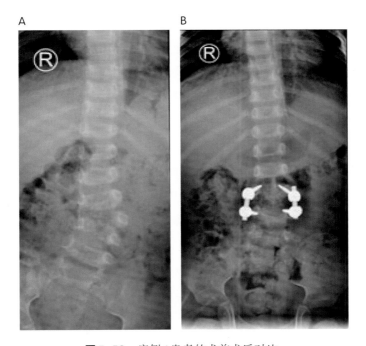

图 5-52　病例 4 患者的术前术后对比。

（周传利　马学晓　王超　王岩

许德荣　郭建伟　孙冲）

第三节 导航技术在内镜辅助腰椎融合术中的应用

一、理念与器械分析

（一）手术导航的理念、技术发展与脊柱内镜技术

从椎间孔镜技术到脊柱内镜技术的发展过程中，脊柱内镜技术凭借创伤小、恢复快、患者接受度高等优点迅速发展，逐步成为精准化、微创化治疗脊柱疾患的标志性技术。内镜下腰椎椎间融合技术作为治疗腰椎不稳性疾患的微创融合技术之一，具有出血少、组织破坏小、感染率低、术后早期下地等优点，更有受到了推崇。但其有限的镜下视野、不同于传统术式的手术思维及较长的学习曲线令众多脊柱外科医生对该技术望而却步。正确认识手术区域的解剖，结合术前影像充分理解镜下结构，准确了解内镜工具的操作步骤是施行该手术的关键，如果没有可辅助的智能设备则需要经过长时间的训练与积累。为解决这一难题，临床医生尝试了各种传统导航技术，专用于脊柱内镜的新型电磁导航系统也应运而生，它通过对影像学数据的整合可以为术者创建手术区域的2D或3D重建图，配合内镜技术可以实现深层结构可视化、工具定位靶向化、手术操作精准化，成为脊柱内镜医生的得力助手。

外科手术导航系统的历史始于1987年，德国的 Georg Schlöndor 教授利用机械式的3D定位设备作为测量工具，检测手术器械相对于人体的位置和方向，完成了第一台导航指引下的颅底手术。术中的手术器械连接到装有传感器的机械臂上，导航仪器的位置和方向显示在3个正交视图的内部，Schlöndor 团队将其定义为计算机辅助手术。后来，用于空间测量技术逐渐从机电臂转移到直接连接定位器或传感器的光学或电磁追踪系统，发展成为目前广泛应用的光学导航技术和电磁导航技术。

光学追踪技术已在临床中多个领域获得应用，一度成为手术导航的主流技术。该系统需在高空架设摄像头获取导航信息，通过摄像头识别手术器械上安装的反射球来计算和显示器械的位置与方向。光学导航技术的主要弊端在于"光路遮挡问题"，术中必须确保反射球与摄像头之间的信号传递空间通畅，这给术者带来了诸多

操作上的不便,也限制了它在许多临床场景中的应用。而且由于追踪系统只能检测反光球的位置,手术器械的工作端必须对反光球进行恒定的坐标转换,如果发生弯曲变形就会导致位置计算不准确,因此要求手术器械需为刚性且不易变形。基于以上问题,光学导航系统对于脊柱内镜这种需在人体内部追踪导丝和穿刺针等软性器械的手术,并未达到临床应用的理想水平,而使用交流电磁场追踪器械内部尖端传感器的电磁导航则更显优势。

电磁追踪技术发明于 1973 年,主要用于确定战斗机飞行员头盔的位置和方向。自 1996 年以来,电磁导航技术成为辅助手术图像引导系统的重要组成部分。1997 年,Fried 报道了基于电磁的 InstaTrak® 系统在鼻窦手术中的应用,该多中心临床研究的结果表明了电磁图像引导系统的准确性和便捷性。2003 年,电磁导航技术应用在脊柱外科椎弓根螺钉置入的图像引导中,但最初的研究成果显示对置钉准确度的提升并不显著。

2016 年以来,上海懋煜医疗器械有限公司与重庆新桥医院周跃教授团队在德国 Fiagon 电磁导航系统基础上,共同合作开发了适合脊柱内镜技术的手术导航系统——Seessys 电磁导航系统。Seessys 系统是导航在脊柱内镜手术中的首次成功应用,将 Tessys Isee 内镜系统与电磁导航结合,程序化地引导手术的整个过程,为每一个手术步骤编辑了特定的导航视角、功能及特定材质的工具。该系统解决了 Tessys Isee 系统偏移的问题,缩短了术中穿刺、置钉、置管的时间,减少了 X 线透视的次数,降低了患者和术者的辐射剂量,明显缩短了脊柱内镜手术的学习曲线,便于教学,帮助更多医生安全地开展该技术,迅速提高团队的整体水平和手术质量。

随着内镜技术的不断进步和发展,适应证推广到了颈椎和胸椎,也从单纯的椎间盘突出症推广到了椎管狭窄及腰椎不稳性疾患。内镜下腰椎椎间融合技术自 2012 年被报道以来,发展过程并不顺利,受到理念及器械等的限制,早期并发症高、手术效率低、学习曲线高等。近几年,内镜技术与理念日新月异,内镜下融合技术日趋成熟,如 ZELIF、PETLIF、Prient-LIF、Endo-TLIF、Endo-PLIF、UBE-LIF 等。无论何种内镜融合技术,初学者都面临学习曲线高、镜下结构识别困难、减压范围及椎间隙处理范围难以精准判定、经皮螺钉置入困难等问题。对于有一定经验的医生,面临多节段腰椎不稳、椎间隙严重狭窄等案例时,仍然充满了挑战。自 2019 年开始,青岛大学附属医院脊柱外科团队成功将电磁导航系统应用到了内镜下腰椎椎间融合术中,联合上海懋煜医疗器械有限公司开发了一系列导航工具,结合 Unin-Tech 的 Plus、Endo-TLIF 及

Endo-PLIF技术,将内镜下融合的每一个步骤都实现了导航化,最终使得这一技术更加成熟和安全,并系统化地得到培训和推广。

(二)电磁导航核心器械介绍

1.定位器

电磁导航的定位器(图5-53和图5-54)具有以下特点:第一,自重小,患者定位器可以固定在髂骨或手术节段同一块椎骨上,这样确保了术中信号不会"漂移"。导航系统在工作时都假定椎体与椎体之间的相对位置固定不变,然而这在实际临床中难以实现。椎体与椎体之间通过关节连接存在一定的活动度,参考架距离手术节段越远,相隔节段越多,术中"漂移"的可能性就越大。光学导航的参考架往往由于自重原因而固定在髂骨上,距离手术区域较远。第二,体积小,避免了光学导航使用中器械"打架"的问题。第三,凭借小巧的特点,如果电磁导航患者的定位器可以被固定在多个节段的棘突上,每个定位器可以显示每个节段椎骨的位置,理论上就可以为导航下实时显示多节段椎体矫形复位提供了可能性。第四,具有多孔抗旋转设计,早期单孔设计常常会发生微小的旋转而影响准确性,目前的双孔设计,置入两枚粗细不等的克氏针以后,不会出现旋转及位置移动,提高了系统稳定性。

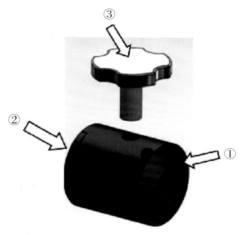

①外壳
②电缆附件
③固定螺钉

图5-53 电磁导航患者的定位器。

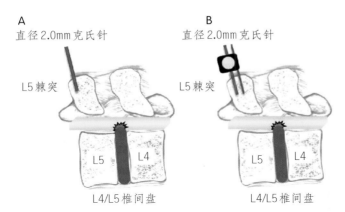

图 5-54　定位器可以通过 2 根克氏针固定在手术节段的棘突或髂嵴上：(A) 单孔设计，克氏针定位棘突；(B) 双孔定位器，用 2 根克氏针固定。

2. 磁场发生器

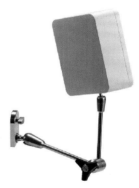

Fiagon 电磁导航所使用的磁场发生器（图 5-55）是一个尺寸为 200mm×200mm×71mm 的长方体，由一根多关节的多连杆连接于手术床的床边轨道上，多处关节可以自由旋转以确定磁场发生器摆放的最佳位置。锁死关节后可固定磁场发生器的位置。通常情况下，越靠近磁场发生器，所获得的信号越好，误差也越小。需要注意的是，最靠近磁场发生器的 50mm 范围内没有磁场，所以在使用过程中需要尽量避免将导航器械贴在磁场发生器上使用。

图 5-55　盒状磁场发生器。

3. Mapper Bridge 桥架

Mapper Bridge 桥架（图 5-56）有两个组件，一个是正位板标记物，另一个是侧位板标记物。桥架应放置在手术区域附近，尽量覆盖手术区域。侧位桥架放置时有左右之

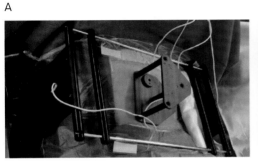
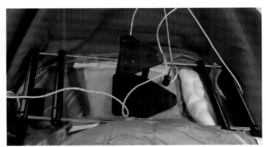

图 5-56　Mapper Bridge 桥架。

分,一侧为含有较多标记物的大板,一侧为含有较少标记物的小板。放置侧位桥架时需要注意大板对应C臂影像增强器(大头)的一侧,小板对应C臂球管(小头)的一侧。

4.校准器和导航传感器

注册完成后,将导航传感器(图5-57 B)置于穿刺针中(图5-57 C),然后将穿刺针尖端正对校准器(图5-57 A)进行识别校准,随后穿刺针及其延长轨迹将自动显示在导航屏幕上,可在正侧位透视片和CT各个视角显示穿刺针的位置。穿刺过程中穿刺针的方向和深度受到导航的实时反馈(图5-5 7D),以不同的颜色和标记提示术者方向是否有偏差,靶点图像自动显示穿刺针尖端与靶点的距离,深度超过靶点,将显示红色警报。

(三)导航技术在内镜辅助腰椎融合术中的应用

导航技术的发展为脊柱外科医生提供了更安全、准确的技术支持。研究表明,与传统定位方法相比,计算机导航技术定位可提高颈椎、胸椎及腰椎的置钉准确率,增加脊柱外科手术的安全性,减少患者及医务人员的术中辐射量,促进脊柱微创技术的发展。Grelate M 在研究中指出,传统微创手术的术中辐射量是开放手术的10~20倍,而借助导航可使辐射量降为0。马学晓团队研究发现,电磁导航辅助下腰椎 Endo-TLIF 手术的经皮螺钉位置优良率可达96%以上。在脊柱内镜辅助腰椎融合术中,电磁导航的作用体现在切口设计、经皮螺钉置入、放置工作套管、椎管减压、椎间隙处理等各个方面。

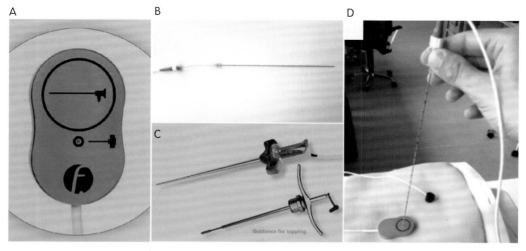

图5-57　校准器和导航传感器。(A)穿刺针对准校准器进行识别校准;(B)导航传感器;(C)穿刺针;(D)导航引导下的穿刺过程。

1.切口设计

Endo-LIF 手术可通过两个 2~2.5cm(L5-S1)或 4 个 1.5~2cm 切口完成,最初需借助术前 X 线透视标注手术节段椎弓根的大体位置,测量椎弓根间距,以此估测切口位置。然而由于腰椎生理曲度的原因,X 线透视的椎弓根投影往往与实际位置存在误差,尤其是 L5-S1 节段,术中需反复通过透视确认经皮螺钉入针点。而借助导航可清晰准确的了解皮肤穿刺点与深层骨结构的位置关系,使术者能够在最短时间内,确定最优的切口方案。

2.经皮螺钉置入

这是导航对于 Endo-LIF 手术最直接的价值体现,通过导航医生可以实现皮下穿刺针轨迹的可视化,快速确认最佳置钉点,适时调整置入螺钉的方向和角度,大大降低了经皮螺钉入的难度,提高了置钉的准确率和安全性。随后可同时借助导航确定工作套管的位置及方向,避免了再次穿刺、透视、调整等烦琐步骤。

3.减压、处理椎间隙

Endo-LIF 的镜下过程对于脊柱外科医生的临床经验、操作技术、空间想象力及解剖结构的理解都有很高的要求。镜下结构的迷失不但会延长手术时间,影响医生心态,还会增加血管神经损伤的风险。而导航可辅助辨识镜下解剖结构,术中可随时通过穿刺针识别关节突、椎板、椎间盘等重要结构,尤其对于解剖结构异常(如椎间隙塌陷严重)的患者,借助导航可快速确定狭窄的间隙位置。椎间隙处理过程中也可通过穿刺针了解处理的深度和方向,极大地提高镜下操作的效率和安全性。

总而言之,导航可以使医生在近乎直视的条件下,精准的完成脊柱内镜手术操作。内镜与导航系统的结合,可以帮助医生选择最佳的手术入路,实时显示器械与解剖结构的关系,更好的保护相邻终板。让术者在最小创伤下实现精准减压,减少并发症的发生,使手术更加安全高效。

二、典型病例分析

(一)患者病史资料

1.病例 1

(1)患者情况。张某某,女,48 岁。

(2)主诉。腰痛 6 年,右臀部疼痛 4 年,加重伴左臀部痛 1 个月。

(3)现病史。患者于 6 年前无明显诱因出现腰部疼痛,检查显示为腰 5 椎体峡部裂并前滑脱,采取保守治疗。4 年前出现晨起后右臀部疼痛,症状逐渐加重,持续时间逐渐延长。1个月前,出现左臀部放电感。

(4)专科查体。L5、S1椎体棘突叩压痛(+),可触及台阶感;双下肢皮肤感觉无异常;双下肢各肌群肌力5级;双侧膝腱反射、跟腱反射正常引出;双侧直腿抬高试验(-),双侧股神经牵拉试验(-);可触及足背动脉搏动;病理征未引出。

(二)术前影像学资料

1.X线片

腰椎正侧位及动力位X线片可见患者腰椎退行性病变,L5椎体前滑脱2度,L5/S1椎间隙塌陷变窄(图5-58)。

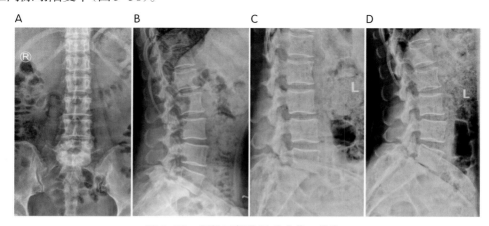

图5-58 腰椎正侧位及动力位X线片。

2.腰椎3DCT

腰椎3DCT可见L5椎体前滑脱2度,L5双侧峡部裂,L5/S1椎间隙塌陷,局部硬化反应明显(图5-59)。

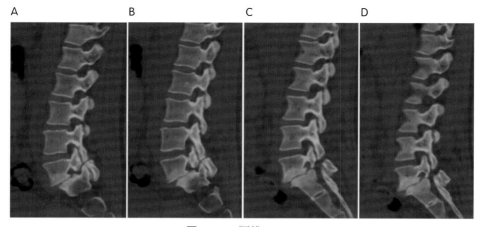

图5-59 腰椎3DCT。

(三)术中操作

1.体位摆放及初步切口设计(图5-60)。

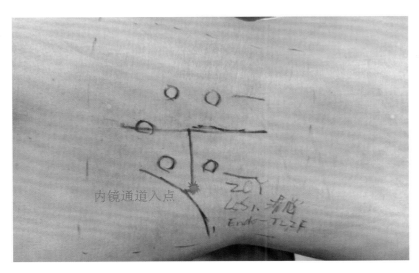

图5-60　C臂透视标准的椎弓根体表投影点,利于初步测试导航的准确性,监视导航工作的范围和实际的误差。

2.安放患者定位器(图5-61)。

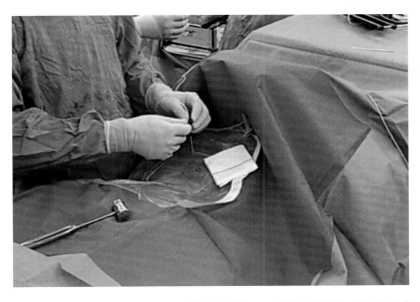

图5-61　一般情况均需将定位器放置在尾端节段的棘突上,采用双孔设计,避免出现旋转的情况。在某些情况下建议放在骶骨上,更加牢固。

3.匹配注册(图5-62)。

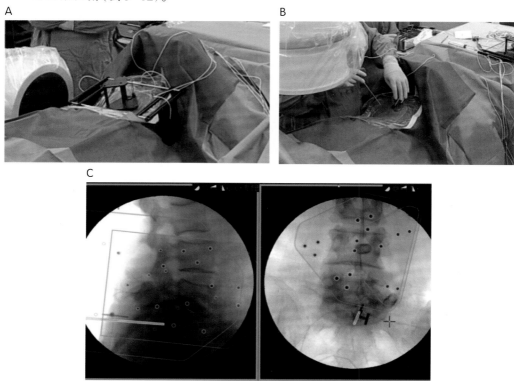

图5-62 需要将Mapper Bridge放置在责任节段的中心位置,进行正侧位透视,C臂的清晰度很重要,另外转动C臂的过程中不要使桥架移位。

4.局部应用肾上腺素(图5-63)。

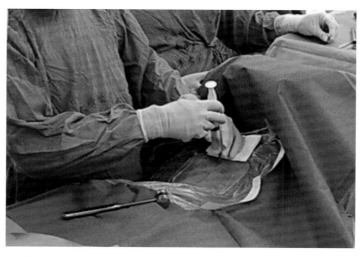

图5-63 肾上腺素(1mL/mg)加入500mL的生理盐水中,全层浸润到组织内,能够大大减少出血。

5. 导航辅助下建立经皮螺钉钉道(图 5-64)。

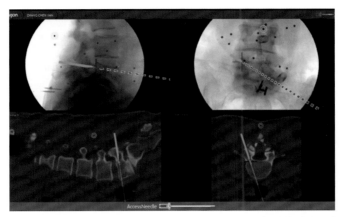

图 5-64 电磁导航辅助置钉准确性非常高,能够大大提高手术效率,减少 X 线暴露。

6. 导航辅助放置工作套管(图 5-65 和图 5-66)。

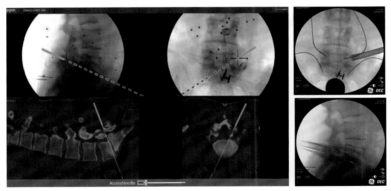

图 5-65 对于严重椎间隙狭窄并 2 度滑脱的病例,电磁导航能够精准找到峡部及关节突关节,导引工作套管放到更合理位置,尤其避免对出口神经根的损伤。

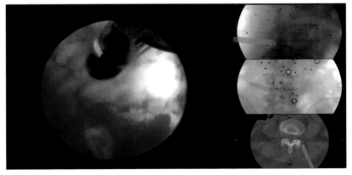

图 5-66 目前可被导航的 U 形工作套管已经在临床测试,借助导航可以将外套管放置到需要减压的任何位置,尤其适合初学者和复杂的病例。

7.导航辅助镜下减压及椎间隙处理。

早期是借助导航识别骨性结构及椎间隙,准确将环锯放置到需要减压成形的位置,通过导航识别狭窄的椎间隙(图5-67)。目前已经有了可被导航的可视化环锯和椎间隙处理工具(图5-68),这样增加了可视化程度及手术的效率和安全性(图5-69)。本例患者的重点是出口神经根减压(图5-70)。

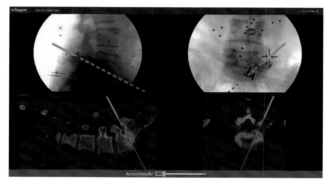

图5-67 借助导航找到狭窄的椎间隙并精准放置工作套管。

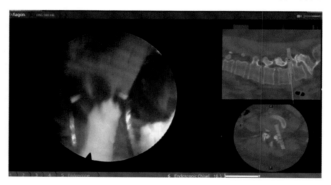

图5-68 目前可被导航的镜外方凿已经在临床测试成功,在精准处理软骨终板的同时,观察深度,可以同时对椎间隙做扇面处理,增加植骨床面积。

A B C

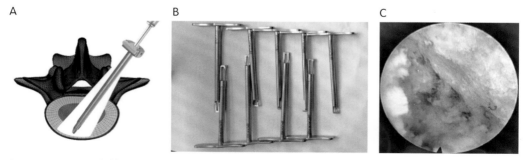

图5-69 U-T双套管设计可以直接进入椎间隙观察,镜外椎间隙处理工具(如镜外方凿、镜外铰刀、镜外偏心刮刀等)可以大大提高工作效率,直至将椎间隙处理满意。

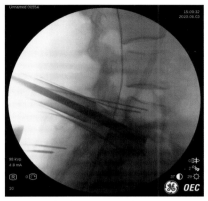

图 5-70　本例患者存在椎间隙严重狭窄,术中通过镜内骨凿和镜内倒装式 8 号铰刀处理并逐步撑开椎间隙。

8. 置入椎间融合器(图 5-71 和图 5-72)。

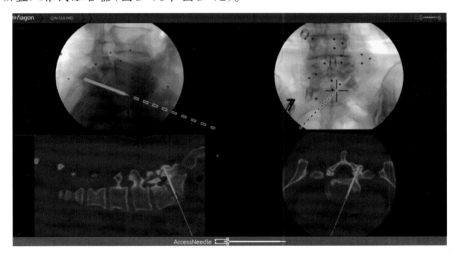

图 5-71　在放入椎间融合器前,导航可以再次确定方向、深度是否达到中线位置,减少了 C 臂透视。

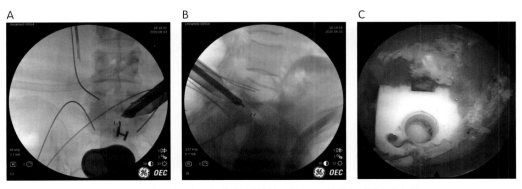

图 5-72　为了撑开并复位滑脱椎体,放入 10 号常规椎间融合器。

9. 置钉放入纵棒并关闭切口（图5-73和图5-74）。

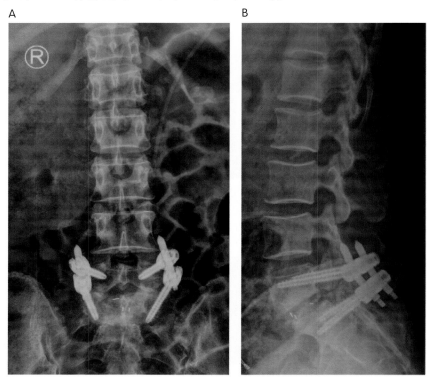

图5-73　置钉放入纵棒后滑脱椎体进一步得到复位，椎间隙撑开满意。

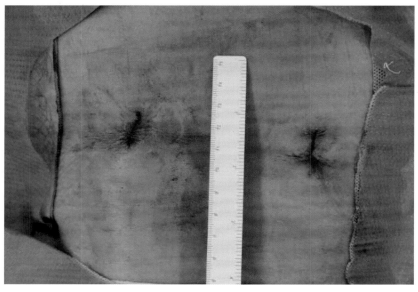

图5-74　术后两侧切口，长约1.5cm，常规不放置引流管。

（四）术后复查资料

术后复查腰椎 3D 重建 CT，显示椎间隙撑开满意、复位良好，减压充分（图 5-75）。

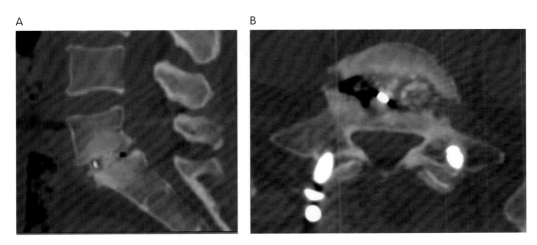

图 5-75　术后复查腰椎的 3D 重建 CT。

三、分析与点评

电磁导航在 Endo-TLIF 手术中的应用价值不仅仅体现在经皮螺钉置入上，而且包括切口设计、镜下减压、放置 cage 等多个环节。本例患者的难点在于 L5/S1 椎间隙严重塌陷，明显狭窄，常规方式在镜下寻找椎间隙的难度很高。因此，我们通过电磁导航快速精准地明确椎间隙位置，轻松解决了该问题。

肾上腺素的应用可以明显减少周围组织的出血，有效改善镜下视野的清晰度，是提高手术效率和安全性的有效手段。我们的使用方法为：1mL 肾上腺素加配到 500mL 生理盐水中，每区域浸润 10~20mL，尽量覆盖上下关节突等需成型的部位。

使用电磁导航构建经皮螺钉通道时，在电磁导航的穿刺针穿破皮质进入椎弓根后，可松开穿刺针，令其自己寻找方向，提高置钉的准确性。

电磁导航目前仍有一定的局限性，它只是一项可以利用的工具，而不可被过度依赖。导航周围不能有太多的金属物，否则会干扰电磁信号。当 cage 置入后，椎间隙被撑开，此时的解剖结构发生变化，之前的导航信息已经失真，需要重新注册配准后方可再次使用。这些问题的解决有赖于未来的进一步探索。

（马学晓　周传利）

第四节　机器人导航定位系统
在创伤骨科中的应用

一、背景

(一)股骨颈骨折

股骨颈骨折是髋部骨折中最常见的类型,发生率约占股骨近端骨折的50%。随着世界人口老龄化的加剧,股骨颈骨折的发生率逐年增加。除少数股骨颈骨折患者有明显手术禁忌证而选择保守治疗外,对于绝大多数新发的股骨颈骨折,首先考虑解剖复位,采用可靠的内固定。目前最常用的治疗方式仍为闭合复位空心螺钉内固定。有研究证实,准确的螺钉置入位置可增加股骨颈骨折内固定的稳定性,降低骨折不愈合的风险。临床上股骨颈骨折空心螺钉内固定手术主要是医生在透视监测的帮助下,凭经验徒手操作完成。由于每位医生的经验不同和手术人员操作的不稳定性,很难保证每枚螺钉置入的方向和位置达到最满意的效果。同时术中反复透视,也会对医护人员和患者造成放射性损害。

(二)计算机辅助骨科导航手术

随着近年来计算机辅助骨科导航手术技术在骨科的广泛应用,其在提高手术精确度、减少手术创伤、提高手术成功率及减少术中放射线损害等方面的显著优势,受到越来越多骨科医生的关注。国外研究报道的遥控机器人骨折自动复位系统,可完成长骨干骨折的自动复位,并引导完成股骨髓内钉近端髓腔开孔和远端锁钉的置入,显示机器人系统可达到高度精确的骨折复位,且缩短了手术操作时间,增加了手术的精准度,减少了放射线暴露时间。国内外各种骨科手术机器人系统的不断研发和功能完善,使得机器人辅助骨科手术也被越来越多的骨科医生所接受,并逐渐在临床得到推广应用。

国内公司研发的机器人导航定位系统GD-2000是基于术中X线透视影像的双平面骨科机器人系统,克服了单纯光电导航的缺点,可辅助完成股骨颈和骶髂关节空心螺钉置入、髓内钉远端锁定的微创内固定手术,更符合创伤骨科医生的临床操作习惯,具有操作简便、定位准确、手术微创、放射暴露时间少等优点。

二、病例选择

(一)纳入标准

计算机辅助骨科导航手术适合应用于闭合性股骨颈骨折患者。

(二)排除标准

年龄>65 岁且 Garden 分型为Ⅲ型或Ⅳ型的股骨颈骨折患者,存在多发伤或严重创伤的患者,无法通过牵引床进行股骨颈骨折闭合复位者,以及合并其他严重疾病而无法耐受手术者。

三、手术设备及器械

GD-2000 骨科机器人导航定位系统(北京天智航公司),C 型臂 X 线机(美国 GE 公司),骨科牵引床、专用套筒、空心钉导针(长 400mm、直径 3.0mm)和测深器(北京天智航公司),AO 7.3mm 空心钉(瑞士 DePuy Synthes 公司)。

四、机器人导航定位系统的组成

机器人导航定位系统分为工作站和定位系统两部分。工作站主要完成图像采集、手术路径规划、路径 3D 坐标计算(图 5-76A)。定位系统包括导航机器人和定位标

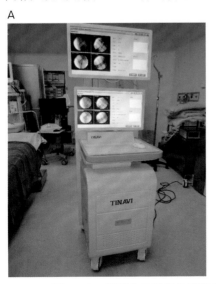
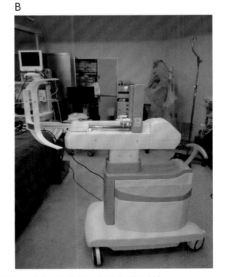

图 5-76 机器人导航定位系统的组成:(A)工作站;(B)定位系统。

尺。导航机器人是系统的执行部件,负责最终的手术路径输出,完成手术过程中的导针导向(图5-76B)。定位标尺通过其上的标记点,建立空间参考坐标系,实现图像坐标系与参考坐标系之间的转换。

五、手术过程

(一)启动系统

通过数据线连接机器人、工作站和C型臂X线机,接通电源,开启工作站,登录手术规划软件,输入患者相关信息。

(二)安装标尺

根据患者骨折的左、右侧选择与之对应的定位标尺,与机器人装配并旋紧固定。根据软件提示完成标尺校验。

(三)患者准备

采用蛛网膜下腔阻滞麻醉联合硬膜外麻醉或全身麻醉,将患者置于骨科牵引床,患肢持续牵引固定。为防止术中下肢位置移动,健侧下肢同时维持一定强度的牵引。通过手法整复及调整牵引闭合复位骨折,C型臂X线机正、侧位透视确认骨折复位满意。术野常规消毒,铺无菌手术单和专用敷巾(图5-77)。术前需将与定位系统配套的专用套筒、导针和测深尺进行消毒备用。

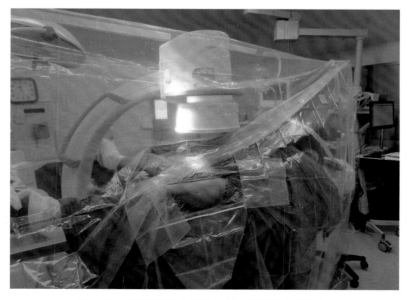

图5-77　牵引床闭合复位骨折,术野消毒并铺单。

(四)设备布局

一般将机器人工作站和 C 型臂 X 线机显示器置于健侧无菌区外并面向术者,将机器人定位系统置于患肢外侧。将手术床调节至合适高度,C 型臂 X 线机置于双下肢之间,机器人定位系统无须消毒,仅需外罩无菌保护套,标尺端朝向患者头侧,要求定位系统长轴与患肢股骨干纵轴基本平行,定位标尺正位中心孔位于股骨颈中心,侧位中心孔与股骨颈同高(图 5-78),进行正、侧位透视,要求标尺上的全部 8 个定位点在正、侧位透视野内清晰、可辨(图 5-79)。

(五)路径规划

将 C 型臂透视所得的正、侧位图像导入工作站规划软件,根据软件界面提示标记定位点。3 枚螺钉按照"倒三角形"布局完成螺钉置入位置、方向及股骨头内深度的手术规划,软件自动测算出螺钉长度参考值(图 5-80)。

A
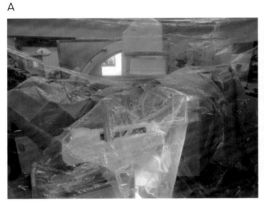
B
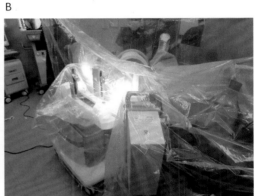

图 5-78　机器人和 C 型臂的设备布局:(A)正位;(B)侧位。

A
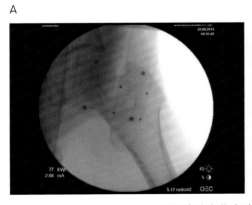
B
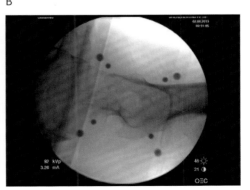

图 5-79　透视确认定位点清晰可辨:(A)正位;(B)侧位。

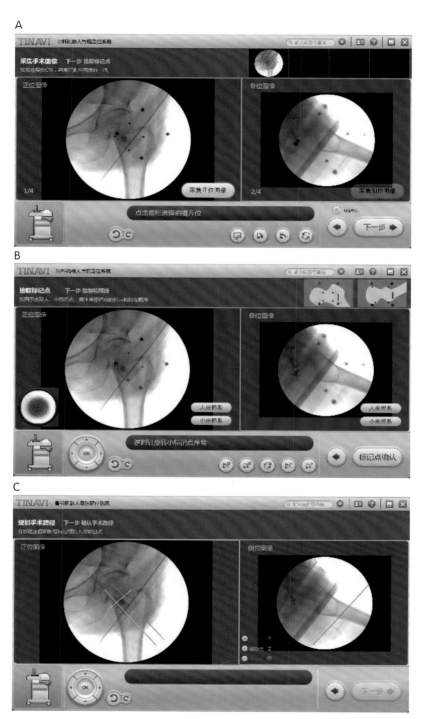

图5-80 完成螺钉路径规划。(A)采集正、侧位图像;(B)对定位点进行数字标定;(C)规划导针入点及角度;(D)规划螺钉长度及分布(待续)。

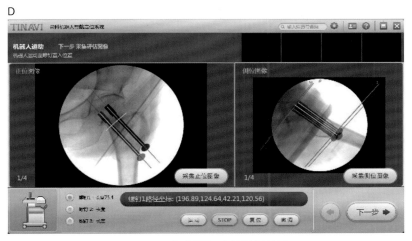

图 5-80　完成螺钉路径规划(续)。

(六)手术操作

在软件系统中选择第 1 枚导针,点击"运动"按钮,机器人机械臂运动至导针置入位置,术者将导针套筒卡入定位卡槽,沿套筒定位于术区皮肤,做长为 1cm 的小切口,钝性分离皮下组织及筋膜,插入套筒使尖端顶至股骨外侧骨面。C 型臂 X 线机正、侧位透视验证套筒位置和方向,确认位置无误后钻入导针(图 5-81)。如发现套筒位置有偏差,可通过工作站软件系统微调功能进行调整。调整时先将套筒退出皮外,在软件中点击"微调"按钮,选择微调方式(平移或带角度调整)和微调数值(每级为 1mm),

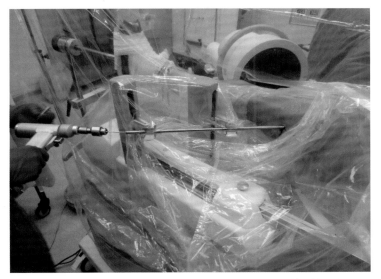

图 5-81　机器人机械臂运动到位,沿定位套筒打入第 1 枚导针。

确认后返回运动界面,点击"运动"按钮,机械臂运动至调整后的导针路径位置,再次将套筒插入皮内,透视验证套筒位置正确后再钻入导针。以软件计算长度为参考,在进针过程中以专用测深尺测量进针深度,置入完成后再次正、侧位透视验证。退出套筒,于皮外剪断导针,完成第1枚导针置入。按照同样程序依次完成第2、3枚导针置入操作。每置入1枚导针均进行正、侧位透视验证,确保导针位置无误(图5-82)。移开机器人,按照常规空心螺钉置入程序,沿导针钻孔后完成3枚空心螺钉置入。空心螺钉的置入顺序为:下方螺钉、前方螺钉、后方螺钉(图5-83)。螺钉全部置入后再次行正、侧位透视验证。冲洗缝合3处小切口,无须放置引流。

六、术后处理

术后复查骨盆正位和患髋侧位X线片,常规预防使用抗生素24h,24h后开始每天协助患者进行轻柔被动屈髋活动2~3次,并指导患者进行下肢肌力训练,患肢避免过度屈曲内收、外旋。术后2周可在床上进行主动屈髋屈膝锻炼,术后4周扶双拐下地

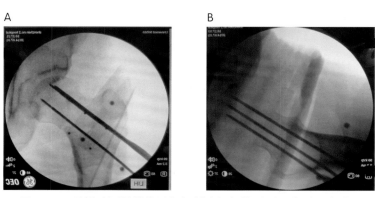

图5-82 透视验证导针位置与规划路径相符:(A)正位;(B)侧位。

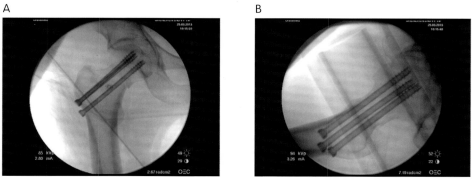

图5-83 螺钉置入后验证图像:(A)正位;(B)侧位。

免负重活动。术后每个月定期复查 X 线片,术后 3 个月如骨折线明显模糊,可在双拐保护下进行部分负重活动,术后 6 个月根据 X 线片骨折愈合情况,逐步开始完全负重活动。

七、结果

(一)术中情况

平均手术时间为 75.2±10.6min,术中实际的有创手术时间仅为 10~20min,其余主要时间花费在设备摆放和调试、图像采集及路径规划等无创过程。而透视次数为 28.5±9.8 次,术中出血量为 9.4±7.6mL,术中总钻孔次数为 4.5±9.2 次。

(二)螺钉置入位置及固定可靠性

所有患者术后 X 线片显示 3 枚空心螺钉均能达到完全平行和"倒三角形"分散排布的固定效果。在随访期内骨折均达到一期愈合,未发生伤口感染、内固定物松动、骨折再移位及股骨头缺血性坏死等并发症,这有赖于术中 3 枚空心螺钉的精确定位和可靠固定。

(三)术后恢复

平均骨折愈合时间为 5.3±2.5 个月。末次随访时平均髋关节 Harris 评分为 87.6±3.1。

八、手术方式的优缺点

(一)优点

- 设备布局简单,不影响手术室内原先的设备布局,无须考虑设备遮挡问题。
- 手术操作程序化,只需要采集 C 型臂 X 线机摄的 2D X 线图像,根据软件系统提示逐步完成路径规划和定位钻孔。
- 定位准确,术中只要严格按照程序逐步完成操作,均能完成 3 枚导针的精确定位。
- 具有纠偏功能,如发现导针的实际路径与规划路径有偏差,可以通过软件的微调功能调整机械臂角度,有效保证手术的安全性。
- 手术微创。
- 放射接触少。
- 学习曲线较短,可在较短时间内熟悉和掌握。

(二)缺点

- 设备基于正、侧位 2D 图像进行定位,如正、侧位透视不绝对标准可能对定位结果产生影响。

- 螺钉的置入路径规划仍然依靠医生凭经验在软件中完成,存在主观误差可能。
- 导向套筒过长,医生钻孔操作过程可能造成导针尖端的偏差。
- 设备购置成本相对较高,需经专人培训。

九、注意事项

- 在机器人位置锁定前,需检查保证C型臂正、侧位旋转时不与机器人发生碰撞,否则可能因机器人轻微移动而导致定位偏差。
- 整个手术过程中需保证机器人和患者肢体的位置保持不变,否则坐标的空间定位可能发生改变而导致手术失败。
- 摆放机器人时,需尽量使标尺上的定位点靠近股骨颈中心,这样可以最大限度地减小空间定位的误差,以保证定位的准确性。
- 必须保证采集的股骨颈正、侧位图像中所有定位点清晰、可辨,如定位点显示不全,可保持机器人锁定不动,通过调整C型臂的位置使所有定位点显示完全。
- 标记定位点时需注意标记数字的顺序,否则可能导致空间定位错误。
- 因机器人定位套筒较长,插入切口后需紧紧顶在骨面,并由助手协助固定,以避免打入导针时因套筒尖端滑动而导致误差。
- 每次插入套筒后,需摄正、侧位两幅X线图像,以检查验证套筒的导向路径是否与软件中的规划相符,如出现偏差,需及时进行微调,确认无误后再打入导针。

(刘建全)

第五节　机器人导航定位系统辅助经皮骶髂螺钉固定骨盆后环损伤

一、背景

(一)骨盆后环损伤

骨盆损伤多为高能量损伤,随着我国城镇化、工业化进程的加速,骨盆损伤日益多见,主要由交通事故、高处坠落及工业意外引发,其死亡率较高。Tile分型的B型及C型骨盆损伤主要涉及骨盆后环不稳,为较严重的骨盆损伤类型。骨盆后环对骨盆环的稳定性具有重要作用,如复位固定不佳常遗留疼痛、畸形和下肢功能障碍。经皮骶髂关节螺钉置入是固定后方骨盆环不稳定的可靠方法,具有固定牢固、出血少及软组织损伤小等优点。但骨盆后方结构较为复杂,不恰当的螺钉置入可能会损伤血管、腰骶神经根及造成内固定失败。因此,该技术难点在于如何准确、稳定地在"安全区"内置入螺钉。目前大多数医生使用X线机术中透视来完成骶髂关节的固定,但存在透视次数多,X线辐射量大及导针方向需进行多次调整等缺点,必须由有经验的骨科医生完成。

(二)计算机辅助骨科手术

骶髂关节螺钉固定术的危险性及置入的精确要求,使其成为计算机辅助骨科手术的最佳适应证。探索计算机辅助骨科手术在经皮骶髂螺钉内固定技术中的应用技巧十分必要,本文作者在通过骶髂关节骨盆部位模型的模拟手术,探索计算机辅助骨科手术在骶髂关节脱位、骶骨骨折空心螺钉技术中的应用技巧,并与传统透视手术方法进行比对,对机器人导航定位系统辅助经皮骶髂螺钉固定骨盆后环损伤的安全性及有效性进行评估,为该技术的临床应用提供依据及经验,从而提高临床疗效及减少副损伤。

二、评估

骨盆Tile C型损伤患者行股骨髁上牵引5~7天以纠正骶髂关节或骶骨骨折的垂直移位。完善骨盆正位、入口位、出口位X光片,骨盆CT及3D重建检查,发现骶骨形态异常病例及初步估计可用螺钉直径、长度。同时通过骨盆CT矢状位重建测量骶骨的倾斜情况,以决定出入口位C臂倾斜多少角度。为减少粪石及肠气对透视质量的影响,术前晚清洁灌肠。

三、治疗原则

OTA/AO C型损伤具有旋转和垂直不稳定,原则上以手术治疗为主,治疗应同时固定前后环,使骨盆成为闭合环形结构,使其抗变形能力大大增加,这样可以获得最大限度的骨盆稳定性。后环损伤包括骶髂关节骨折脱位或移位的骶骨骨折。对于骶髂关节骨折脱位或骶骨纵行骨折,可采用重建接骨板、空心螺钉或经骶骨棒固定。

四、手术过程

(一)启动系统

通过数据线将工作站与机器人、C型臂连接,接通电源,启动工作站,选择骶髂关节手术模块,输入患者相关信息,选择左侧或右侧的手术部位(图5-84)。

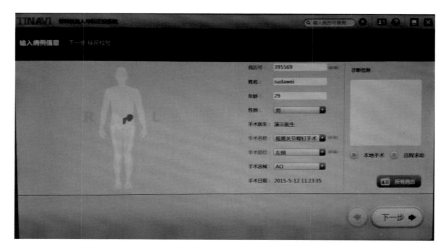

图5-84 登录工作站规划软件,完成患者信息的录入。

(二)安装标尺

根据手术部位的左、右侧选择与之对应的定位标尺,连接机器人插孔并旋紧固定(图5-85)。根据软件提示完成机器人的自检复位及标尺校验(图5-86)。

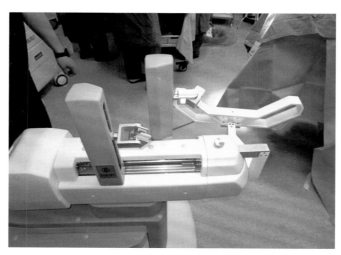

图5-85 安装标尺。

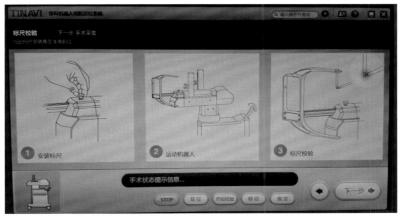

图 5-86　完成机器人的自检复位及标尺校验。

(三)患者体位及机器摆位

　　患者硬膜外麻醉或全身麻醉后平卧于骨科透视床。通过外固定架闭合复位或先行前环骨折切开复位内固定。C 型臂置于手术侧的对侧,垂直于手术床,入口位、出口位透视确认骶髂关节脱位或骶骨骨折复位满意。术野常规消毒,铺无菌手术单,机器人及 C 型臂套无菌保护罩。将手术床调节到合适高度,C 型臂可向头端及尾端倾斜 45°以便术中完成骨盆出口位、入口位透视,以及骨盆侧位的透视。机器人置于手术侧,要求标尺贴于床板下放置,与骶髂关节基本平行,定位标尺正位中心孔位于患侧骶 1 骶骨翼水平(图 5-87)。同时要求骨盆出口位、入口位至少各有一组标尺上的定位点在透视野内清晰可辨。

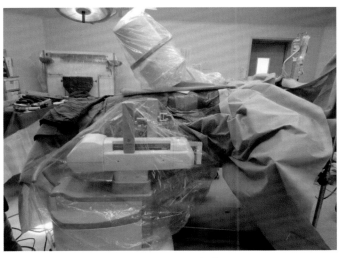

图 5-87　机器人摆位。

（四）图像采集及路径规划

C型臂采集骨盆出口位、入口位图像，导入工作站规划软件，根据软件界面提示标记定位点（图5-88）。按照提示完成骶髂螺钉置入位置、方向及深度的手术规划，软件自动测算出螺钉长度参考值（图5-89）。

（五）手术操作

在软件系统中选择第1枚导针，点击"运动"按钮，机器人机械臂运动到导针置入位置，术者安装导针套筒，沿套筒定位点，于术区皮肤做1cm左右切口，钝性分离皮下组织及筋膜，插入套筒使尖端顶至髂骨外侧骨面。C型臂透视骨盆出口位、入口位验

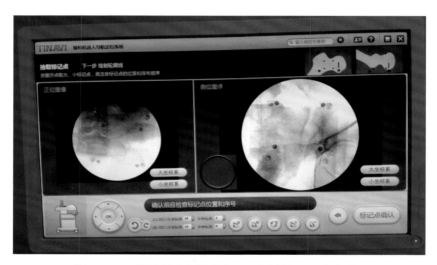

图5-88　C臂透视采集骨盆出入口位图像，标记定位点。

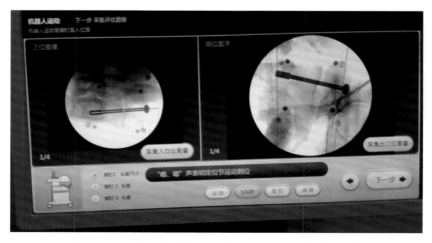

图5-89　完成骶髂螺钉置入位置、方向及深度的手术规划。

证套筒位置和方向,确认位置无误后钻入导针(图5-90)。如发现套筒位置有偏差,可通过工作站软件系统微调功能进行调整。以软件计算长度为参考,在进针过程中以专用测深尺测量进针深度,导针置入完成后再次进行骨盆出口位、入口位及标准侧位透视验证(图5-91)。退出套筒,沿导针钻孔后置入空心螺钉。螺钉全部置入后再次行骨盆出口位、入口位及标准侧位透视验证(图5-92),冲洗并缝合切口。

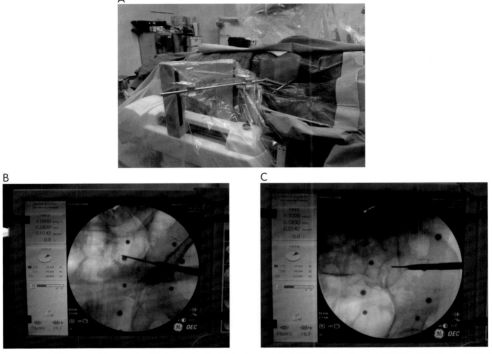

图5-90　套筒、导针的置入与位置、方向的验证。(A)置入套筒、导针;(B)C型臂透视骨盆出口位,验证导针位置和方向;(C)C型臂透视骨盆入口位,验证导针位置和方向。

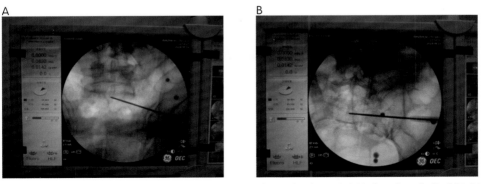

图5-91　导针置入完成后的透视验证。(A)骨盆出口位的透视验证;(B)骨盆入出口位的透视验证;(C)骨盆标准侧位的透视验证(待续)。

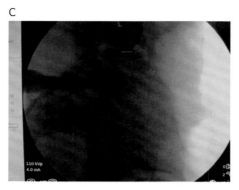

图 5-91 导针置入完成后的透视验证(续)。

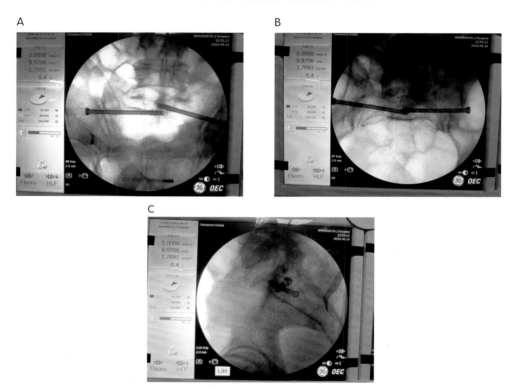

图 5-92 螺钉全部置入后的透视验证。(A)骨盆出口位的透视验证;(B)骨盆入出口位的透视验证;(C)骨盆标准侧位的透视验证。

五、术后处理

(一)检查

术后 2~3 天复查骨盆正位、入口位、出口位 X 光片,骨盆 CT 及 3D 重建。

（二）康复

术后第2天指导患者翻身,床上主动屈伸髋、膝关节及收缩双下肢肌肉;术后2~3周可坐起;术后4~6周可持双拐下地,患肢可进行不负重行走;术后6~8周开始患肢部分负重行走;术后10~12周完全负重行走。

（三）随访

术后1个月、2个月、3个月及6个月复查随诊,观察骨折愈合情况及螺钉有无松动失效。

六、结果

共完成21例患者手术,共置入27枚骶髂螺钉,全部病例均一次钻孔完成螺钉置入,每枚螺钉从机器人摆位到置入时间为18~56min,平均38.6min;透视曝光时间为12~21s,平均16.5s;切口长度1.0~1.3cm,平均1.1cm;出血量5~0mL,平均7mL;所有螺钉位置满意,无1例螺钉切出骨皮质、误入骶孔或骶管,未出现医源性血管神经损伤,无切口感染。术后随诊复查无螺钉松动失效情况。术后随访6~18个月,平均7.5个月,末次随访Majeed评分,优14例,良6例,可1例,优良率95.2%。典型病例图片见图5-93。

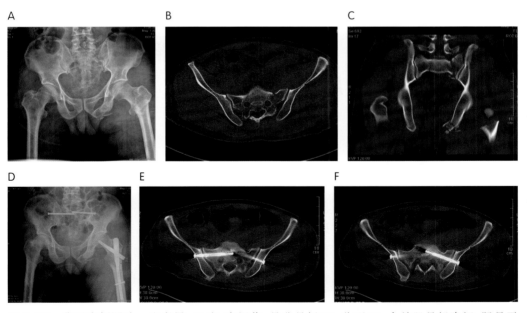

图5-93　典型病例图片。患者男,50岁,车祸伤,骨盆骨折Tile分型B3,合并股骨粗隆间、胫骨平台、跟骨骨折及创伤性胰腺炎。术前骨盆X光片(A)及CT(B、C)示双侧骶骨翼骨折、左侧耻骨上下支骨折;术后骨盆X光片(D)及CT(E、F、H、I、J、K)示双侧骶髂螺钉位置良好(待续)。

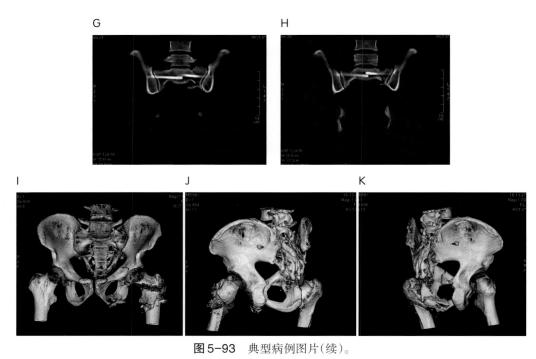

图 5-93 典型病例图片(续)。

（黄俊锋）

第六节　关节镜联合机器人在
足踝科中的应用

一、距骨骨折

（一）背景

距骨骨折在临床中较为常见,其中距骨颈骨折的发生率高于距骨体及距骨头骨折,占距骨骨折的45%,这与距骨的特殊形态有关。在距骨颈骨折合并脱位时,损伤了从距骨颈下方跗骨窦进入距骨体的主要血供,常导致距骨体的缺血性坏死和创伤性关节炎的发生。传统治疗距骨颈骨折的方法有闭合复位内固定与切开复位内固定。传统闭合复位内固定需要反复进行复位,并多次透视确认复位效果,增加了放射性摄入。随着骨科机器人的研发更新,有学者采用闭合复位距骨骨折结合骨科机器人导航置钉的报道。但是,对于复位的要求比较高,复位不理想情况下,常选择切开复位内固定。切开复位内固定增加了软组织的二次损伤,距骨颈骨折的并发症也明显提高。如何做到将距骨颈骨折脱位解剖复位、精准牢固固定,而又不带来手术引起的二次损伤,是很多骨科医生需要解决的问题。随着关节镜技术在踝关节骨折治疗中日益成熟,关节镜辅助治疗逐渐应用于距骨颈骨折,而精准医疗理念的提出也使得骨科机器人在骨科领域广泛应用。

(二)传统手术方式入路

距骨手术常规入路,包括前内侧、后内侧、前外侧和后外侧,甚至有些复杂骨折选择前内侧和前外侧双切口入路。传统的手术方式损伤较大,破坏了距骨周围血运,增加了皮肤坏死及距骨坏死的风险。

(三)机器人导航置钉适应症

距骨颈 Hawkins Ⅰ、Ⅱ、Ⅲ型骨折;单纯合并内踝、外踝骨折,Pilon A、B 型骨折患者;距骨后突骨折;受伤到手术时间<7d。排除开放性距骨颈骨折、合并夏科氏关节炎、类风湿关节炎。

(四)闭合复位机器人定位导航置钉手术过程

取平卧位,助手维持后足的稳定,术者利用克氏针撬拨复位距骨颈骨折,在 C 型臂 X 线机透视下确认骨折位置良好后,打入一枚 1.5mm 克氏针给予骨折临时固定。在骨科机器人扫描下,模拟置钉的位置、方向、长度,通过机械臂引导的数据坐标,打入导针,拧入合适的螺钉,再次行 C 型臂 X 线机透视确认置钉位置良好。

(五)关节镜联合机器人治疗距骨骨折手术过程

患者均采用在腰硬联合麻醉或全身麻醉,取平卧位。常规在踝关节前外侧及前内侧行双入路(图 5-94)。在镜头监视下刨削器清除滑膜组织,等离子电刀止血。从内踝尖开始,沿着踝关节间隙逆时针探查到外踝尖部,最后探查距骨颈部,探查有无软骨损伤,游离软骨,明确韧带损伤。显露距骨颈骨折端,清理骨折端间血肿,摘除游离软骨。在踝关节后方垫卷状治疗巾,助手将足部向后方挤压并复位距下关节脱位。在 C 型臂 X 线机透视下将复位后距骨体与跟骨用 1.5mm 克氏针临时固定。作为静态整体,在距骨头部打入 2 枚 2.5mm 克氏针;作为动态整体,克氏针撬拨距骨折头向距骨体复位。镜下直视骨折复位满意后,于距骨头部向距骨体内打入 2 枚 1.5mm 克氏针临时固定,再次行 C 型臂 X 线机透视确认骨折脱位复位满意。将小腿、足放置在特制的足踝工作台上,在踝关节上方 3cm 处安装示踪器,C 型臂 X 线三维环扫成像后,将图像

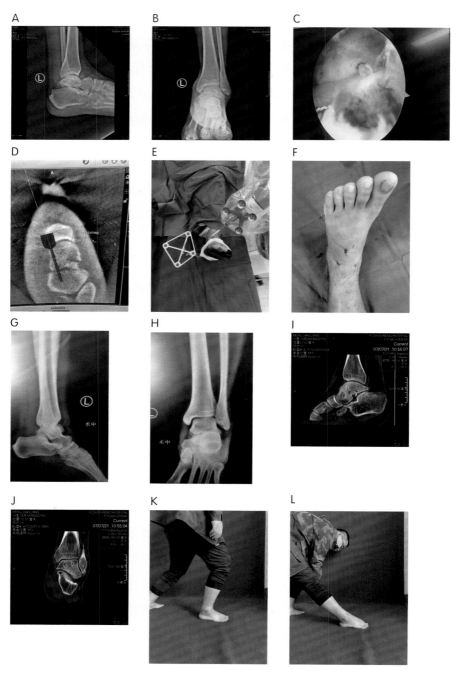

图5-94 关节镜联合机器人治疗距骨骨折的病例图片。(A)、(B)术前踝关节正侧位片显示左距骨颈骨折,移位明显,伴有距下关节脱位;(C)关节镜下将骨折复位;(D)在软件上模拟置钉位置、方向;(E)机械臂引导下打入导针;(F)术后体表照片,仅见几处小切口;(G)、(H)可吸收螺钉置入后,骨折位置良好;(I)、(J)术后10个月左踝关节CT显示骨折位置良好,骨折愈合;(K)、(L)术后10个月踝关节功能良好。

信息传递给计算机,在计算机上模拟置钉位置和空心钉长度。计算机将模拟信息通过示踪器传递给机械臂,机械臂移动至模拟置钉点处,切口打入导针及 3.5mm 钻头钻孔,在 C 型臂 X 线机透视下,拧入长度合适的直径 4.0mm 空心螺钉。若合并韧带损伤,一并用铆钉将其修复,合并大的骨折块,在镜头下监视打入空心钉固定,缝合切口。踝关节适当加压包扎,范围为小腿中上 1/3 至跖骨头。

(六)关节镜联合机器人置钉的优势

· 切口小。两处不到 10mm 的踝关节镜手术入路切口,最大程度减少了手术对骨折周围软组织的损伤,保护了血供。

· 降低了术前准备时间。微创手术对于术区皮肤软组织条件要求不高,只要关节镜入路处皮肤无挫伤或无水(血)泡即可,早期即可行关节镜手术。

· 视野清晰。关节镜可直视关节面,了解骨折复位情况,确保骨折解剖复位,减少创伤性关节炎的发生。

· 降低术者疲劳,缩短手术时间。通过在计算机软件上模拟置钉位置,一次性打入导针,节省了手术时间。

· 三维扫描图像更直观。术者能够理解术中操作的重点,即使年轻医生也能很快掌握操作程序,缩短培养时间。

· 人机交互式操作。C 型臂 X 线机三维扫描后,将手术部位图像传送到主控台,术者在主控台控制软件上模拟手术路径。主机机械臂根据主控台坐标系数据缓慢移动到手术部位合适的位置,引导术者置入导针。通过人机交互式操作,不断修正坐标系参数,确保置钉位置准确。

· 导航位置更精准。示踪器与光学跟踪系统遥相对应,通过相对位置建立起患者手术部位的坐标系数据。主机的机械臂在接受主控台数据指令后,移动机械臂到手术路径的合适位置,并实现在移动机械臂过程中的定位补偿,做到定位精准。

二、跟骨骨折

(一)背景

跟骨骨折占全身骨折的 1%~2%,病因多为高能量损伤,例如高处坠落,足部着地后足跟遭受撞击或者车祸所致。对于跟骨 Sanders Ⅱ、Ⅲ 型骨折,需要通过手术恢复跟骨的基本形态,复位关节面的平整性,予以坚强的内固定,便于早期功能锻炼,减少跟骨畸形、距下关节炎等并发症。切开复位钢板内固定是常见的手术方式,报道较多的是跟骨外侧"L"型扩大切口入路,通过此入路切开复位可以在直视下观察跟骨关节面的平整性,常见的并发症为伤口皮缘坏死、伤口感染、钢板外露及腓肠神经分支损伤。相关研究显示跟骨骨折内固定术后切口并发症高达0.4%~32.8%,为了减少伤口的并发症,微创撬拨复位经皮螺钉内固定治疗跟骨骨折也有报道。微创撬拨复位跟骨骨折的复位效果只能通过透视来缺认,临床中为了达到复位可视化,治疗微创化目的,关节镜被应用于跟骨Sanders Ⅱ、Ⅲ型骨折的临床治疗。同时,随着骨科导航机器人的不断更新升级,导航的精度与灵活性也大大提升,被广泛应用于跟骨骨折的治疗。

(二)传统手术入路及适应症

传统手术入路。外侧入路(L形切口)、内侧入路、跗骨窦入路、内侧联合入路、外侧联合入路,以及撬拨复位经皮螺钉内固定术。

适应证。跟骨骨折累及后关节面,使后关节面连同跟骨体后方骨折,形成舌形骨折;简单的关节塌陷骨折或关节外骨折;简单的Sanders Ⅱ型骨折;骨结节撕脱性骨折等。

(三)Sanders分型及机器人导航适应症

该分型于1990年由Sanders提出。这种分型主要反映了跟骨后关节面的损伤程度,被证明对治疗方法的选择和判断预后有重要意义。基于冠状位和轴位CT表现,根据后关节面骨折的情况,将跟骨关节内骨折分为4大类型。

Ⅰ型:关节内骨折移位<2mm。

Ⅱ型:骨折明显移位,含1条骨折线2个骨折块。

Ⅲ型:骨折明显移位,含2条骨折线3个骨折块。

Ⅳ型:骨折明显移位,含3条骨折线4个骨折块及以上。

适应症。跟骨骨折Sanders Ⅱ、Ⅲ型;受伤时间<14天。排除合并脊髓损伤、开放性跟骨骨折、距下关节脱位、跟骰关节脱位、跟骨Sanders Ⅰ型、跟骨Sanders Ⅳ型。

(四)撬拨复位经皮螺钉内固定术

1.闭合复位

将患肢膝关节屈至90°,将一枚斯氏针经跟腱止点处或其外侧置入关节面后部主要骨块,方向与跟骨结节上面平行。术者一手持针,另一手托足背距跗关节处,利用此两点向上抬起足部及小腿,使膝部远离床面。利用肢体的重力与术者扶托钢针及足背之力相对抗,使足部自跗中关节处跖屈,通过撬拨松解骨折块,恢复跟骨的高度和位线。关节面后外侧和中间部位的单独骨块可用另一根经皮克氏针进行撬拨复位,纠正骨折塌陷及旋转。助手保持上述位置,术者用双手掌或用跟骨夹在跟骨两侧加压,恢复跟骨正常宽度。复位后将跟骨稍作内翻、外翻摇摆,以纠正残余的内翻和外翻畸形,达到稳定位置,透视确定是否复位满意(跟骨关节结节角及临界角均恢复或接近正常值)。

2.固定

使用空心钉做经皮固定,螺钉数量依据骨折类型决定。

优点:降低皮缘坏死、伤口感染的几率。

缺点:反复透视,增加手术时间及放射性摄入量,也由于透视角度的限制,导致部分螺钉拧入距下关节和(或)跟骨内外侧壁,增加医源性损伤。

(五)关节镜联合机器人治疗跟骨骨折

1.手术过程

选择腰硬联合麻醉或全身麻醉,取俯卧位,在大腿根部扎止血带,压力50Kpa。取跗骨窦及踝后侧跟腱外侧入路,选择2.9mm镜头,3.5mm刨削器,将距下关节外侧组织刨除,显露距下关节,清理淤血组织(图5-95)。在跟骨结节及踝关节上方分别横行打入2.5mm克氏针,双侧克氏针撑开器将距下关节撑开,恢复跟骨的高度、长度及跟骨内翻角,增加距下关节操作间隙,找出塌陷的跟骨骨折块,打入3.5mm斯氏针。将镜头监视下将塌陷的关节面复位,球头状点式复位钳将外侧壁膨出骨块及内侧载距突移位骨块复位,2~3枚1.5mm克氏针临时固定骨折块,然后在C型臂X线机透视下确认跟骨复位满意。将足部及小腿牢固固定在足踝体位台上,并将示踪器安装在踝关节水平的体位固定台上,示踪器与光学追踪器的方向是相对的,可避免传送数据失真。C型臂X线机环扫收取数据后,将数据信息传送给计算机主机,术者在计算机主机上根据三维图像,调试进针的位置、方向、直径。确认置钉位置无误后,通过光学追踪器将计算机主机中的数据坐标系传递给机器人机械臂。机器人机械臂根据坐标系数据,位移至合适位置后,在机器人主机上显示配准率100%,术者在此位置放置导向器,切开皮肤,打入导针,钻头钻孔,拧入模拟软件中规划的空心螺钉,其余几枚螺钉置入方式与第一枚操作流程相同。去除临时固定的克氏针,最后应用C型臂X线机进行环形扫描,从扫描的三维图像信息中,可及时判断跟骨复位后的高度、角度、宽度、关节面的平整度及置钉的位置方向,长度满意后,缝合切口,无菌辅料包扎。

2.优势

传统跟骨外侧"L"入路手术治疗跟骨SandersⅡ、Ⅲ型骨折,常在术中透视、术后摄

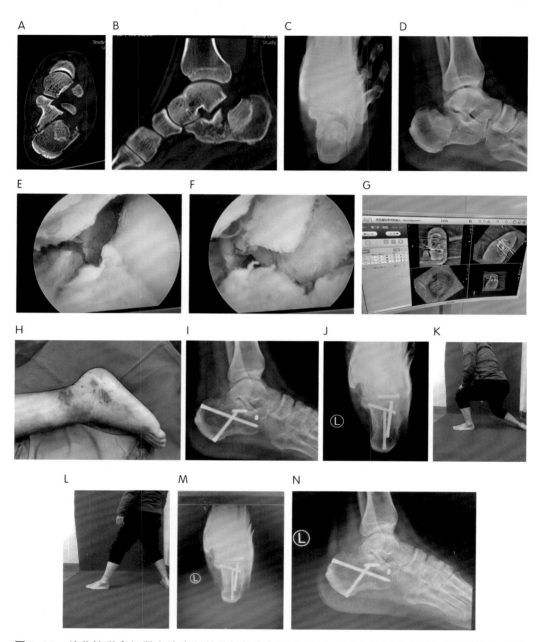

图5-95 关节镜联合机器人治疗距骨骨折的病例图片。(A)、(B)术前跟骨CT显示跟骨关节面塌陷;(C)、(D)术前左侧跟骨侧轴位片显示跟骨关节面塌陷,移位明显;(E)、(F)关节镜下见跟骨关节面移位;(G)机器人导航模拟置钉;(H)术后体表仅见几处小切口;(I)、(J)术后3个月左跟骨侧轴位片显示骨折愈合良好,关节面平整;(K)、(L)术后12个月踝关节体表,屈伸活动良好;(M)、(N)术后13个月左跟骨侧轴位片,关节面平整。

片获取影像资料,得到的影像数据是二维结构,不够立体。若发现术中骨折复位不良、置钉不理想,此时手术已经结束,为进一步弥补不足增加了沟通的困难,增加伤口感染的机会。而机器人辅助置钉,术中通过 C 型臂 X 线机环形扫描,获取清晰的三维影像数据,可以直观地判断跟骨关节面复位的平整性、骨折块的复位程度,然后置入模拟好的螺钉,降低医疗风险。

骨科机器人规划操作,步骤简单,程序优化,即使是低年资的医师,经过简单的培训也能熟练掌握,学习周期短,利于此设备技术的推广。

关节镜下撬拨复位机器人导航置钉治疗 Sanders Ⅱ、Ⅲ型跟骨骨折,对于软组织肿胀条件要求不是很高,只要在关节镜入路处无明显张力水疱,即可开展手术。同时,术中几处分别不到 0.5cm 的切口,损伤小、出血少,便于术后早期康复锻炼,符合快速康复外科的理念。

(齐伟亚　徐明亮)

第七节　计算机导航与机器人在手外科中的应用

一、急性舟骨骨折

(一)背景

1.舟骨骨折

舟骨骨折临床常见,约占所有腕骨骨折的 60%~70%,其中 60%~80% 发生在舟骨腰部或者中部。经皮内固定是开放手术的替代方法。然而,由于舟骨体积小、解剖结构复杂,该术式的技术要求较高。不理想的螺钉位置会导致骨折稳定性差,愈合时间更长。舟骨表面的大部分被关节软骨覆盖,如果螺钉没有完全位于骨骼内,关节软骨就有损伤的风险。由于这些内在的困难,即使在无移位的腰部骨折内固定治疗中,并发症的发生率也高达 30%。

已有研究试图通过可重复地改变螺钉在舟骨内的位置,确保螺钉完全在骨内。然而,即使在现代透视技术的帮助下,经验丰富的手外科医生仍难以准确放置螺钉。

2.计算机辅助手术

计算机辅助手术(CAS)是集医学、机械、材料学、计算机技术、信息管理、网络技术、通讯技术等诸多学科为一体的新型交叉研究领域。其目的是使用计算机技术(主要是计算机图形学技术)来模拟医学手术所涉及的各种过程,对手术过程进行导航。

近30年来,随着导航技术、骨科手术机器人的发展,使得计算机辅助手术技术不断地革新,这类技术已被证明可以提高骨科手术中植入物的准确性,同时提高手术效率,减少骨破坏和辐射暴露时间,并越来越多地应用于各类骨科手术中,如脊柱、骨盆、髋关节和膝关节置换术、运动医学、创伤骨科。

首次尝试将CAS应用到手外科手术,可追溯到Liverneaux等的工作,他们在2005年初步论证了二维导航下CAS在舟骨骨折中应用的可行性。其后,尸体研究及临床研究逐步证实,计算机导航机器人在掌侧和背侧经皮舟骨螺钉固定中具有安全性、精确性,可减少辐射暴露和手术时间,减少克氏针置入次数。

(二)评估

舟骨骨折如受伤1个月之内就诊,称为急性舟骨骨折。计算机导航与机器人辅助的舟骨骨折内固定技术的纳入标准是急性、无移位(骨折断端分离不超过1mm),以及舟骨腰部骨折且未做过舟骨手术的患者。所有患者术前均行病史收集、CT影像评估骨折形态。

(三)治疗原则

对于急性舟骨骨折患者,采用计算机导航与机器人辅助技术准确置入1枚无头加压螺钉,增加骨折愈合率。

(四)手术过程

患者取仰卧位,将受伤的手背置于定制的、可重复使用的、可透X线的腕关节背伸支具上,支具固定于可透X线的手术台上。使用腋窝臂丛阻滞麻醉的区域麻醉,不使用止血带。

三维C型臂扫描系统及天玑手术机器人可用于三维图像采集和克氏针导航定位,该系统由手术规划工作站具有6个自由度的机器人臂和光学跟踪系统组成。光学跟踪系统能通过腕关节支具及机器臂上的示踪器确定机器臂和患者腕关节的相对空间位置。患者腕关节及机器臂上均放置示踪器,用于识别机器臂和患者腕关节的相对空间位置(图5-96)。三维扫描系统由一个C型臂示踪器和一个三维C型臂组成,后者用于收集感兴趣的解剖区域周围的图像。三维C型臂的位置使其能够以舟骨为中心,自由旋转190°（图5-97）。一旦示踪器框架和C型臂被固定，就可以自动完成扫描，当它围绕患者的手腕旋转时，将以固定的角度捕获一组100张投影。采集到的图像在矢状面、轴面和冠状面进行处理和重建，然后传送到天玑手术机器人工作站，形成三维体积图像，进行术中规划。

使用重建的三维数据，在机器人工作站上定位舟骨，精确可视化并规划出6个自由度的经皮螺钉固定模拟路径和长度。外科医生可选择模拟的插入点和目标点，并在矢状面、轴面和冠状面进行修改，以使螺钉处于舟骨中央区域内的最佳位置（图5-98）。三维数据以小于1mm的精度准确模拟舟骨的体积尺寸。这使得机器人工作站能够在重建的舟骨三维可视化中沿最佳轨迹模拟不同长度的螺钉置入情况。因此，外科医生可以选择一个理想的螺钉长度，在螺钉末端和舟骨皮质之间提供2mm的近端和远端间隙。一旦确定了最优螺钉路径和长度，规划将会传达给立体定向机器人手臂和其加持的空心螺钉套筒，后者被机器人操纵到规划的位置。

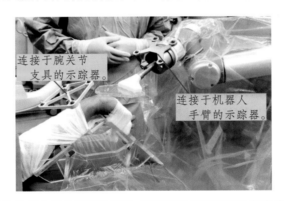

图5-96　机器臂及腕关节支具均装配示踪器，用于识别机器臂和患者腕关节的相对空间位置。

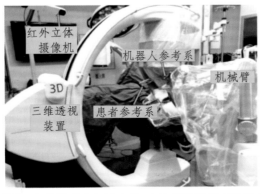

图5-97　术中设置手术设备，在获得配准扫描之前，应注意确保所有示踪器都能被光学跟踪系统检测到。

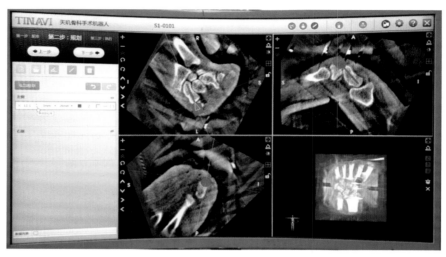

图5-98 天玑手术机器人工作站中手术规划软件的图形用户界面。通过在矢状面、轴面和冠状面修改螺钉路径,外科医生可以确定舟骨中央区的最佳螺钉轨迹。

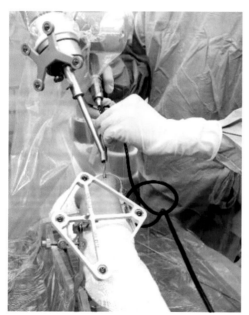

图5-99 机器臂主动移动到规划位置后,术者沿机器臂夹持的套筒置入空心螺钉导针。

在机械臂就位后,术者在指定的舟骨远端入皮点上做一个0.5cm的小切口。然后,经套筒从腕掌侧舟骨远极置入一枚1.1mm克氏针,直至舟骨近端骨皮质(图5-99)。透视确认导针位置满意后,空心钻沿导针扩髓,拧入计划长度的无头加压螺钉。最后透视确认螺钉的位置和长度。伤口无需缝合,用无菌条封闭,纱布绷带包扎,手术后2周取出。

(五)术后处理

术后,患者在专门的手部治疗团队的指导下进行早期活动。术后2天开始手指屈伸活动度的锻炼,允许手指有轻微的活动范围,同时开始腕关节屈伸和桡尺偏运动锻炼,并在监督下略微增加活动范围。术后一个月开始在康复师指导下进行循序渐进的腕关节周围肌肉力量练习。

(六)结果

1.手术时间

平均总手术时间为40分钟。这包括18分钟的平均设置时间(包括患者、设备定位和校准扫描)及22分钟的平均手术时间(包括在天玑手术机器人工作站中进行术中计划以进行皮肤缝合)。所有患者均只需要一次克氏针置入。

2.术中螺钉放置的准确性

术后X线片和CT图像显示,患者的置入螺钉均位于舟骨中央区域,与工作站的术中规划相对应(图5-100)。每个患者使用的螺钉长度与规划长度完全吻合。没有发生近端或远端皮质破坏的病例。没有术中或术后并发症的发生。

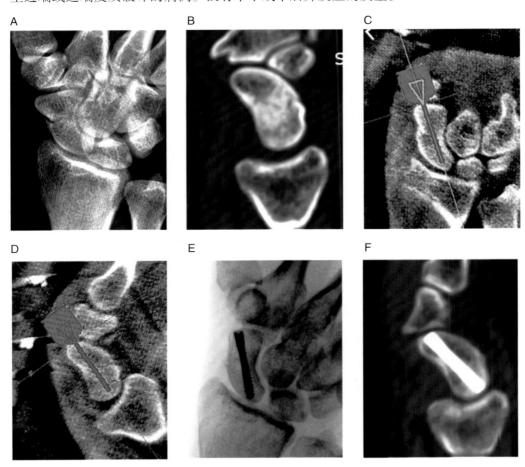

图5-100　(A)和(B)展示了35岁男性受伤后6天无移位舟骨腰骨折X光片和矢状位CT重建图像。(C)和(D)展示了外科医生在术中规划时确定的矢状面和冠状面中模拟螺钉的最佳位置。(E)和(F)体现了术后2个月X线片和CT图像。骨折愈合,螺钉在舟骨中央区域内置入良好。

3. 骨折愈合时间和功能康复

平均愈合时间为8周（范围7~10周）。所有病例均通过CT证实骨折愈合，也证实了所有螺钉均无移位。在末次的随访中，与健侧相比，手术侧腕关节的平均屈伸弧度为96%（80%~100%），桡尺偏为94%（90%~100%）。平均握力为91%（78%~96%）。平均Mayo腕关节评分为96（85~100），平均PRWE评分为2（0~11）。所有患者都恢复了原来的工作。

二、舟骨骨折延迟愈合或不愈合

（一）背景

1. 舟骨骨折延迟愈合或不愈合

舟骨骨折的发病率较高，在腕部骨折中发病率仅次于桡骨远端骨折，占腕骨骨折的60%~90%，占全身骨折的2%~7%，高发年龄段为青年人，以20~29岁患者多见。常规X线片检查常不能及时发现舟骨骨折，损伤后第1周的舟骨X线片敏感性仅为80%，这意味着X线片阴性不能可靠地排除骨折的可能性，因此也可能出现漏诊。此外，患者手腕疼痛也会在受伤数天后改善，给人一种扭伤缓解的印象。患者常不及时就医，导致诊断延迟，如不能在伤后4周内确诊并得到有效治疗，更易进展为不愈合。多数舟骨骨折不愈合均伴随有腕关节疼痛等症状，常需手术干预治疗，若治疗不充分或不恰当，将继发创伤性关节炎，75%的舟骨骨折患者会在伤后4年内出现桡舟关节退行性改变。舟骨骨折不愈合常进展为创伤性缺血性坏死。

传统石膏外固定保守治疗为常用的治疗方法，可获得骨折愈合，但仍有10%~15%的患者不能愈合，常需手术干预治疗，为预防腕关节进展性退行性改变，恢复其高度、长度和关节排列至关重要。舟状骨不愈合的治疗方法报道较多，但维持血液供应、充分的不愈合部位清创和更新、重组、充分的骨移植和坚固的内部稳定是关键的要求。当前，舟骨骨折不愈合较好的治疗方法是骨移植后内固定手术治疗。研究证实非血运的骨移植其愈合率为81%~97%，带血运骨瓣移植其愈合率为88%。传统开放性植骨手术失败率为25%~45%，且需进行关节囊、韧带剥离，常继发关节僵硬等并发症，也伴随着继续损伤舟骨残留血运的可能。这些因素都在促使着手外科医生不断探索新的治疗方法。

2. 关节镜和导航机器人在舟骨治疗中的作用

自2003年Slade等首次报道应用腕关节镜治疗舟骨骨折不愈合以来，关节镜辅助植骨经皮内固定治疗舟骨骨折不愈合逐渐增多,研究报道其愈合率达80%~100%。与开放手术相比,采用腕关节镜下手术治疗舟骨骨折不愈合,包括扩创、植骨具有最小的侵入性,对腕背间韧带的损伤有限,可以最大程度地保护韧带、骨膜、舟骨血管和腕骨本体感觉。腕部关节镜通过放大,对腕部进行彻底的评估,在骨折端扩创时视野更加清晰,可较好的控制扩创的深度和范围。要确保扩创精准,减小医源性损伤,并可微创评估伴随的韧带损伤。

传统的皮质松质楔形骨移植被认为是治疗舟状骨不连的可靠的方法,其间隙可维持舟状骨的长度和角度,其愈合率达到93.9%。依据Cooney评分系统,29例为优,17例为良。但该术式需开放性手术植骨治疗,其对腕关节周围软组织及舟骨周围血供的损伤增大。2017年Kim等报道,采用加压螺钉结合植骨治疗舟状骨不愈合,松质骨植骨比皮质松质骨植骨可获得更早的骨愈合,在舟状骨畸形矫形和腕部功能恢复方面相似。我们采用关节镜下松质骨屑填塞植骨,并压实骨屑,植骨量较骨块大,其间隙较小,在有效微创维持舟骨高度、长度的同时有利于诱导成骨及爬行替代,经CT检查证实,本组患者均获得骨性愈合,平均愈合时间为13.3周。

20世纪80年代末机器人导航技术诞生,最早被应用于神经外科。1995年计算机辅助导航骨科手术开始应用于创伤骨科,并逐渐拓展应用于其他骨科亚专科中。机器人辅助技术相较于人体无自然抖动,误差小,更精准。天玑骨科导航机器人由我国自主研发,其实际误差小于1mm,已被我国多个骨科中心证实。为提供精准的保障,其在舟骨治疗中的应用效果也已被临床应用证实。

(二)评估

舟骨骨折8周后CT表现无愈合,称为延迟愈合;6个月以上没有愈合,称为舟骨骨折不愈合。所有患者术前均行病史收集、CT影像评估骨折形态。

(三)治疗原则

对于延迟愈合或不愈合的舟骨骨折患者,采用腕关节镜联合计算机导航与机器人辅助技术准确置入1枚无头加压螺钉,增加骨折愈合率。

(四)手术过程

患者取平卧位,均在全麻和电动气压止血带下行手术治疗,维持患肢外展90°,肘关节屈曲90°,前臂旋后置于手术台上,安装牵引塔。采用腕中关节桡侧(MCR)和腕中关节尺侧(MCU)入路进行腕关节镜下舟骨骨折端扩创及关节腔滑膜清扫,球锉打磨骨折端硬化骨至骨折端新鲜,骨折断面可见点状渗血,保留舟骨骨折端桡背侧和桡腕关节面部分纤维连接,于对侧髂嵴处开窗挖取松质骨。随后,用剪刀剪碎松质骨制成骨屑,关节镜下经管道植入骨折端,填塞压实骨屑(图5-101),C型臂X线机透视确认骨屑填塞于骨折端,植骨处无空隙,舟骨骨折端无移位。

拆除牵引塔,患肢外展,患侧手部背伸位固定于特制的可透视固定架上,安装天玑骨科导航机器人定位感应器(图5-102),C型臂X线机正侧位透视定位,确认舟骨位于图像中间区域后进行环形扫描,采集患侧舟骨矢状面、冠状面和水平位的图像(图5-103),将数据传输至天玑骨科导航机器人工作站,在图像上可视化规划设计进针点、进针方向和走行路径,根据设计显示长度选择螺钉(图5-104)。自由旋转图像,调整并确认设计进针点和路径均位于舟骨长轴线的最佳位置。确认后机器人将根据设计参数调整机械臂,导航至设计的进针点和进针方向。经导向套筒打入直径1.1mm的导针,X线透视确认导针进针点、进针方向及走行路径与规划相符后,于导针进针点切开皮肤约2~3mm。空心钻沿导针钻孔,拧入规划所提示的直径和长度的Hebert加压螺钉或Acutrak螺钉固定,C型臂X线机透视确认骨折端对位对线情况、螺钉长度、位置与导航规划无异,取出导针,拆除机器人感应器。

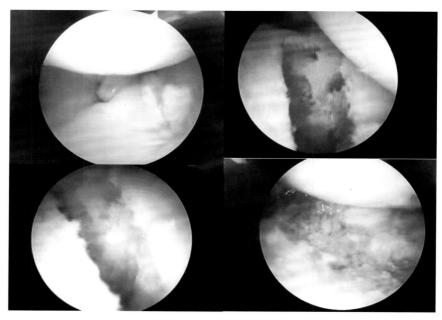

图5-101　关节镜下探查骨折端、骨折端扩创、植骨和植骨后的整体观。

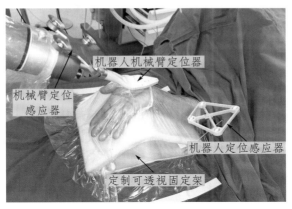

图5-102　手部固定和机器人定位感应器的安装位置。

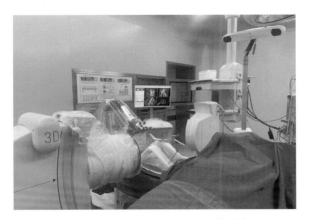

图5-103　三维C型臂X线机图像采集。

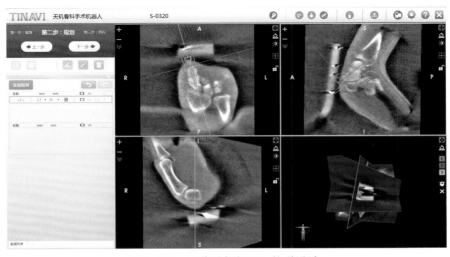

图5-104　工作站螺钉置入轨道设计。

再次安装牵引塔,腕关节镜下探查舟骨骨折端骨屑有无外漏,关节腔内有无骨屑,如有骨屑外漏予以清除,冲洗关节腔,6-0可吸收线缝合伤口。

(五)术后处理

术后予"人"字形石膏外固定制动腕关节,抬高患肢,术后第2天开始指导进行患侧主动伸指及抓握功能锻炼,采用局部磁疗等物理治疗。术后1月拆除石膏,指导进行腕关节主动屈伸和旋前、旋后锻炼。当CT证实骨小梁生长通过骨折端,指导开始进行腕关节负重锻炼。

(六)结果

1.手术时间

平均总时间为150分钟,其中包括腕关节镜下刨削舟骨骨折端,取髂骨植骨和机器人导航置入螺钉固定。

2.术中螺钉放置的准确性

术后X光片和CT图像显示,患者的置入螺钉均位于舟骨中央区域,与工作站的术中规划相对应。每个患者使用的螺钉长度与规划长度完全吻合,没有发生近端或远端皮质破坏的病例,没有术中或术后并发症的发生。

3.骨折愈合时间和功能康复

平均愈合时间为13.3周,均由CT证实骨折端愈合,也证实了所有螺钉均无移位。在末次的随访中,与健侧相比,末次随访时患者伤侧腕关节主动屈曲活动平均恢复至$(49.6°±14.6°)(26.3° \sim 73°)$,主动背伸平均恢复至$(65.4°±11.4°)(42° \sim 78°)$,主动桡偏平均为$(25.7°±12.7°)(14° \sim 53.3°)$,主动尺偏平均$(41.4°±16.8°)(7.5° \sim 67°)$。握力由术前的$(20.0±7.0)$kg恢复至$(42.2±7.2)$kg;捏力由术前$(7.2±2.6)$kg恢复至$(12.7±3.8)$kg。术前、末次随访差异均具有统计学意义$(P<0.05)$。患者Mayo腕关节功能评分由术前平均$51.7±9.4$分$(40 \sim 65$分$)$升至$92.2±8.3$分$(80 \sim 100$分$)$,4例为优,3例为良,差异具有统计学意义$(P<0.05)$。腕关节VAS疼痛评分由术前的平均$4.6±0.9$分$(3 \sim 6)$降为$1.3±1.4$分$(0 \sim 4$分$)$,差异具有统计学意义$(P<0.05)$。所有患者都恢复了原来的工作。

三、钩状骨骨折

(一)背景

钩状骨骨折所占比例较小,钩骨钩较钩骨体更易发生骨折。据相关报道显示,钩骨钩骨折仅占腕骨骨折的2%~4%。钩骨分为钩骨钩和钩骨体,钩骨体与第4、5

掌骨基底部构成腕掌关节,钩骨钩由钩骨体向掌侧延伸形成。钩骨体骨折常因摔倒的力量由掌骨传递至钩骨体的间接力量所致。钩骨钩骨折常由球拍或球杆的手柄或自行车撞击的直接力量所致。因腕骨重叠较多及腕关节解剖较其他关节更为复杂,普通 X 线检查常难以发现细微骨折,故临床上常导致钩骨骨折的漏诊。钩骨体骨折常伴第 4、5 腕掌关节脱位,钩骨钩骨折保守治疗常导致骨折不愈合,往往导致患肢握拳无力、疼痛等并发症。常用的内固定入路是从腕关节掌侧,由于结构较深,与尺神经深支紧邻,加之钩骨钩的尖端较薄且有腕横韧带附着,使得手术显露和稳定固定都有一定的困难。亦有学者尝试从背侧入路,使用经皮无头加压螺钉技术治疗钩骨钩骨折。然而,即使在现代透视技术的帮助下,经验丰富的手外科医生仍难以准确放置螺钉。

(二)评估

钩状骨骨折应在受伤 1 周之内就诊,CT 显示无移位(骨折断端分离不超过 1mm),排除合并肌腱神经的损伤;所有患者术前均行病史收集、CT 影像评估骨折形态。

(三)治疗原则

对于急性钩状骨骨折患者,采用算机导航与机器人辅助技术准确置入 1 枚无头加压螺钉,增加骨折愈合率。

(四)手术过程

患者取仰卧位,将受伤的手背伸置于定制的、可重复使用的、可透 X 线的腕关节背伸支具上,支具固定于可透 X 线的手术台上。使用腋窝臂丛阻滞麻醉的区域麻醉,不使用止血带。

三维 C 臂扫描系统和天玑手术机器人,可用于三维图像采集和克氏针导航定位,该系统由手术规划工作站、具有 6 个自由度的机器臂和光学跟踪系统组成。光学跟踪系统能通过腕关节支具及机器臂上的示踪器确定机器臂和患者腕关节的相对空间位置。患者腕关节及机器臂上均放置示踪器,用于识别机器臂和患者腕关节的相对空间位置(图 5-105)。三维扫描系统由一个 C 型臂 X 线机示踪器和一个三维 C 型臂 X 线机组成,后者用于收集感兴趣的解剖区域周围的图像。三维 C 型臂 X 线机的位置使其可以钩状骨为中心,自由旋转 360°(图 5-106)。一旦示踪器框架和 C 型臂 X 线机被固定,就可以自动完成扫描,当它围绕患者的手腕旋转时,将以固定的角度捕获一组 256 张的投影。采集到的图像在矢状面、轴面和冠状面进行处理和重建,然后传送到天玑手术机器人的工作站,形成三维体积图像,进行术中规划。

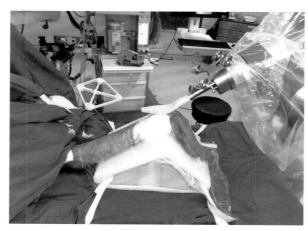

图5-105 机器臂及腕关节支具均装配示踪器,用于识别机器臂和患者腕关节的相对空间位置。

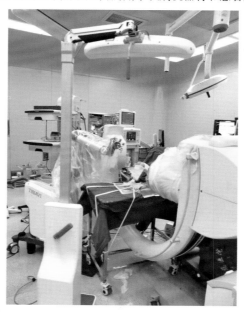

图5-106 术中设置手术设备,在获得配准扫描之前,应注意确保所有示踪器都能被光学跟踪系统检测到。

使用重建的三维数据,在机器人工作站上定位舟骨,精确可视化并规划出6个自由度的经皮螺钉固定模拟路径和长度。外科医生选择模拟的插入点和目标点,并在矢状面、轴面和冠状面进行修改,以使螺钉在钩骨体中央区域内的最佳位置(图5-107)。三维数据以小于1mm的精度准确模拟钩状骨的体积尺寸。这使得机器人工作站能够在重建的钩状骨三维可视化中沿最佳轨迹模拟不同长度的螺钉置入情况。因此,外科医生可以选择一个理想的螺钉长度,在螺钉末端和钩骨骨皮质之间提供2mm

A

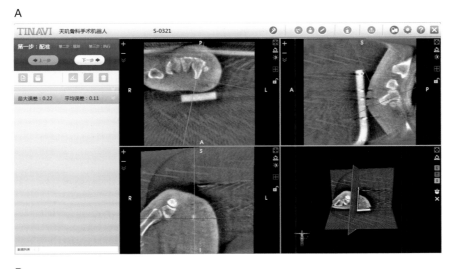

B

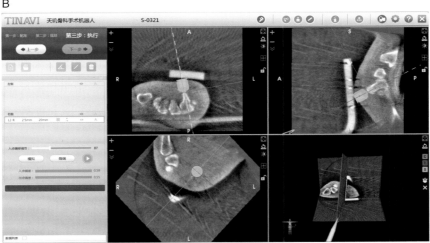

图 5-107　天玑手术机器人工作站中手术规划软件的图形用户界面。通过在矢状面、轴面和冠状面修改螺钉路径，外科医生可以确定钩状骨中央区的最佳螺钉轨迹。

的近端和远端间隙。一旦确定了最优螺杆路径和长度，规划将会传达给立体定向机器人手臂和其加持的空心螺钉套筒，后者被机器人操纵到规划的位置。

在机械臂就位后，术者在指定的入皮点经套筒从腕掌侧钩骨钩置入一枚 0.8mm 克氏针，术者操作导针由腕部背侧穿出，由穿出点设计为入皮点做一个 0.5cm 的小切口（图 5-108）。透视确认导针位置满意后，空心钻沿导针扩髓，拧入计划长度的无头加压螺钉。最后，透视确认螺钉的位置和长度。伤口无需缝合，用无菌条封闭，纱布绷带包扎，手术后 2 周取出。

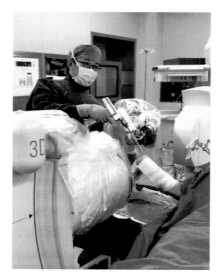

图5-108 机器臂主动移动到规划位置后,术者沿机器臂夹持的套筒置入空心螺钉导针。

(五)术后处理

术后,患者在专门的手部治疗团队的指导下进行早期活动。术后2天开始手指屈伸活动度的锻炼,允许手指有轻微的活动范围,同时开始腕关节屈伸和桡尺偏运动锻炼,并在监督下略微增加活动范围。术后一个月开始在康复师指导下进行循序渐进的腕关节周围肌肉力量练习。

(六)结果

1.手术时间

平均总手术时间为50分钟。这包括28分钟的平均设置时间(包括患者、设备定位和校准扫描)及22分钟的平均手术时间(包括在天玑手术机器人工作站中进行术中计划以进行皮肤缝合)。所有患者,均只需要一次克氏针置入。

2.术中螺钉放置的准确性

术后X线片和CT图像显示,患者的置入螺钉均位于钩状骨中央区域,与工作站的术中规划相对应(图5-109)。每个患者使用的螺钉长度与规划长度完全吻合,没有发生近端或远端皮质破坏的病例,没有术中或术后并发症的发生。

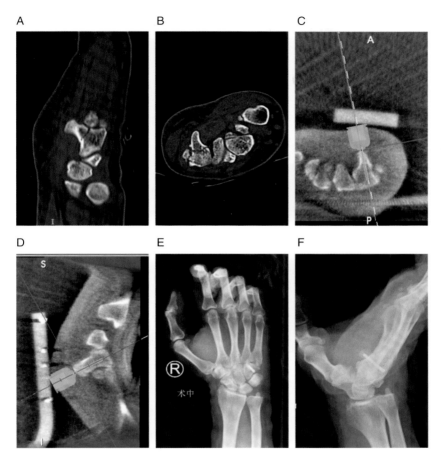

图5-109　(A)和(B)为50岁男性受伤后3天无移位钩骨体骨折的CT重建图像。(c)和(d)外科医生在术中规划时确定的矢状面和冠状面中模拟螺钉的最佳位置。(e)和(f)为术后X光片,显示螺钉在钩骨中央区域内置入良好。

3.骨折愈合时间和功能康复

平均愈合时间为8周(范围7~10周)。所有病例均通过CT证实骨折愈合,也证实了所有螺钉均无移位。在末次的随访中,与健侧相比,手术侧腕关节的平均屈伸弧度为96%(80%~100%),桡尺偏为94%(90%~100%)。平均握力为91%(78%~96%)。平均Mayo腕关节评分为96(85~100),平均PRWE评分为2(0~11)。所有患者都恢复了原来的工作。

四、大多角骨骨折

(一)背景

大多角骨骨折临床较少见,约占所有腕骨骨折的3%~5%。大多角骨骨折如有移位常引起明显功能受限,因该骨构成拇指腕掌关节。如治疗不当,可能引起腕掌关节活动如抓、捏等受限,并导致永久性的功能损害。

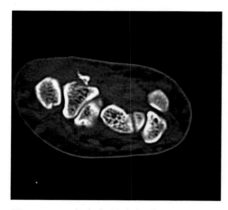

图5-110　大多角骨掌侧嵴骨折Ⅰ型、轴位CT。

大多角骨骨折可分为两类:一是掌侧嵴骨折;二是大多角骨体骨折。其中,掌侧嵴骨折的发生机制主要为腕关节过伸时该位置受到直接暴力或间接的撕拉。撕拉性损伤由作用于大小鱼际之间的腕横韧带受损引起。大多角骨掌侧嵴骨折又分为:Ⅰ型骨折,骨折位于嵴的基底部(图5-110);Ⅱ型骨折,位于嵴的尖端。两个类型均有局部的压痛。腕关节受阻屈曲时伴有疼痛,这与桡侧腕屈肌腱附着于该骨的近端有关。

大多角骨体部骨折又可以为垂直型骨折、水平型、桡背侧结节型及粉碎型。受伤机制主要有向拇指掌指关节作用的轴向暴力或将拇指过度外展、过伸乃至腕关节处于极度桡偏位的暴力。大多角骨嵌楔于第一掌骨与桡骨茎突之间。在腕过度桡偏时,桡骨茎突压迫大多角骨致其骨折。骨折线一般位于其中段,外侧骨块与第1腕掌关节相连,受拇长展肌牵拉,常常向近端及桡侧移位。此机制与Bennett骨折移位的机制相似,大多角骨的纵向骨折是很罕见的。

大多角骨骨折无论是否移位,常常容易忽视,因为平片上的骨折很难识别。后前位片不能充分显示大多角骨,后前位片中小多角骨与第2掌骨与大多角骨容易产生重叠影,而侧位片与钩骨钩又容易产生重叠影。为了良好地显示大多角骨,应行腕关节斜位片。其中一个这样的观点是大多角骨掌侧峭骨折1型,轴位Bett的观点,在欧洲也被认为是Gedda的观点,即将肘关节抬离桌面,小鱼际结节抬离片匣,拇指保持外展位。手处于半旋前位,将X线从角骨-大多角骨-小多角骨(STT)关节射入,在该片上,大多角骨周围的四个关节都可充分显示,而不受周围邻骨的干扰。显示掌侧嵴需行腕管位。如X线片无法显示,但仍怀疑有骨折,行CT检查以明确诊断,并协助治疗无移位掌侧嵴骨折,可采用短臂拇指人字形石膏固定6周。Ⅰ型基底部的掌侧嵴骨折愈

合较掌侧嵴的 Ⅱ 型骨折愈合较好。对于有明显症状的大多角骨掌侧嵴骨折,可考虑将其切除。

治疗无移位,大多角骨体部骨折也可采用短臂人字形石膏固定 6 周。如有移位,Cordrey 及 Ferrer-Torrele 建议切开复位内固定,以恢复正常的关节解剖,Foster 及 Hasings 建议闭合复位,用克氏针固定或者切开复位内固定,以恢复关节面的连续性。Walker 其同事建议行积极的切开复位内固定。Poster 及其同事建议对于不稳的大多角骨骨折,行切开复位内固定。手术入路可采用背侧或掌侧,与骨折的具体位置有关。

经皮内固定是开放手术的替代方法。然而,由于大多角骨体积小、解剖结构复杂,该术式的技术要求较高。不理想的螺钉或克氏针的位置会导致骨折稳定性差,愈合时间更长。大多角骨表面的大部分被关节软骨覆盖,如果螺钉没有完全位于骨骼内,关节软骨就有损伤的风险。由于这些内在的困难,即使在无移位的体部骨折内固定治疗中,并发症的发生率也高达 30%。

已有研究试图通过可重复地改变螺钉在大多角骨内的位置,确保螺钉完全在骨内。然而,即使在现代透视技术帮助下,经验丰富的手外科医生仍难以准确放置螺钉。

(二)评估

大多角骨骨折如受伤 1 个月之内就诊,称为急性骨折。计算机导航与机器人辅助的大多角骨骨折内固定技术的纳入标准是急性、无移位(骨折断端分离不超过 1mm)、大多角骨体部骨折的患者。所有患者术前均进行病史收集,并使用 CT 影像评估骨折形态。

(三)治疗原则

对于急性大多角骨骨折的患者,采用计算机导航与机器人辅助技术准确置入 1 枚或多枚无头加压螺钉,增加骨折愈合率。

(四)手术过程

患者取仰卧位,将受伤的手背伸置于定制的、可重复使用的、可透 X 线的腕关节背伸支具上,支具固定于可透 X 线的手术台。使用腋窝臂丛阻滞麻醉的区域麻醉,不使用止血带。

三维 C 型臂扫描系统和天玑手术机器人可用于三维图像采集和克氏针导航定位,该系统由手术规划工作站、具有 6 个自由度的机器人臂和光学跟踪系统组成。光学跟踪系统能通过腕关节支具及机器臂上的示踪器确定机器臂和患者腕关节的相对空间位置。患者腕关节及机器臂上均放置示踪器,用于识别机器臂和患者腕关节的相对空间位置(图5-110)。三维扫描系统由一个C型臂示踪器和一个三维C型臂组成,后者收集感兴趣的解剖区域周围的图像。三维C型臂的位置使其可以以大多角骨为中心,自由旋转180°范围(图5-111)。一旦示踪器框架和C型臂被固定,就可以自动完成扫描,当它围绕患者的手腕旋转时,将以固定的角度捕获一组256张投影。采集到的图像在矢状面、轴面和冠状面进行处理和重建,然后传送到天玑手术机器人工作站,形成三维立体图像,进行术中规划。

使用重建的三维数据,在机器人工作站上定位大多角骨,精确可视化并规划出6个自由度的经皮螺钉固定模拟路径和长度。外科医生选择模拟的插入点和目标点,并在矢状面、轴面和冠状面进行修改,以使螺钉在大多角骨中央区域内的最佳位置(图5-112)。三维数据以小于1mm的精度准确模拟大多角骨的体积尺寸。这使得机器人工作站能够在重建的大多角骨三维可视化中沿最佳轨迹模拟不同长度的螺

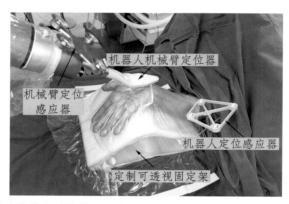

图5-111 机器臂及腕关节支具均装配示踪器,用于识别机器臂和患者腕关节的相对空间位置。

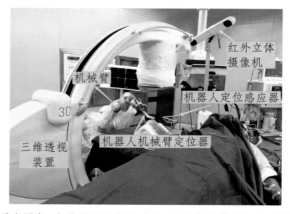

图5-112 术中设置手术设备,在获得配准扫描之前,应注意确保所有示踪器都能被光学跟踪系统检测到。

钉置入情况。因此,外科医生可以选择一个理想的螺钉长度,在螺钉末端和大多角骨皮质之间提供2mm的近端和远端间隙。一旦确定了最优螺钉路径和长度,规划将会传达给立体定向机器人手臂和其加持的空心螺钉套筒,后者被机器人操纵到规划的位置。

在机械臂就位后,术者在指定的大多角骨桡侧端入皮点上做一个0.3cm的小切口。然后,经套筒从腕桡侧大多角骨外侧置入一枚0.8mm克氏针,直至大多角骨内侧骨皮质(图5-113)。透视确认导针位置满意后,空心钻沿导针扩髓,拧入计划长度的无头加压螺钉。最后透视确认螺钉的位置和长度。伤口无需缝合,用无菌条封闭,纱布绷带包扎,手术2周后去除。

(五)术后处理

术后,患者在专门的手部治疗团队的指导下进行早期活动。术后2天开始手指屈伸活动度的锻炼,允许手指有轻微的活动范围,同时开始腕关节屈伸和桡尺偏运动锻炼,并在监督下略微增加活动范围。术后一个月开始在康复师指导下进行循序渐进的腕关节周围肌肉力量练习。

(六)结果

1.手术时间

平均总手术时间为50分钟。这包括20分钟的平均设置时间(包括患者、设备定位和校准扫描)及30分钟的平均手术时间(包括在天玑手术机器人工作站中进行术中

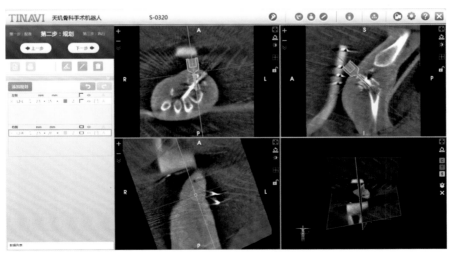

图5-113　天玑手术机器人工作站中手术规划软件的图形用户界面。通过在矢状面、轴面和冠状面修改螺钉路径,外科医生可以确定大多角骨中央区的最佳螺钉轨迹。

计划以进行皮肤包扎）。所有患者均只需要一次克氏针置入。

2.术中螺钉放置的准确性

术后X光片显示,患者的置入螺钉均位于大多角骨中央区域,与工作站的术中规划相对应(图5-114)。每个患者使用的螺钉长度与规划长度完全吻合。没有发生近端或远端皮质破坏的病例。没有术中或术后并发症的发生。

3.骨折愈合时间和功能康复

平均愈合时间为8周(范围7~10周)。所有病例均通过CT证实骨折愈合,也证实了所有螺钉均无移位。在末次的随访中,与健侧相比,手术侧腕关节的平均屈曲为60°(45°~75°),背伸65°(50°~80°),桡偏为20°(15°~40°),尺偏为35°(25°~50°)。平均握力为35kg(25kg~50kg),捏力为7kg(4kg~9kg)。平均Mayo腕关节评分为96(85~100),平均PRWE评分为2(0~11)。所有患者都恢复了原来的工作。

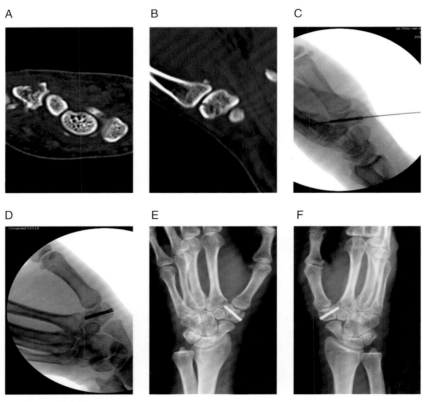

图5-114 (A)和(B)为38岁男性受伤后6天无移位大多角骨骨折矢状位的CT重建图像。(C)和(D)为外科医生在术中规划时确定的X线正位和侧位中模拟螺钉的最佳位置。(E)和(F)术后的X线片图像,显示骨折愈合,螺钉在大多角骨中央区域内置入良好。

五、桡骨远端骨折

(一)背景

1.桡骨远端

桡骨远端骨折非常常见,约占平时骨折的 1/6,多见于老年妇女,青壮年发生均为外伤暴力较大者。骨折发生在桡骨远端 2 ~ 3cm 范围内,常伴桡腕关节及下尺桡关节的损坏。腕关节是全身最重要,功能恢复要求较高的关节之一。桡骨远端关节内骨折累计腕关节,治疗方法不当可严重影响腕关节功能。X 线片可清楚显示骨折及其类型。桡骨远端骨折可分为以下 3 类。①伸直型骨折(Colles 骨折)最常见,多为间接暴力致伤。1814 年由 A.Colles 详加描述。跌倒时腕关节处于背伸及前臂旋前位,手掌着地,受力集中于桡骨远端松质骨处而引起骨折。骨折远端向背侧及桡侧移位。儿童可为骨骺分离;老年人由于骨质疏松,受轻微外力即可造成骨折且常为粉碎骨折,骨折端因嵌压而短缩。粉碎骨折可累及关节面或合并尺骨茎突撕脱骨折及下尺桡关节脱位。②屈曲型骨折(Smith 骨折)较少见,由 R.W.Smith 在 1874 年首次描述。骨折发生原因与伸直型骨折相反,故又称为反 Colles 骨折。跌倒时手背着地,骨折远端向掌侧移位,骨折近端向背侧移位。③巴尔通骨折(Barton 骨折)系指桡骨远端关节面纵斜型骨折,伴有腕关节脱位者,由 J. R. Barton1838 年首次描述。跌倒时手掌或手背着地,暴力向上传递,通过近排腕骨的撞击引起桡骨关节面骨折,在桡骨下端掌侧或背侧形成一带关节面软骨的骨折块,骨块常向近侧移位,并腕关节呈脱位或半脱位。

保守治疗为非手术治疗,是在手法整复位的基础上,采用小夹板及石膏等维持手法整复后骨折断端的位置,使骨折达到临床及骨性愈合。简单的桡骨远端骨折通过复位后石膏外固定多可获得满意的结果。手法复位方法繁多,其中较遵从的复位原则是应用逆损伤机制进行骨折整复。先行骨折牵引解除骨折断端嵌插,根据骨折类型,用已定的手法进行整复,禁忌反复手法整复,防止骨折断端对局部血管、神经等组织造成损伤,增加骨折断端不愈合的风险。整复结束后放置合适的外固定材料进行骨折固定,调整松紧,避免相关并发症。Blakeney 指出非手术治疗主要用于无明显移位的稳定骨折或对功能要求不高及不耐受手术的患者。许杨认为,手术治疗效果是肯定的,但是通过非手术治疗多数老年患者的桡骨远端骨折同样可以得到治愈。然而,保守治疗虽可行,但对于不稳定的桡骨远端骨折,尤其是关节内骨折,在无法取得良好复位和有效固定的情况下易发生复位丢失。若发生不可逆转的丢失,手术治疗不失为一种理想的补救选择。

手术治疗：手术治疗方法多种多样，有文献指出通过行X线片检查骨折若有以下任一指征，则可以考虑手术治疗：正位片尺偏角小于15°；桡骨茎突长度超过同一水平面的尺骨茎突<7mm；侧位片背侧成角≥15°或掌侧成角≥20°；关节面台阶移位超过2mm；骨折畸形愈合。

2.导航机器人在桡骨远端骨折治疗中的作用

传统的手术内固定是在C型臂X线机下反复透视，确定入针点，打入临时固定克氏针后还需反复透视确定骨折端的稳定性。我们采用计算机导航辅助定位入针点，在3D图形下精确设计入针点一次准确打入导针。

20世纪80年代末手术导航技术诞生，最早被应用于神经外科。1995年计算机辅助导航骨科手术开始应用于创伤骨科，并逐渐拓展应用于其他骨科亚专科中。机器人辅助技术相较于人体，无自然抖动，误差小，更精准。天玑骨科导航机器人由我国自主研发，其实际误差小于1mm，已被我国多个骨科中心证实，为提供精准的保障，其在舟骨治疗中的应用效果也已被临床应用证实。

（二）评估

桡骨远端骨折如受伤1个月之内就诊，可称为急性骨折。计算机导航与机器人辅助的桡骨远端骨折内固定技术的纳入标准是急性、无移位（骨折断端分离不超过1mm）或复位后相对稳定的AO分型中B型桡骨远端骨折的患者。所有患者术前均行病史收集、CT影像评估骨折形态。

（三）治疗原则

对于AO分型中B型桡骨远端骨折患者，采用计算机导航与机器人辅助技术准确置入1枚或多枚无头加压螺钉，具有安全性、精确性，可减少辐射暴露和手术时间，减少克氏针置入次数，增加骨折愈合率。

（四）手术过程

治疗方法：患者取仰卧位，将受伤的手背伸置于定制的、可重复使用且可透X线的腕关节背伸支具上，支具固定于可透X线的手术台。使用腋窝臂丛阻滞麻醉的区域麻醉，使用止血带。术中采用C型臂透视，牵引下行闭合手法复位，恢复桡骨长度、掌倾角和尺偏角（若关节面未复位者可用克氏针撬拨复位关节面）。

三维C型臂扫描系统和天玑手术机器人可用三维图像采集和克氏针导航定位，该系统由手术规划工作站、具有6个自由度的机器人臂和光学跟踪系统组成。光学跟踪系统能通过腕关节支具及机器臂上的示踪器确定机器臂和患者腕关节的相对空间位置。患者腕关节及机器臂上均放置示踪器,用于识别机器臂和患者腕关节的相对空间位置(图 5-115)。三维扫描系统由一个 C 型臂示踪器和一个三维 C 型臂组成,后者可收集感兴趣的解剖区域周围的图像。三维 C 型臂的位置使其可以以桡骨远端为中心,自由旋转 180°。一旦示踪器框架和 C 型臂被固定,就可以自动完成扫描,当它围绕患者的手腕旋转时,将以固定的角度捕获一组 256 张的投影。采集到的图像在矢状面、轴面和冠状面进行处理和重建,然后传送到天玑手术机器人工作站,形成三维体积图像,进行术中规划。

使用重建的三维数据,在机器人工作站上定位桡骨远端,精确可视化并规划出 6 个自由度的经皮螺钉固定模拟路径和长度。外科医生选择模拟的插入点和目标点,并在矢状面、轴面和冠状面进行修改,以使螺钉在桡骨远端骨折端中央区域内的最佳位置。三维数据以小于 1mm 的精度准确模拟桡骨远端骨折端的体积尺寸。这使得机器人工作站能够在重建的桡骨远端的三维可视化中沿最佳轨迹模拟不同长度的螺钉置入情况。因此,外科医生可以选择一个理想的螺钉长度,在螺钉末端和桡骨远端骨折端皮质之间提供 2mm 的近端和远端间隙。一旦确定了最优螺钉路径和

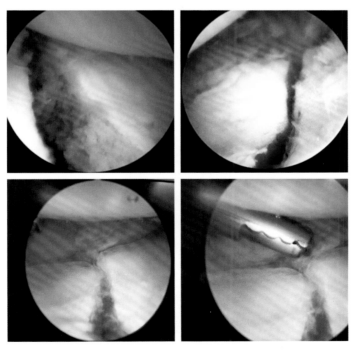

图 5-115 关节镜下探查桡骨骨折端和复位后整体观。

长度,规划将会传达给立体定向机器人手臂和其加持的空心螺钉套筒,后者被机器人操纵到规划的位置。尖刀切皮口,蚊式止血钳行钝性分离,保护桡神经浅支及拇长伸肌腱,自桡骨茎突经骨折线向近端内侧斜行钻入1枚导针,达骨折近端并透过对侧皮质,依据骨折块移位及复位情况,另置入1枚导针,防止旋转移位,并支撑关节面。空心钻头沿导针扩髓后选择规划好长度的全螺纹无头加压空心螺钉,沿导针置入螺钉,尾端与桡骨茎突骨皮质平齐,防止遗留钉尾造成肌腱及神经磨损。螺钉头端透过骨折近端对侧完整皮质1~2螺纹,同法置入另一枚空心钉,螺钉尾端需要与骨皮质平行。对合并尺骨茎突骨折者,在C型臂X线机透视下将导针沿尺骨茎突尖端钻入,选择克氏针置入。C型臂X线机透视检查骨折复位情况,并动态透视检查腕关节掌屈、背伸、尺偏、桡偏时骨折断端是否稳定,满意后全层缝合皮肤钉道口,使用弹力绷带适当加压包扎固定,并使用常规抗生素预防感染1~3d。术后24h即可行指间关节及掌指关节的主动活动,包括拇指的外展及屈伸运动。术后1周即行腕关节的主动屈伸运动并逐渐行腕关节非负重背伸、掌屈、尺桡偏功能训练,每月行X线复查,依据骨折愈合情况逐步负重训练。

　　患侧手部背伸位固定于特制的可透视的固定架上,安装天玑骨科导航机器人定位感应器。C型臂X线机正侧位透视定位,确认桡骨远端骨折端位于图像中间区域后进行环形扫描,采集患侧桡骨远端矢状面、冠状面和水平位的图像(图5-116),将数据传输至天玑骨科导航机器人工作站,在图像上可视化规划设计进针点、进针方向和走行路径,根据设计显示长度选择螺钉(图5-117)。自由旋转图像,调整并确认进针点和路径

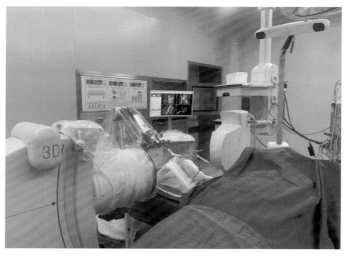

图5-116　C型臂X线机图像采集。

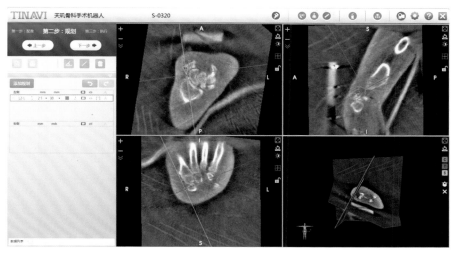

图5-117　工作站螺钉置入轨道设计。

均位于桡骨远端骨折端长轴线的最佳位置。确认后机器人将根据设计参数调整机械臂，导航至设计的进针点和进针方向。经导向套筒打入直径1.3mm导针，X线透视确认导针进针点、进针方向及走行路径与规划相符后，于导针进针点切开皮肤约3~5mm。空心钻沿导针钻孔，拧入规划所提示的直径和长度的Hebert加压螺钉或Acutrak螺钉固定，C型臂X线机透视确认骨折端对位对线情况、螺钉长度和位置与导航规划无异，取出导针，拆除机器人感应器。拧入螺钉后，使用6-0可吸收线缝合切口。

（五）术后处理

术后无需石膏外固定制动腕关节，抬高患肢，术后24h即可行指间关节及掌指关节的主动活动，包括拇指的外展及屈伸运动。术后1周即行腕关节的主动屈伸运动并逐渐行腕关节非负重背伸、掌屈、尺桡偏功能训练，每月行X线复查。当CT证实骨小梁生长通过骨折端，指导开始进行腕关节负重锻炼。

（六）结果

1.手术时间

平均总时间为40分钟，这包括20分钟的平均设置时间（包括患者、设备定位和校准扫描）及20分钟的平均手术时间（包括在天玑手术机器人工作站中进行术中计划以进行皮肤缝合）。所有患者均只需要一次克氏针置入。

2.术中螺钉放置的准确性

术后X线片和CT图像显示，患者的置入螺钉均位于桡骨远端骨折端的中央区域，与工作站的术中规划相对应（图5-118）。每个患者使用的螺钉长度与规划长度完全吻合,没有发生近端或远端皮质破坏的病例,没有术中或术后并发症的发生。

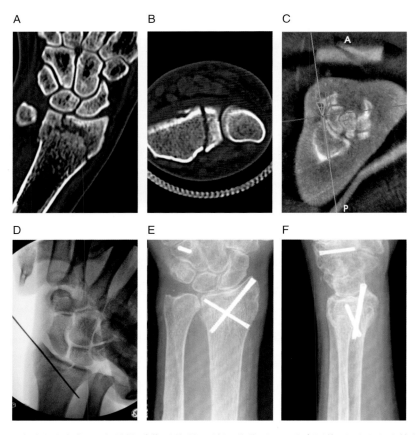

图5-118 (A)和(B)为42岁男性受伤后桡骨远端冠状位及CT重建图像。(C)和(D)外科医生在术中规划时确定的X线正位和模拟螺钉的最佳位置。(E)和(F)为术后的X线片图像,显示骨折愈合,螺钉在桡骨远端骨折端中央区域内置入良好。

3.骨折愈合时间和功能康复

平均愈合时间为11.3周,均由CT证实骨折端愈合,也证实了所有螺钉均无移位。在末次的随访中,与健侧相比,末次随访时患者伤侧腕关节主动屈曲活动平均恢复至(39.6°±8.9°)(30.7°~48.5°),主动背伸平均恢复至(55.4°±11.4°)(44°~66.8°),主动桡偏平均为(15.7°±7.7°)(8°~22.4°),主动尺偏平均(31.4°±10.8°)(20.6°~42.2°);握力恢复至(32.2±7.2)kg,捏力恢复至(8.7±3.8)kg,术前、末次随访差异均具有统计学意义(P<0.05);患者Mayo腕关节功能评分92.2±8.3分(80~100分),腕关节VAS疼痛评分1.3±1.4分(0~4分)。所有患者都恢复了原来的工作。

(刘波 方杰 齐伟亚)

第八节　达芬奇机器人在骶前
软组织肿瘤切除中的应用

一、骨科手术机器人产生的背景

在传统的骨科手术里,医生只能根据术前的相关影像学资料,在脑海中进行手术规划,其方案及效果依赖于临床经验,且不能实现数据共享。近年来,计算机图像学的发展,以及医学图像设备的进步,促进了计算机辅助术前规划系统的发展。我们可以通过 X 线、CT、MRI、DSA、PET 等获取人体图像信息,根据这些图像信息进行重建整合,还原病灶与其周围正常组织的真实解剖关系,用以指导手术风险评估及术前模拟,从而确定手术方案。

计算机辅助术前规划系统目前有多种,包括 Robodoc、CASPAR、Hip-Op、Surgimap等。其可以对患者的图像数据进行正确的模型转换,精确确定病灶和周围正常组织(包括重要的神经、血管等)的三维空间解剖关系并呈现逼真的三维显示效果,通过虚拟切割等技术辅助术者进行术前模拟(如切除骨肿瘤,精确置入关节假体),从而提高手术的可控性和预见性。相对于传统手术方案,计算机辅助术前规划系统客观、定量且可实现数据共享。计算机辅助术前规划系统确定的手术方案可不受限于术者的临床经验,具备良好的操作可行性、计算准确性、显著提高手术的安全性和根治性。同时,计算机辅助术前规划系统可显著提高术者对手术的理解程度,从而有效减少手术时间,减少术中出血量等并发症的发生。

目前,骨科领域计算机辅助术前规划系统根据工作原理主要分为基于 X 线设计、基于 CT 设计和基于 MRI 设计,有些系统可能兼备两种及两种以上的功能,且国内外学者通常将其与计算机术中导航系统结合运用。

由于 CT 在显示骨组织方面具备得天独厚的优势,因此骨科领域基于 CT 开发的计算机辅助术前规划系统目前品种最多,也较齐全。Hip-Op 是一种经典的、基于 CT 开发的、用于全髋关节置换的计算机辅助术前规划系统。它由 Lattanzi R 等于 2002 年首次报道,具备良好的人机交互界面且可获得。术者可以将患者的 CT 数据信息导入软件并据此进行三维重建。随后术者可以利用该软件的"导航"假体组件匹配到三维空间适当的位置,同时可以动态地改变可用组件之间的大小,同时通过程序生成的特殊联系图控制假体匹配和填充的级别。M. Viceconti 等研究发现,相对于传统手术方式,使用 Hip-Op 计算机辅助术前规划系统完全正确植入假体柄和髋臼杯的比例分别从34%、41% 提高到了 52% 和 66%。同时,Hip-Op 的可重复性可与模板程序相媲美,容易被外科医生们所熟悉。此外,Hip-Op 的重复性不受限于外科医生的临床经验,其在外科医生中的可操作性是一致的。

当然,Hip-Op 系统也有自身的劣势。首先,其仅能应用于全髋关节置换术。其次,该系统所确定的股骨柄假体尺寸一般与实际植入的相等或更大,外科医生倾向于选择最大的组件,它适合解剖特性,以最大限度地匹配和填充。然而,这种做法导致提高术中骨折的可能性。

目前基于 MRI 设计的计算机辅助术前规划系统则更多地应用于肌腱韧带损伤、软组织肿瘤等领域中。何川等自主研发了一种计算机术前规划软件 ACL Detector。其主要运用于膝关节前交叉韧带(ACL)损伤重建手术中。患者术前行双膝关节伸直位 MRI 扫描及患膝屈曲位 CT 扫描。将 MRI 和 CT 二维影像资料导入计算机,用 Mimics10.01 软件对膝关节进行三维结构重建。用逆向工程软件 Geomagic Studio 2012 进行加工修饰、配准信息后导入 ACL Detector,根据相关信息设计手术方案,确定骨隧道在胫骨及股骨侧出入口及角度,最终在关节镜辅助下行自体腘绳肌腱移植 ACL 单束解剖重建。该手术方案能显著提高 ACL 重建骨隧道位置的精确性,降低术后移植物撞击的发生率。ACL Detector 具有以下特点:扫描快捷,建模简便;便于初级医生术前进行手术模拟,多方位多角度进行手术规划,缩短学习曲线。但是,该软件并未与现有的关于 ACL 的计算机辅助术前规划系统进行对比,其优越性有待进一步研究。其人机交互界面有待进一步提高,仅用于 ACL 单束解剖重建,需要患者进行双膝 MRI 和 CT 扫描,提高患者费用。

当然,目前的计算机辅助术前规划仍然存在诸多缺陷。首先,目前各操作系统由各研究者自行设计研发,缺乏通用性,且由于缺乏医学工作者的充分参与,使得计算机辅助术前规划系统和实际操作仍不能做到完全一致。其次,由于计算机辅助术前规划系统需要完整的影像学资料,受限于目前的影像学发展,诸多地方仍不能提供与其完全匹配的医学设备,这使得计算机辅助术前规划系统的应用仅局限于比较大的城市和医院。再者,计算机辅助术前规划系统的要求可能使患者暴露于更大幅度的

CT、MRI 扫描中，其对患者的影响目前尚缺乏相关文献研究。另外，计算机辅助术前规划系统同时还面临着术前准备时间过长，有可能延误患者最佳治疗时间的问题。疾病的发生发展是一个动态过程，这导致可能出现术前规划和术中实际操作存在误差的可能。最后，目前关于计算机辅助术前规划系统的手术培训比较缺乏，这导致部分医生可能更倾向于传统的手术方案。即使有这些限制，计算机辅助术前规划系统较传统手术方案仍具备更良好的手术效果，相信随着医学技术的发展，其极有可能成为未来的常规手术方案。

二、骨科手术机器人现状

目前用于手术的机器人主要分为两类。一类是在腔镜下发展起来的手术机器人（如达芬奇手术机器人），主要目的是辅助医生完成腔镜下终端手术；另外一类是在前文所述的计算机辅助术前规划中发展起来的，用于定位辅助，为外科医生规划手术径路的机器人，主要用于骨科和神经外科方面，如史赛克的 Mako、美敦力的 Mazor、捷迈邦美的 ROSA，以及国内的天玑手术机器人等。骨科手术机器人主要用于定位、导航及精准切除；腔镜机器人可以形成三维立体影像，对手术部位进行放大，但无法进行骨性操作。

三、达芬奇手术机器人的特点

首先，达芬奇手术机器人产生的是三维立体影像，可以将手术野放大 10 倍，特别是对于肿瘤来说，放大后更有利于辨认边界。其次，达芬奇机器人的机械臂拥有 7 个自由度，可以滤除手部的细微震颤，具有人手无法比拟的稳定性及准确度。再者，达芬奇机器人减少了操作人员，完成一台高难度的手术只需要 1~2 名外科医生，1 名麻醉师及 1 名护士，节省了人力。最后，机器人手术具有创伤小、出血少、恢复快的特点。

当然，达芬奇机器人也有一些不足之处，比如目前手术费用较高，操作者需要较长时间的学习。另外，由于设计时主要考虑的是取代常规腔镜，并不适合骨性手术的操作。

四、达芬奇机器人切除骶前软组织肿瘤

（一）术前准备与体位

术前常规肠道准备，置尿管。一般采用截石位，常规消毒后，机械臂套入无菌保

护套,摆放于身体正中位置(图5-119)。

(二)置入机械臂

根据肿瘤所处位置置入机械臂。达芬奇机器人有3个机械臂,一般使用2个机械臂,另外一个可以作为通道,台上助手辅助进行拉钩或作为肿瘤取出的通道。布置完成后置入通道,两机械臂距离至少8cm以上,形成一定交互角度,利于术中的操作(图5-120)。

(三)切除肿瘤

主导者通过控制台操作机械臂控制手柄来控制机械臂的前进,后退,旋转,开合,

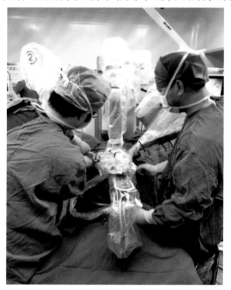

图5-119　机器人摆放的位置。

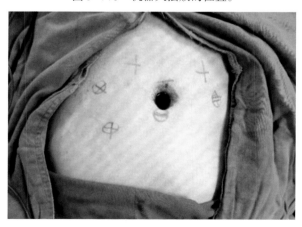

图5-120　通道置入定位图。

凝切等操作,对肿瘤进行游离,切除等操作(图5-121至5-123)。在操作过程中必须注意,由于是机械臂进行操作,无法给术者张力反馈。因此,操作机械臂应该非常小心,特别是在进行血管神经游离时,幅度过大有可能导致血管撕裂、神经损伤等风险,需要较长时间的训练。手术台上的助手也可以进行一定程度的辅助与保护。肿瘤游离切除后,将肿瘤装入套袋内,收紧套袋口,从通道取出。如肿瘤较大,可以扩大通道口以便取出,术后常规放置引流管(图5-124)。

(四)术后处理

术后第一天即可拔除引流管下地活动,引流一般10~50mL,平均30mL,患者主要不适为伤口疼痛,住院时间3~5天。

(五)典型病例

46岁男性,双侧骶前神经鞘瘤,位置较深,如果开放手术,需行双侧倒八字切口进行肿瘤切除,创伤较大。通过达芬奇机器人手术,微创下行双侧肿瘤切除,减少了患者创伤,极大地缩短了患者恢复时间(图5-125和图5-126)。

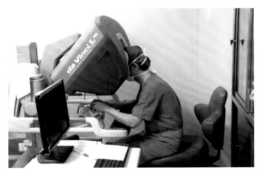

图5-121　术者操作。

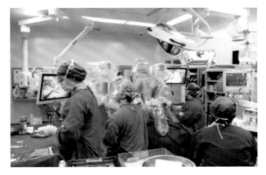

图5-122　手术中助手及器械护士的位置。

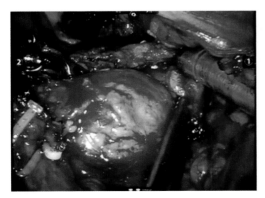

图5-123　肿瘤游离。

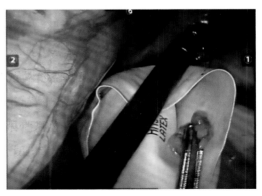

图5-124　肿瘤取出。

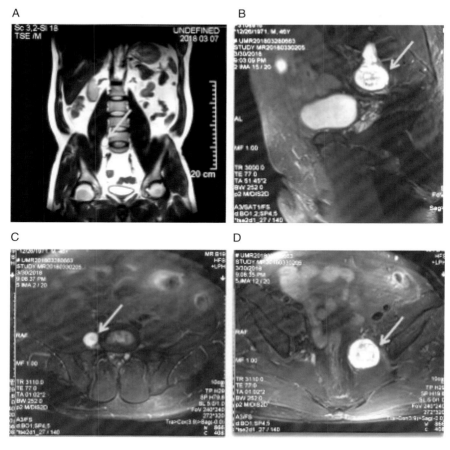

图片 5-125　术前 MRI。

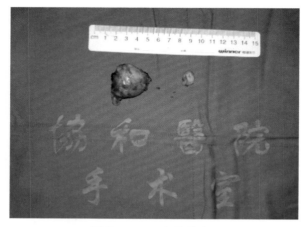

图片 5-126　切除肿瘤。

（刘建湘）

参考文献

[1]Robinson PG,Clement ND,Hamilton D,et al. A systematic review of robotic-assisted uni-compartmental knee arthroplasty:prosthesis design and type should be reported[J]. 2019,101-B(7):838-847.

[2]Jauregui JJ,Jeffrey JCDO,Pierce TP,et al. Long-Term Survivorship and Clinical Outcomes Following Total Knee Arthroplasty[J]. 2015,30(12):2164-2166.

[3]Jinnah AH,Multani A,Jinnah RH,et al. Robotic unicondylar knee arthroplasty:a commentary on a recently published level 1 study[J]. 2016,4:S40.

[4]Valenzuela GA,Jacobson NA,Geist DJ,et al. Implant and Limb Alignment Outcomes for Conventional and Navigated Unicompartmental Knee Arthroplasty[J]. 2013,28(3):463-468.

[5]Straßburg J,Herbst H,Pereszlenyi A,et al. Robotic-Arm Assisted Total Knee Arthroplasty Demonstrated Greater Accuracy and Precision to Plan Compared with Manual Techniques[J]. The journal of knee surgery 2019,32(3):239-250.

[6]Krushell R,Bhowmik-Stoker M,Kison C,et al. Characterization of Patient Expectations and Satisfaction after Total Hip Arthroplasty[J]. 2016,26(2):123.

[7]Bourne RB,Chesworth BM,Davis AM,et al,Patient Satisfaction after Total Knee Arthroplasty:Who is Satisfied and Who is Not? [J]. Research R,2010,468(1):57-63.

[8]Konan S,Maden C,Robbins AJBJHM. Robotic surgery in hip and knee arthroplasty[J]. 2017,78(7):378-384.

[9]Vanhegan IS,Malik AK,Jayakumar P,et al. A financial analysis of revision hip arthroplasty:the economic burden in relation to the national tariff[J]. Bone Joint Surg Br 2012,94(5):619-623.

[10]Swank ML,Alkire M,Conditt M,et al. Technology and cost-effectiveness in knee arthroplasty:computer navigation and robotics. [J]Am J Orthop 2009,38(2):32-36.

[11]Cobb,J. Hands-on robotic unicompartmental knee replacement:a prospective, randomised controlled study of the acrobot system.[J]. Journal of Bone & Joint Surgery-british Volume,2006,88(2):188-197.

[12]Lang J E ,Mannava S ,Floyd A J ,et al. Robotic systems in orthopaedic surgery[J]. Bone & Joint Journal,2011,93-B(10):1296-1299.

[13]A A Magan,B Kayani,J S Chang,et al. Artificial intelligence and surgical innovation:lower limb arthroplasty[J]. Br J Hosp Med (Lond),2020,81(10):1-7.

[14]Bell SW,Anthony I,Jones B,et al. Improved Accuracy of Component Positioning with Robotic-Assisted Unicompartmental Knee Arthroplasty:Data from a Prospective,Randomized Controlled Study. [J]Bone Joint Surg Am 2016,98(8):627-635.

[15]Karia M,Masjedi M,Andrews B,et al. Robotic assistance enables inexperienced surgeons to perform unicompartmental knee arthroplasties on dry bone models with accuracy superior to conventional methods. [J]Adv Orthop,2013,2013:481039.

[16]Jones LD,Golan D,Hanna SA,et al. Artificial intelligence,machine learning and the evolution of healthcare:A bright future or cause for concern? [J],Research J.2018,7(3):223-225.

[17]Song EK,Seon JK,Park SJ,et al. Simultaneous bilateral total knee arthroplasty with robotic and conventional techniques:a prospective,randomized study[J]. Knee Surg Sports Traumatol Arthrosc,2011,19(7):1069-1076.

[18]Song EK,Seon JK,Yim JH,et al. Robotic-assisted TKA reduces postoperative alignment outliers and improves gap balance compared to conventional TKA[J]. Clin Orthop Relat Res,2013,471(1):118-126.

[19]Kayani B ,Konan S ,Pietrzak J R T,et al. The learning curve associated with robotic-arm assisted unicompartmental knee arthroplasty[J]. Bone & Joint Journal,2018,100-B(8):1033-1042.

[20]Kim YH,Yoon SH,Park JWJCO. Does Robotic-assisted TKA Result in Better Outcome Scores or Long-Term Survivorship Than Conventional TKA? [R]. A Randomized,Controlled Trial. 2019,478(2):1.

[21]Kayani B ,Konan S ,Horriat S ,et al. Posterior cruciate ligament resection in total knee arthroplasty:The effect on flexion-extension gaps,mediolateral laxity,and fixed flexion deformity [J]. Bone and Joint Journal,2019,101-B(10):1230-1237.

[22]Kayani B ,Konan S ,Tahmassebi J ,et al. An assessment of early functional rehabilitation and hospital discharge in conventional versus robotic-arm assisted unicompartmental knee arthroplasty[J]. The bone & joint journal. 2019(1):101/B.

[23]Robinson P G,Clement N D,Hamilton D,et al. A systematic review of robotic-assisted unicompartmental knee arthroplasty:prosthesis design and type should be reported[J]. Bone and Joint Journal,2019,101-B(7):838-847.

[24]Rees JL,Price AJ,Beard DJ,et al. Minimally invasive Oxford unicompartmental knee arthroplasty:functional results at 1 year and the effect of surgical inexperience[J]. Knee,2004,11 (5):363-367.

[25]Honl M,Dierk O,Gauck C,et al. Comparison of robotic-assisted and manual implantation of a primary total hip replacement[J]. Bone Joint Surg,Am,2003,85(8):1470-1478.

[26]Chun YS,Kim KI,Cho YJ,et al. Causes and patterns of aborting a robot-assisted arthroplasty[J]. Arthroplasty,2011,26(4):621-625.

[27]Nakamura N,Sugano N,Nishii T,et al. A comparison between robotic-assisted and manual implantation of cementless total hip arthroplasty[J]. Clin Orthop Relat Res,2010,468(4):1072-1081.

[28]Park SE,Lee. CT. Comparison of robotic-assisted and conventional manual implantation of a primary total knee arthroplasty[J]. Arthroplasty,2007,22(7):1054-1059.

[29]Bokhari MB,Patel CB,Ramos-Valadez DI,et al. Learning curve for robotic-assisted laparoscopic colorectal surgery[J]. Surg Endosc,2011,25(3):855-860.

　　［30］Kayani B，Konan S，Tahmassebi J，et al. Robotic-arm assisted total knee arthroplasty is associated with improved early functional recovery and reduced time to hospital discharge compared with conventional jig-based total knee arthroplasty［J］. Bone & Joint Journal，2018，100-B（7）：930.

　　［31］Plate J F，Mofidi A，Mannava S，et al. Achieving Accurate Ligament Balancing Using Robotic-Assisted Unicompartmental Knee Arthroplasty［J］. Advances in Orthopedics，2013，（2013-03-24），2013，2013：837167.

　　［32］Cobb，J. Hands-on robotic unicompartmental knee replacement：a prospective，randomised controlled study of the acrobot system.［J］. Journal of Bone & Joint Surgery-british Volume，2006，88（2）：188-197.

　　［33］Keene G，Simpson D A，Kalairajah Y. Limb alignment in computer-assisted minimally-invasive unicompartmental knee replacement［J］. Journal of Bone & Joint Surgery British Volume，2006，88（1）：44-48.

　　［34］Lyons MC，Macdonald SJ，Somerville LE，et al. Unicompartmental Versus Total Knee Arthroplasty Database Analysis：Is There a Winner? ［R］2012，470（1）：84-90.

　　［35］Alisdair G，Maclean AD，Rowe PJ，et al. The Journal of arthroplasty：Robotic-Arm-Assisted vs Conventional Unicompartmental Knee Arthroplasty［J］. The 2-Year Clinical Outcomes of a Randomized Controlled Trial，2018，33（7S）：S109-S115.

　　［36］李玉希，黄浚燊，刘婷，等. 脊柱手术机器人在脊柱外科手术中的应用进展［J］. 机器人外科学杂志（中英文），2021，2：143-150.

　　［37］张宇轩，王洪立，宋健，等. 手术机器人在脊柱外科的应用进展［J］. 中华骨科杂志，2017，24：1556-1560.

　　［38］胡旭锋，张元智. 手术机器人在脊柱外科中的应用［J］. 中国骨科临床与基础研究杂志，2020，Z1：297-303.

　　［39］林云志，方国芳，李修往，等. 半自动脊柱手术机器人系统在脊柱外科治疗中的应用［J］. 中国组织工程研究，2020，24：3792-3796.

　　［40］荆林凯，王劲，王贵怀. 手术机器人在脊柱内固定手术中的应用与进展［J］. 中华神经外科杂志，2020，5：536-538.

　　［41］胡昊楠，张元智. 骨科手术机器人在脊柱置钉中的研究应用［J］. 临床医学研究与实践，2021，7：191-192，195.

　　［42］Xu D，Ma X，Xie L，et al. Surgical Precision and Efficiency of a Novel Electromagnetic System Compared to a Robot-Assisted System in Percutaneous Pedicle Screw Placement of Endo-LIF［J］. Global Spine，2021，14：21925682211025501.

　　［43］陈仲强，刘忠军，党耕町. 脊柱外科学［M］. 北京：人民卫生出版社，2013.

　　［44］邱贵兴，戴尅戎. 骨科手术学［M］. 3 版. 北京：人民卫生出版社，2005.

　　［45］胡有谷. 腰椎间盘突出症［M］. 4 版. 北京：人民卫生出版社，2011.

　　［46］陈伯华. 腰椎疾患［M］. 北京：人民卫生出版社，2011.

［47］周秉文. 腰背痛［M］. 2版. 北京：人民卫生出版社，2005.

［48］赵杰，马辉.微创脊柱外科学［M］.上海：上海科学技术出版社，2016.

［49］Said G.Osman. Endoscopic transforaminal decompression，interbody fusion，and percutaneous pedicle screw implantation of the lumbar spine：A case series report［J］. International Journal of Spine Surgery，2012，6：157-166.

［50］Frederic Jacquot，Daniel Gastambide. Percutaneous endoscopic transforaminal lumbar interbody fusion：is it worth it？［J］International Orthopaedics（SICOT），2013，37：1507-1510.

［51］Wu J，Liu H，Ao S，et al. Percutaneous Endoscopic Lumbar Interbody Fusion：Technical Note and Preliminary Clinical Experience with 2-Year Follow-Up［J］. Biomed Res Int，2018，5806037.

［52］Syed H，Voyadzis JM. True Percutaneous Transforaminal Lumbar Interbody Fusion：Case Illustrations，Surgical Technique，and Limitations［J］. Neurol Surg A Cent Eur Neurosurg，2016，77：344-353.

［53］Said G Osman. Endoscopic transforaminal decompression，interbody fusion and percutaneous pedicle screw implantation of the lumbar spine：A case series report［J］. Int J Spine Surg，2012，6：157-166.

［54］Frederic Jacquot，Daniel Gastambide. Percutaneous endoscopic transforaminal lumbar interbody fusion：is it worth it？［J］Int Orthop，2013，37（8）：1507-1510.

［55］Tian W，Han X，Liu B，et al. A robot-assisted surgical system using a force-image control method for pedicle screw insertion［J］. PLoS One，2014，9（1）：e86346.

［56］Overley SC，Cho SK，Mehta AI，et al. Navigation and Robotics in Spinal Surgery：Where Are We Now？［J］Neuosurgery，2017，80（3S）：S86-S99.

［57］Zhang H，Zhou C，Wang C，et al. Percutaneous Endoscopic Transforaminal Lumbar Interbody Fusion：Technique Note and Comparison of Early Outcomes with Minimally Invasive Transforaminal Lumbar Interbody Fusion for Lumbar Spondylolisthesis［J］. Int J Gen Med. 2021，14：549-558.

［58］Xu D，Han S，Wang C，et al. The technical feasibility and preliminary results of minimally invasive endoscopic-TLIF based on electromagnetic navigation：a case series［J］. BMC Surg，2021，21（1）：149.

［59］Xu D，Ma X，Xie L，et al. Surgical Precision and Efficiency of a Novel Electromagnetic System Compared to a Robot-Assisted System in Percutaneous Pedicle Screw Placement of Endo-LIF［J］. Global Spine J，2021，14：21925682211025501.

［60］Florschutz AV，Langford JR，Haidukewych GJ，et al. Femoral Neck Fractures：Current Management［J］. J Orthop Trauma，2015，29（3）：121-129.

［61］Pauyo T，Drager J，Albers A，et al. Management of femoral neck fractures in the young patient：A critical analysis review［J］. World J Orthop，2014，5（3）：204-217.

［62］Raaymakers EL. Fractures of the femoral neck：a review and personal statement［J］. Acta

Chir Orthop Traumatol Cech,2006,73(1):45-59.

[63]Gjertsen JE,Vinje T,Engesaeter LB,et al. Internal screw fixation compared with bipolar hemiarthroplasty for treatment of displaced femoral neck fractures in elderly patients[J]. J Bone Joint Surg Am,2010,92(3):619-628.

[64]Karthik K,Colegate-Stone T,Dasgupta P,et al. Robotic surgery in trauma and orthopaedics:a systematic review[J]. Bone Joint J,2015,97-B(3):292-299.

[65]Leung KS,Tang N,Cheung LW,et al. Image-guided navigation in orthopaedic trauma [J]. J Bone Joint Surg Br,2010,92(10):1332-1337.

[66]Tamam C,Poehling GG. Robotic-assisted Unicompartmental Knee Arthroplasty Cuneyt Tamam[J]. Sports Med Arthrosc,2014,22(4):219-222.

[67]Elmallah RK,Cherian JJ,Jauregui JJ,et al. Robotic-Arm Assisted Surgery in Total Hip Arthroplasty[J]. Surg Technol Int,2015,26:93-288.

[68]Westphal R,Winkelbach S,Wahl F,et al. Robot-assisted Long Bone Fracture Reduction [J]. Int J Med Robot,2009,28(10):1259-1278.

[69]Tian W,Han X,Liu B,et al. A Robot-Assisted Surgical System Using a Force-Image-Control Method for Pedicle Screw Insertion[J]. PLoS One,2014,9(1):e86346.

[70]周力,王豫,王红建,等. 双平面骨科机器人系统辅助股骨颈骨折内固定的实验研究 [J]. 中华创伤骨科杂志,2009,11(2):147-151.

[71]苏永刚,王军强,刘文勇,等. 双平面骨科机器人系统辅助骶髂关节螺钉置入的实验研究[J]. 中华创伤骨科杂志,2006,8(1):45-49.

[72]Lindsay A,Tornetta P 3rd,Diwan A,et al. Is closed reduction and Percutaneous fixation of unstable posterior ring injuries as accurate as open reduction and internal fixation[J]. J Orthop Trauma,2016,30(1):29.

[73]Barei D P,Shafer B L,Beingessner D M,et al. The impact of open reduction internal fixation on acute pain management in unstable pelvic ring injuries[J]. J Trauma,2010,68(4):949.

[74]Pavelka T,Saláek M,Weisová D.Complications associated with surgical treatment of pelvic ring fractures[J]. Acta Chir Orthop Traumatol Cech,2013,80(3):208.

[75]Mardanpour K,Rahbar M. The outcome of surgically treated traumatic unstable pelvic fractures by open reduction and internal fixation[J]. J Inj Violence Res,2013,5(2):77.

[76]Naudé P.The safety and efficacy of percutaneous sacroiliac joint screw fixation[J]. Sa J Orthop,2013,13(4):26-29.

[77]Giráldez-Sánchez MA,Lázaro-Gonzálvez,Martínez-Reina J,et al.Percutaneous iliosacral fixation in external rotational pelvic fractures. A biomechanicalanalysis[J].Injury,2015,46 (2):327-332.

[78]Lonstein JE,Denis F,Perra JH,et al.Complications associated with pedicle screw[J].J Bone Joint Surg Am,1999,81(11):1519-1528.

[79]Majeed SA. Grading the outcome of pelvic fractures[J].J Bone Joint Surg Br,1989,71

（2）：304-306.

［80］Matityahu A，Kahler D，Krettek C，et al. Three-dimensional navigation is more accurate than two-dimensional navigation or conventional fluoroscopy for percutaneous sacroiliac screw fixation in the dysmorphic sacrum：a randomized multicenter study［J］. J Orthop Trauma，2014，28（12）：707.

［81］谭山，高仕长，张安维. 经皮骶髂关节螺钉固定变异骶骨的影像学初步研究［J］. 重庆医科大学学报，2018，43（10）：1388-1393.

［82］Karthik K，Colegate-Stone T，Dasgupta P，et a. Robotic surgery in trauma and orthopaedics：a systematic review［J］. Bone Joint J，2015，97（3）：292-299.

［83］Verbeek J，Hermans E，van Vugt A，et a1. Correct positioning of percutaneous iliosacral screws with computer-navigated versus fluoroscopically guided surgery in traumatic pelvic ring fractures［J］. J Orthop Trauma，2016，30（6）：331-335.

［84］Thakkar SC，Thakkar RS，Sirisreetreerux N，et a1.2D versus 3D fluoroscopy-based navigation in posterior pelvic fixation：review of the literature on current technology［J］. Int J Comput Assist Radiol Surg，2017，12（1）：69-76.

［85］贾帅军，吕尚军，贺利军，等. 3D导航技术辅助经皮骶髂螺钉治疗骨盆后环骨折［J］. 创伤外科杂志，2014，16（6）：506-610.

［86］苏永刚，王军强，王豫，等. 双平面骨科机器人辅助骶髂关节螺钉置入系统精度测试及尸体应用的研究［J］. 中华创伤骨科杂志，2008，10（5）：460.

［87］苏永刚，张维军，王豫. 骶髂关节螺钉手术导航机器人系统设计及实验研究［J］. 北京生物医学工程，2013，32（4）：331-335.

［88］蒋侃凌，田维，贾健. TiRobot手术机器人辅助经皮骶髂螺钉固定治疗骨盆后环不稳定损伤［J］. 天津医科大学学报，2017，23（3）：247-251.

［89］赵春鹏，王军强，苏永刚，等. 机器人辅助经皮螺钉内固定治疗骨盆和髋臼骨折［J］. 北京大学学报（医学版），2017，49（2）：274-280.

［90］Zwingmann J，Hauschild O，Bode G，et al. Malposition and revision rates of different imaging modalities for percutaneousiliosacral screw fixation following pelvic fractures：a systematic review and meta-analysis［J］. Arch Orthop Trauma Surg，2013，133（9）：1257-1265.

［91］Zwingmann J，Konrad G，Mehlhorn AT，et al. Percutaneousiliosacral screw insertion：malpositioning and revision rate of screws with regards to application technique（navigated vs.Conventional）［J］. J Trauma，2010，69（6）：1501-1506.

［92］Zwingmann J，Konrad G，Kotter E，et al. Computer-navigated iliosacral screw insertion reduces malposition rate and radiation exposure［J］. Clin Orthop Relat Res，2009，467（7）：1833-1838.

［93］Stockle U，Schaser K，Konig B. Image guidance in pelvic and acetabular surgery-expectations，success and limitations［J］. Injury，2007，38（4）：450-462

［94］Starr AJ，Walter JC，Harris RW，et al. Percutaneous screwfixation of fractures of the iliac wing and fracture-dislocations of the sacro-iliac joint（OTA Types 61-B2.2 and 61-B2.3, or Young-Burgess "lateral compression type II" pelvic fractures）[J]. Orthop Trauma, 2002, 16(2): 116-123.

[95]Zwingmann J, Konrad G, Kotter E, et al. Computer-navigated iliosacral screw insertion reduces malposition rate and radiationexposure[J]. Clin Orthop Relat Res, 2009, 467(7): 1833-1838.

[96]Chengla Yi, Sean Burns, David J, et al. HakIntraoperative Fluoroscopic Evaluation of Screw Placement During Pelvic and Acetabular Surgery[J].Orthop Trauma, 2014, 28(1): 48-56.

[97]Vallier HA, Nork SE, Benirschke SK, Sangeorzan BJ. Surgical treatment of talar body fractures[J]. Bone Joint Surg Am, 2003, 85(9): 1716-1724.

[98]江东, 胡跃林, 焦晨, 等. 改良辅助入路全关节镜下修复踝关节外侧副韧带[J]. 中国微创外科杂志, 2019, 19(1): 11-14.

[99]Jiang D, HuYl, Chen J, et al. Lateral Ankle Ligament Repair by Using Modified AccessoryApproach Total Arthroscopic Technique[J]. Chin J Min Inv Surg, 2019, 19(1): 11-14.

[100]Dahmen J, Kerkhoffs GMMJ, van Bergen CJA. Editorial Commentary: How Far Can the Arthroscope Reach in the Ankle Joint? [J]Arthroscopy, 2021, 37(4): 1258-1260.

[101]严广斌. AOFAS 踝-后足评分系统[J]. 中华关节外科杂志(电子版), 2014, 8(4): 557.

[102]Yan G B. AOFAS ankle-hindfoot scoring system[J]. Chinese Journal of Joint Surgery (Electronic Edition), 2014, 8(4): 557.

[103]张程, 王庆贤, 周亚斌, 等. 距下关节脱位伴距骨后突骨折一例及文献复习[J]. 中华解剖与临床杂志, 2018, 23(3): 251-257.

[104]Zhang C, Wang QX, Zhou YB, et al. A case of subtalar joint dislocation with kyphotic fracture and literature review [J]. Chinese Journal of Anatomy and Clinics, 2018, 23(3): 251-257.

[105]Jacobsen MG, Brander D. Severely dislocated fracture of neck of talus initially treated outside of trauma centre[J]. Ugeskr Laeger, 2018, 180(29): V12170920.

[106]Buza JA 3rd, Leucht P. Fractures of the talus: Current concepts and new developments [J]. Foot Ankle Surg, 2018, 24(4): 282-290.

[107]von Winning D, Adolf D, Schirrmeister W, Piatek S. Surgical Treatment of Talar Neck and Body Fractures: Mid-Term Results of 24 Cases[J]. Z Orthop Unfall, 2021, 159(1): 67-74.

[108]李岩, 罗鸣, 袁志. 距骨骨折的治疗原则及进展[J]. 中华创伤骨科杂志, 2021, 23(4): 329-336.

[109]Li Y, Luo M, Yuan Z. Treatment principles and progress of talus fractures[J]. Chinese Journal of Orthopaedic Trauma, 2021, 23(4): 329-336.

[110]Breĭgin EIa. Operativnoe lechenie pereloma-vyvikha tarannoĭ kosti[Surgical treatment of fracture-dislocation of the talus][J]. Vestn Khir Im I I Grek, 1967, 98(5): 112-113.

[111]Wagener J, Schweizer C, Zwicky L, et al. Arthroscopically assisted fixation of Hawkins type II talar neck fractures: a case series[J]. Bone Joint J, 2018, 100-B(4): 461-467.

［112］李杨,蒋逸秋,潘竹,等.关节镜下Brostrom法结合Gould技术治疗距腓前韧带损伤[J].中国微创外科杂志,2018,18(7):624-627,631.

［113］Yang Y,Jiang YQ,Pan Z,et al. Application of Brostrom Method Combined With Gould Technique Under Arthroscope in the Treatment of Anterior Talofibular Ligament Injury[J]. Chin J Min Inv Surg,2018,18(7):624-627,631.

［114］Wagner E,Melo R. Subtalar Arthroscopic Fusion[J]. Foot Ankle Clin,2018,23(3):475-483.

［115］常步青,王爱国,张在轶,等.全踝关节镜手术治疗陈旧性外踝撕脱骨折并发踝关节不稳的疗效观察[J].中华解剖与临床杂志,2021,26(1):94-97.

［116］Chang BQ,Wang AG,Zhang ZT,et al. The effect of total ankle arthroscopy in the treatment of old lateral malleolus avulsion fracture with ankle instability[J]. Chinese Journal of Anatomy and Clinics,2021,26(1):94-97.

［117］李秀存,曹松华,张宁,等.关节镜下复位内固定治疗距骨体骨折的临床研究[J].中华骨与关节外科杂志,2020,13(12):1018-1022.

［118］Li CX,CaoSH,Zhang N,et al. Clinical Study on Treatment of Talar Fractures with Reduction and Internal Fixation under Arthroscopy [J].Chinese Journal of Bone and Joint Injury,2020,13(12):1018-1022.

［119］Kuang S,Leung K,Wang T,et al. A novel passive/active hybrid robot for orthopaedic trauma surgery[J]. The International Journal of Medical Robotics and Computer Assisted Surgery,2012,8(4):458-467.

［120］洪石,吴征杰,李雪,等.骨科机器人辅助下经皮螺钉内固定治疗骨盆与髋臼骨折[J].中华创伤骨科杂志,2019,4(1):16-21.

［121］Wu J,Lu AD,Zhang LP,et al Study of clinical outcome and prognosis in pediatric core binding factor-acute myeloid leukemia[J]. Zhonghua Xue Ye Xue Za Zhi,2019,40(1):52-57.

［122］Wang JQ,Fan YB. Results of treatment for femoral neck fracture will be improved by computer assisted orthopaedic surgery[J]. Zhongguo Gu Shang,2018,31(2):99-102.

［123］Lan H,Tan Z,Li KN,Gao JH,Liu TH. Intramedullary Nail Fixation Assisted by Orthopaedic Robot Navigation for Intertrochanteric Fractures in Elderly Patients[J]. Orthop Surg,2019,11(2):255-262.

［124］张言,梁景棋,郑伟鑫,等.闭合复位经皮内固定治疗距骨颈骨折[J].中华骨与关节外科杂志,2020,13(7):529-533.

［125］Zhang Y,Liang JQ,Zheng WX,et al.Treatment of Talar Neck Fractures with Closed Reduction and Percutaneous Internal Fixation[J].Chinese Journal of Bone and Joint Injury,2020,13(7):529-533.

［126］范峥睿,王颖,匡明杰,等.距骨颈骨折双螺钉固定力学稳定性的三维有限元分析[J].中华创伤杂志,2019,4(6):543-548.

［127］Wu J,Lu AD,Zhang LP,et al. Study of clinical outcome and prognosis in pediatric core binding factor-acute myeloid leukemia[J]. Chinese journal of Trauma,2019,4(6):543-548.

[128]Liu B,Wu F,Chen S,et al. Robot-assisted percutaneous scaphoid fracture fixation: a report of ten patients[J]. Journal of Hand Surgery European Volume,2019,44(7):685-691.

[129]Tysver T,Jawa A. Fractures in brief: scaphoid fractures[J]. Cliniud Orthopaedics and Related Research,2010,468(9):2553-5.

[130]Walsh E,Crisco JJ,Wolfe SW. Computer-assisted navigation of volar percutaneous scaphoid placement[J]. The Journal of Hand Surgery,2009,34(9):1722-8.

[131]Bond CD,Shin AY,McBride MT,et al. Percutaneous screw fixation or cast immobilization for nondisplaced scaphoid fractures[J]. The Journal of Bone and Joint Surgery,2001,83(4):483-8.

[132]Bushnell BD,McWilliams AD,Messer TM. Complications in dorsal percutaneous cannulated screw fixation of nondisplaced scaphoid waist fractures[J]. The Journal of Hand Surgery,2007,32(6):827-33.

[133]Dias JJ,Wildin CJ,Bhowal B,et al. Should acute scaphoid fractures be fixed? A randomized controlled trial[J]. The Journal of Bone and Joint,2005,87(10):2160-8.

[134]Luchetti TJ,Rao AJ,Fernandez JJ,et al. Fixation of proximal pole scaphoid nonunion with non-vascularized cancellous autograft[J]. The Journal of Bone and Joint,2018,43(1):66-72.

[135]Suh N,Grewal R. Controversies and best practices for acute scaphoid fracture management[J]. The Journal of Hand Surgery,2018,43(1):4-12.

[136]Levitz S,Ring D. Retrograde（volar）scaphoid screw insertion-a quantitative computed tomographic analysis[J]. The Journal of Hand Surgery,2005,30(3):543-8.

[137]McCallister WV,Knight J,Kaliappan R,et al. Central placement of the screw in simulated fractures of the scaphoid waist: a biomechanical study[J].The Journal of Bone and Joint Surgery-American Volume,2003,85(1):72-7.

[138]Geurts G,van Riet R,Meermans G,et al. Incidence of scaphotrapezial arthritis following volar percutaneous fixation of nondisplaced scaphoid waist fractures using a transtrapezial approach[J]. The Journal of Hand Surgery,2011,36(11):1753-8.

[139]Tian W,Lang Z. Placement of pedicle screws using three-dimensional fluoroscopy-based navigation in lumbar vertebrae with axial rotation[J]. European spine journal. 2010,19(11):1928-35.

[140]Day AC,Stott PM,Boden RA. The accuracy of computer-assisted percutaneous iliosacral screw placement[J]. Clinical Orthopaedics and Related Research.,2007,463:179-86.

[141]Stulberg SD,Loan P,Sarin V. Computer-assisted navigation in total knee replacement: results of an initial experience in thirty-five patients[J]. The Journal of bone and joint surgery. American volume,2002,84-A Suppl 2:90-8.

[142]Liverneaux PA,Gherissi A,Stefanelli MB. Kirschner wire placement in scaphoid

bones using fluoroscopic navigation: a cadaver study comparing conventional techniques with navigation[J]. International Journal Of Medical Robotics And Computer Assisted Surgery, 2008, 4(2):165-73.

[143]Slade JF 3rd, Geissler WB, Gutow AP, et al. Percutaneous internal fixation of selected scaphoid nonunions with an arthroscopically assisted dorsal approach[J]. Journal of Bone and Joint Surgery-American Volume, 2003, 85-A Suppl 4:20-32.

[144]Wolfe SW, Hotchkiss RN, Pederson WC, et al. Green's operative hand surgery[M], Philadelphia, 2017, 7th ed, p588.

[145]Borges CS, Ruschel PH, Pignataro MB. Scaphoid Recons truction[J]. The Orthopedic clinics of North America, 2020, 51(1):65-76.

[146]Onur Berber, Imtiaz Ahmad, Sam Gidwani. Fractures of the scaphoid[J]. BMJ, 2020, 369: m1908.

[147]Garala K, Taub N A, Dias JJ. The epidemiology of fractures of the scaphoid: impact of age, gender, deprivation and seasonality[J]. Bone & Joint Journal, 2016, 98-B(5):654-659.

[148]Dias JJ, Brealey SD, Fairhurst Caroline, et al. Surgery versus cast immobilisation for adults with a bicortical fracture of the scaphoid waist (SWIFFT): a pragmatic, multicentre, open-label, randomised superiority trial[J]. Lancet, 2020, 396(10248):390-401.

[149]Vender MI, Watson HK, Wiener BD, et al. Degenerative change in symptomatic scaphoid nonunion[J]. Journal of Hand Surgery-American Volume, 1987, 12(4):514-519.

[150]Clay NR, Dias JJ, Costigan PS, et al. Need the thumb be immobilised in scaphoid fractures? A randomised prospective trial[J]. Journal of Bone and Joint Surgery.-British Volume, 1991, 73(5): 828 - 32.

[151]Cohen MS, Jupiter JB, Fallahi K, et al. Scaphoid waist nonunion with humpback deformity treated without structural bone graft[J]. Journal of Hand Surgery-American Volume, 2013, 38(4):701 - 705.

[152]Wei Hsiung, Huang HK, Wang JP, et al. Arthroscopic realignment and osteosynthesis of unstable scaphoid nonunion with cancellous bone graft from the ipsilateral radius[J]. International Orthopaedics, 2021, 45(1):191-197.

[153]Fernandez DL. Anterior bone grafting and conventional lag screw fixation to treat scaphoid nonunions[J]. Journal of Hand Surgery-American Volume, 1990, 15(1):140 - 147.

[154]Jason H Ko, Mitchell A Pet, Joseph S Khouri, et al. Management of Scaphoid Fractures[J]. Plastic and Reconstructive Surgery, 2017, 140(2):333e-346e.

[155]Lee YK, Choi KW, Woo SH, et al. The clinical result of arthroscopic bone grafting and percutaneous K-wires fixation for management of scaphoid nonunions[J]. Medicine (Baltimore), 2018, 97(13):e9987.

[156]Oh WT, Kang HJ, Chun YM, et al. Retrospective Comparative Outcomes Analysis of Arthroscopic Versus Open Bone Graft and Fixation for Unstable Scaphoid Nonunions[J]. Ar-

throscopy,2018,34(10):2810-2818.

[157]Slade JF,Gillon TR. Rospective review of 234 scaphoid fractures and nonunions treated with arthroscopy for union and complications[J].Scandinavian Journal Of Surgery,2008,97(4): 280 – 289.

[158]Wei Hsiung,Huang HK,Wang JP,et al. Arthroscopic realignment and osteosynthesis of unstable scaphoid nonunion with cancellous bone graft from the ipsilateral radius[J].International Orthopaedics. 2021,45(1):191-197.

[159]Huang YC,Liu Y,Chen TH. Long-term results of scaphoid nonunion treated by intercalated bone grafting and Herbert's screw fixation – a study of 49 patients for at least five years [J]. International Orthopaedics,2009,33(5):1295 – 1300.

[160]Huang YC,Liu Y,Chen TH. Long-term results of scaphoid nonunion treated by intercalated bone grafting and Herbert's screw fixation--a study of 49 patients for at least five years [J]. International Orthopaedics,2009,33(5):1295-1300.

[161]Kim JK,Yoon JO,Baek H. Corticocancellous bone graft vs cancellous bone graft for the management of unstable scaphoid nonunion[J]. Orthopaedics & Traumatology Surgery & Research. 2018,104(1):115-120.

[162]Tian W,Liu YJ,Liu B,et al. Guideline for thoracolumbar pedicle screw placement assisted by orthopaedic surgical robot[J]. Orthopaedic Surgery,2019,11(2): 153-159.

[163]Liu B,Wu F,Chen S,et al. Robot-assisted percutaneous scaphoid fracture fixation: a report of ten patients[J]. Journal of Hand Surgery-European Volume,2019,44(7):685-691.

[164]Liu B,Wu F,Ng CY. Wrist arthroscopy for the treatment of scaphoid delayed or nonunions and judging the need for bone grafting[J]. Journal of Hand Surgery-European Volume,2019,44(6):594-599.

[165]Walsh JJt,Bishop AT. Diagnosis and management of hamate hook fractures[J].Hand Clinics,2000,16(3):397-403.

[166]王斌,胡建威,张学柏,等.钩骨钩的应用解剖研究[J].中国修复重建外科杂志,2010,24(1):60-63.

[167]胡建威,王斌.与钩骨有关的常见伤病诊治进展[J].河北联合大学学报(医学版),2012,14(6):806-808.

[168]刘岸雄,孙浩然,姜宗圆,等. 维持第四、五掌骨基底间稳定性对于治疗钩骨-掌骨关节损伤的疗效分析[J]中国修复重建外科杂志,2018,32(8):984-988.

[169]梁卫东,关鹏飞,李力更.钩骨骨折并第 4、5 腕掌关节脱位成因与手术治疗[J].河北北方学院学报(自然科学版),2014,30(6):88-89.

[170]Kose O,Ege T,Guler F. Bilateral fractures of the hook of the hamate: a bicycle handlebar injury[J].The Journal of hand surgery-European volume,2014,39(7):788-789.

[171]Scheufler O,Radmer S,Erdmann D,et al.Therapeutic alternatives in nonunion of hamate hook fractures: personal experience in 8 patients and review of literature[J].Annals of plas-

tic surgery,2005,55(2):149-154.

[172]马海鱼. 钩骨钩骨折发病及其诊治[J].中医正骨,1993(1):23.

[173]张新,郑瑞启,郭秀全,等. 钩骨骨折伴第4和/或第5腕掌关节脱位三例[J].中国骨与关节损伤杂志,2008(6):464.

[174]李晓,于胜军.钩骨骨折合并第4、5腕掌关节脱位的诊疗体会[J].实用手外科杂志,2015(1):93-94.

[175]Liu B,Wu F,Chen S,Jiang X,et al. Robot-assisted percutaneous scaphoid fracture fixation:a report of ten patients[J].Journal of Hand Surgery-European Volume. 2019,44(7):685-691.

[176]Tysver T,Jawa A. Fractures in brief:scaphoid fractures[J].Clinical Orthopaedics And Related Research. 2010;468(9):2553-5.

[177]Walsh E,Crisco JJ,Wolfe SW. Computer-assisted navigation of volar percutaneous scaphoid placement[J]. Journal of Hand Surgery-American Volume. 2009,34(9):1722-8.

[178]Bond CD,Shin AY,McBride MT,et al. Percutaneous screw fixation or cast immobilization for nondisplaced scaphoid fractures[J]. Journal of Hand Surgery-American Volume. 2001,83(4):483-8.

[179]Bushnell BD,McWilliams AD,Messer TM. Complications in dorsal percutaneous cannulated screw fixation of nondisplaced scaphoid waist fractures[J]. Journal of Hand Surgery-American Volume. 2007,32(6):827-33.

[180]Dias JJ,Wildin CJ,Bhowal B,et al. Should acute scaphoid fractures be fixed? A randomized controlled trial[J]. Journal of Bone and Joint Surgery-American Volume. 2005 Oct;87(10):2160-8.

[181]Luchetti TJ,Rao AJ,Fernandez JJ,et al. Fixation of proximal pole scaphoid nonunion with non-vascularized cancellous autograft[J]. The Journal of hand surgery-European volume. 2018,43(1):66-72.

[182]Suh N,Grewal R. Controversies and best practices for acute scaphoid fracture management[J]. The Journal of hand surgery-European volume. 2018 Jan;43(1):4-12.

[183]Levitz S,Ring D. Retrograde (volar) scaphoid screw insertion-a quantitative computed tomographic analysis[J].Journal of Hand Surgery-American Volume. 2005,30(3):543-8.

[184]McCallister WV,Knight J,Kaliappan R,et al. Central placement of the screw in simulated fractures of the scaphoid waist:a biomechanical study[J].Journal of Bone and Joint Surgery-American Volume. 2003,85(1):72-7.

[185]Geurts G,van Riet R,Meermans G,et al. Incidence of scaphotrapezial arthritis following volar percutaneous fixation of nondisplaced scaphoid waist fractures using a transtrapezial approach[J]. Journal of Hand Surgery-American Volume. 2011,36(11):1753-8.

[186]Tian W,Lang Z. Placement of pedicle screws using three-dimensional fluoroscopy-based navigation in lumbar vertebrae with axial rotation[J]. European Spine Journal. 2010,19

（11）：1928-35.

［187］Day AC，Stott PM，Boden RA. The accuracy of computer-assisted percutaneous iliosa-cral screw placement［J］. Clinical Orthopaedics And Related Research. 2007，463：179-86.

［188］Stulberg SD，Loan P，Sarin V. Computer-assisted navigation in total knee replace-ment：results of an initial experience in thirty-five patients［J］. Journal of Bone and Joint Sur-gery-American Volume. 2002；84-A Suppl 2：90-8.

［189］Liverneaux PA，Gherissi A，Stefanelli MB. Kirschner wire placement in scaphoid bones using fluoroscopic navigation：a cadaver study comparing conventional techniques with navigation［J］.International Journal Of Medical Robotics And Computer Assisted Surgery. 2008 ，4（2）：165-73.

［190］Slade JF 3rd，Geissler WB，Gutow AP，et al. Percutaneous internal fixation of selected scaphoid nonunions with an arthroscopically assisted dorsal approach［J］.Journal of Bone and Joint Surgery-American Volume. 2003；85-A Suppl 4：20-32.

［191］Bargar WL，Bauer A，Borner M. Primary and revision total hip replacement using the Robodoc system ［J］. Clinical Orthopaedics，1998，354：82－91.

［192］Grueneis C，Richter R，Henning F. Clinical introduction of the CASPAR system：prob-lems and initial results ［J］. Computer Aided Surgery，1999，4：152－167.

［193］M. Viceconti，R. Lattanzi，B. Antonietti，S. Paderni，R. Olmi，A. Sudanese，A. Toni. CT-based surgical planning software improves the accuracy of total hip replacementpreopera   -tive planning ［J］. Medical Engineering & Physics，2003，25（5）：371-377.

［194］Atici Y，Akman YE，Balioglu MB，et al. Two level pedicle substraction osteotomies for the treatment of severe fixed sagittal plane deformity：computer software-assisted preopera-tive planning and assessing ［J］. European Spine Journal，2016，25（8）：2461-2470.

［195］Lattanzi R，Viceconti M，Zannoni C，et al. Hip-Op：an innovative software to plan to-tal hip replacement surgery ［J］. Medical Informatics and The Internet in Medicine，2002，27（2）：71-83.

［196］He C，Li Y，Zhang Z，et al. Effectiveness of computer-assisted preoperative planning system in anterior cruciate ligament reconstruction ［J］. Chinese Journal of Reparative and Re-constructive Surgery，2013，27（12）：1432-1436.

［197］Chen Y，Qiang M，Zhang K，Li H，Dai H. Novel computer-assisted preoperative planning system for humeral shaft fractures：report of 43 cases ［J］. International Journal Of Medical Robotics And Computer Assisted Surgery，2015，11（2）：109-119.

［198］Pu Feifei，Zhang Zhicai，Wang Baichuan，et al. Application of the da Vinci surgical ro-bot system in presacral nerve sheath tumor treatment［J］. Oncology Letters. 20（5），2020.

第 **6** 章

AI 应用于骨肌系统影像学的理论与实践

　　骨肌系统疾病庞杂多样且表现各异,主要累及骨、关节及其邻近软组织。作为临床诊疗工作的重要组成部分,影像学检查已成为诊断疾病的关键性工具。现阶段,随着以个性化诊断、靶向治疗及精准医疗为核心的新诊疗模式的形成,临床对医学影像学提出了新的要求。医学影像学要求摆脱传统的定位、定量及定性法来诊断疾病,逐步向评价功能变化、选择诊疗方案及评估预后等多个方面进行发展。为此,作为当下医学影像学的重要任务,对影像图像中的关键信息充分发掘、分析及利用,从而提高骨肌系统疾病的诊断效能,已经成为现今医学影像学的科研热点。近年来,随着 AI 及机器学习技术在卫生医疗领域的广泛开发与应用,医学影像在疾病风险评估、预后评估及药物研制等方面已实现了长足的发展。对比传统方法,AI 具有可深度挖掘大量可靠的数据信息,自动学习影像、图像特征信息的优势,可辅助疾病的诊断并提高诊断效能。本文主要概述了 AI 及机器学习技术在骨肌系统影像学诊断方面的应用现状及研究进展,以期提高骨肌系统疾病相关 AI 研究的认识。

一、AI 与骨病变

(一)骨龄预测

　　目前衡量儿童骨骼发育程度最常用的指标是骨龄(BA)。作为临床上最常用的影像学检查方法,骨龄检查的优势是操作简单,成本低廉,其左手及手腕只需接受一次 X 线检查。骨龄检查在临床诊疗工作中具有重要价值,不仅有助于脊柱畸形或矫正长骨的手术,还可诊断内分泌疾病及评估生长激素水平,此外骨龄检查也常被用于个体最终身高的预测。现阶段的骨龄检查大多数是建立于图谱法(G&P)或计分法(TW)上的自动化检测方法,其主要是通过对手骨的 X 线特定图像特征进行自动化提取实现的。2001 年,基于测量者左手腕部干骺端特定区域,Pietka 等开发了一种新的提取方法,其主要是通过模糊分类法对受测者图像进行骨龄分析。2007 年 Gertych 等利用模糊分类法,开发了一种对提取的定量特征进行儿童骨龄自动化评价的方法,实现的平均绝对误差(MAE)值仅为 2.15 岁。2009 年 Thodberg 等通过 TW 法和图谱法相结合的方式进一步开发了 BoneXpert 法,其自动化地评估了 1559 张 X 线图像的骨龄值(2~17 岁),其中评估骨龄值的图谱法及计分法的平均绝对误差值分别为 0.42 岁和 0.8 岁。相比于传统人工评估骨龄的费时、费力,AI 明显具有高效、便捷的优势。

(二)骨折检测

　　骨折作为临床上最常见的疾病之一,在放射科日常急诊工作中也常常会漏诊。

手术术式的选择主要基于骨折的临床分类,但是在临床诊疗工作中其分类识别依然是难点,尤其是发生于脊柱与关节等复杂骨结构时。因此,AI应用于骨折的精准发现和分类识别具有重要的临床意义。Olczak等基于5个公开的、免费的深度学习模型,评估了256 000张踝、手和腕关节骨折的X线图像,达到了83%的准确率。Wu等开发了匹配主动形状模型(RASM),其目的是用于图像分割从而评估潜在骨盆创伤性骨折导致的骨盆轮廓欠连续。Chung等基于1891张X线图像开发了深度卷积神经网络模型。该模型通过预测和分类肱骨近端骨折,其达到了96%的准确率和1.00的曲线下面积(AUC)。此外,该模型在骨折分类方面同时具有良好的表现。

(三)关节病变评估

在关节病患者中,软骨病变的识别具有关键性的临床意义且患者一般接受关节磁共振成像检查。有研究表明,针对膝关节内软骨病变的检出,含有形态学软骨成像序列的磁共振成像其特异度较高而敏感度稍低,而磁共振T2 mapping序列其敏感度有所提高但其特异度降低。在日常的临床工作中,磁共振成像诊断效能的高低与医生的专业水平密切相关,其一致性只有中等程度。AI技术能提高软骨病变磁共振成像的诊断效能,同时也可减少由于医生的疲劳、分心或主观性、变异性造成的失误。

(四)骨肿瘤预测

骨肿瘤的发病率较低,其影像学表现庞杂多样且异质性较强。目前临床上对于骨肿瘤的治疗方案主要采用手术治疗及新辅助放射治疗和化学治疗(放化疗)。骨肿瘤影像图像中病灶边缘的精确分割对术前治疗方案的决策及预后疗效的评估均具有至关重要的临床意义。然而,传统的人工勾画肿瘤边界方式尚有几处不足,例如工作量大,勾画结果重复性差,容易受到医生主观经验及环境等因素的影响等。所以,骨肿瘤累及区域的合理判读与自动分割是临床上亟须解决的关键性问题。现阶段基于卷积神经网络模型对于骨肿瘤相关方面的研究较广泛。

很早之前AI就已在骨肿瘤的分型方面研究中得到了应用。Lodwick等在1980年通过应用计算机模型的方式完成了骨肿瘤分型。Reinus等在1994年基于人工神经网络模型进行了骨肿瘤分型研究,通过将709个病灶影像学特征进行分析从而建立了鉴别骨肿瘤良恶性的相关模型,其准确率达到了85%。2017年,Do等建立了贝叶斯模型用于研究骨肿瘤的诊断和鉴别诊断。该研究分析了710张X线图像,其诊断及鉴别诊断的效能分别达到了62%及80%。

二、AI及机器学习与软组织病变

软组织肿瘤发病部位分布范围广,其病变分类复杂,影像学表现纷繁、多样。CT、磁共振成像等影像学检查已成为临床诊疗常规,这些影像检查方法在软组织肿瘤性病变的检出、病灶的定性、临床分级、分期、治疗方案制订、治疗疗效判定和预后监测等方面,具有非常重要的价值。磁共振成像是显示软组织病变的标准成像技术,对软组织病变性质的评判需要依靠影像诊断,医生根据再病灶的部位、大小、形状、信号强度、强化模式等影像特征进行主观判读。随着医学技术的发展,精准医学模式逐渐变成现代医疗模式的趋势。而传统的图像信息提供的特征较少,已经无法提供足够的信息满足精准医学发展的需求。如肿瘤患者具有相同TNM分期,但其预后差异巨大。伴随着新的医学影像技术、设备、方法的不断出现及计算机技术的蓬勃发展,医学影像学不仅可以通过结构化成像获得病变的定性诊断,还可以通过分子影像学、功能成像等定量、半定量技术展示肿瘤的生物学特性。但功能成像和分子影像学目前尚无法获取海量与肿瘤遗传和预后等方面相关的数字化特征信息。因此,迫切需要发展新的图像挖掘方法,充分分析影像图像中蕴含的深层量化信息,以获取海量的高通量信息用于肿瘤诊疗的精准评估。近年来AI技术在医学影像大数据的智能分析上已经取得了巨大的进步。目前研究热点主要集中在软组织肿瘤的良恶性鉴别诊断、恶性软组织肿瘤分期、治疗后复发评估、疗效评估与预测预后等方面。

目前,磁共振成像是临床工作中软组织肿瘤诊断的标准成像技术,图像清晰、显示结构精细,对显示软组织病变具有非常良好的分辨率,可准确显示病灶的形态信息、确定肿瘤侵犯范围。磁共振成像在骨骼、关节、软组织等检查方面极大地提高了影像医生诊断效率,可以更精确地对病变进行定位、定性及鉴别诊断。在对肿瘤的早期发现、诊断方面具有非常重要的价值。尽早对软组织肿瘤的良恶性进行鉴别诊断,是制订治疗方案和获得良好预后的关键。大部分肿瘤在组织器官、细胞、微环境、蛋白质、基因等不同维度上具有空间和时间的异质性。传统的影像学检查在病变的组织细胞微观信息显示方面存在很大的局限性。

近来的研究报道,AI具有深度挖掘大量可靠的数据信息,自动学习影像图像特征信息的优势,能够反映肿瘤内的异质性,可揭示肿瘤预测性的信号,并与潜在的基因表达类型相关联。AI综合分析影像特征与临床、基因及分子生物标记物数据间的联系,进而建立肿瘤智能预测模型,不仅能够鉴别肿瘤良恶性,还能自动对疾病进行分期、分型,预测突变基因,还可以获取各种肿瘤表型。AI为肿瘤学的临床精准决策提供了强大的辅助支持。深度学习技术作为目前最有效的特征表达学习方法,已经广泛应用于医学影像领域。近年来,以深度学习为代表的AI技术取得了长足的进步。深度学习技术可以建立起图像与疾病诊断、预测、预后之间更为精准的关联模型。因此,采用AI的辅助诊断方法将会对未来的肿瘤临床诊疗产生巨大的影响。

(一)韧带损伤检测

韧带在支持关节运动、维持关节稳定中发挥着重要作用,是关节的主要组成部分。韧带状态是各类膝关节疾病的临床诊断中通常都要参考的指标。磁共振成像、CT等常规影像学图像在对韧带损伤程度的判断上均存在一定局限性,易受医生主观因素的影响,因此AI算法的发展为韧带损伤检测准确性的提升提供了全新的技术方法。Štajduhar等通过开发一个决策支持模型,来评估其辅助诊断过程的可能性,该模型从人体膝关节的矢状面磁共振成像图像发现轻微前交叉韧带(ACL)损伤和完全ACL断裂的存在(前者不需要手术治疗,后者需要手术治疗);结果显示轻微ACL损伤检测曲线下面积值为0.894,完全ACL断裂检测曲线下面积值为0.943,结果显示该模型具有一定的诊断价值。Bien等在2018建立了深度学习模型MRNet,来检测膝关节磁共振成像图像中ACL和半月板损伤,该模型对ACL及半月板损伤检测的准确性与影像科医生差异无统计学意义,且可以大幅减少ACL损伤的误诊率。随着相关研究进展,AI在韧带损伤诊断和治疗方面的应用有望真正在临床实现。

(二)预测软组织病变良恶性和Ki-67增殖指数

尽早对软组织肿瘤的良恶性进行鉴别诊断,是制订早期治疗方案的关键。影像科医生通常利用磁共振成像的某些特征来判断软组织肿瘤良恶性。然而,由于信号特征的重叠,应用以上特征进行鉴别诊断其准确性受到限制。王鹤翔团队利用基于T2WI的影像组学机器学习诺模图鉴别软组织肿瘤良恶性,获得了精准、稳定和具有很好泛化性的结果。以上研究证明基于磁共振成像的机器学习技术在软组织肿瘤良恶性鉴别方面有很好的应用潜力。

肿瘤细胞的增殖指标是临床实践中评价肿瘤恶性程度及预测预后的常用方法。有很多方法可以表达肿瘤的增殖活性,其中最简单、最可靠的细胞增殖评估方法是免疫组化。其中Ki-67增殖指数,作为一种非常有价值的细胞增殖预后标志物,已经广泛应用于肿瘤病变的研究和临床诊断中。研究表明,Ki-67的表达情况可以帮助医生了解肿瘤增殖活性、判断肿瘤生物学行为的恶性倾向程度及为评估患者预后情况提供重要支撑,与肿瘤的分期、分级、转移、复发及预后存在明显的相关性。Liang等建立了基于T2WI图像的乳腺癌影像学分类预测模型,在术前可较好地对乳腺癌Ki-67表达情况进行分类预测。以上研究证明机器学习技术对Ki-67分子标记物表达情况的预测方面具有很好的应用潜力。

(三)恶性软组织肿瘤的生物学特性评估

软组织病变在日常临床工作中比较常见且种类繁多,根据其主要组织学和生物学特性的不同,分为良性肿瘤和恶性肿瘤(主要是软组织肉瘤)两大类。软组织肉瘤是一组具有不可预测病理和临床行为的肿瘤,约占所有恶性肿瘤的1%,儿童恶性肿瘤的15%。该组病变包含50多种不同的病理亚型,恶性程度高、侵袭性强、术后的复发率和死亡率都非常高。软组织肉瘤的上述特点对其治疗构成了巨大挑战,需要复杂的多学科治疗策略,以及实现病灶的最优控制和避免转移、扩散及复发。

目前,寻找软组织肉瘤预后生物标记物的研究很多,尽管进行了大量的研究工作,但没有发现任何软组织肉瘤的组织学、分子畸变等预后标志物。治疗决策仍然主要使用基础的临床指标(如TNM分期和分级)。预后是软组织肉瘤患者最为关注的临床指标。Peeken等利用基于CT的影像组学特征来预测软组织肉瘤患者的总生存期、无转移进展生存期和局部无进展生存期,并且在外部验证集中取得较好的预测结果。Spraker等发现影像组学特征是预测患者生存期的预测因子。Peeken等证明了基于增强FS-T1WI的磁共振成像影像组学机器学习模型在预测总生存期(OS)方面显示出显著的患者分层表现,并且将FS-T2WI影像组学模型与美国癌症联合委员会(AJCC)癌症分期系统相结合可以改善预后的预测性能。以上研究证明,影像组学机器学习在预测患者预后方面有巨大的应用潜力。前人研究发现治疗前delta-radiomics特征模型是预测患者总生存期的重要指标,这些预测模型联合临床因素时,其预测能力可以显著提高。以上研究表明基于MR的影像组学机器学习技术预测模型在预测患者生存期方面有巨大的潜能。

近年来放射治疗、新辅助化疗已成为高级别软组织肉瘤首选治疗方案的重要组成部分。高危险度(高级别)软组织肉瘤应当术前进行放射治疗或新辅助化疗以提升高级别软组织肉瘤的局部控制率和生存期。术前放射治疗或新辅助化疗能够对肿瘤降期,将不可手术患者变为可手术,也可以提高手术R0切除的成功率。术前进行新辅助化疗还能够测试患者对化学治疗药物的敏感性。由于软组织肉瘤的生物学特性非常不同,不同软组织肉瘤对辐射、新辅助化疗的反应有明显的不同。因此,在软组织肉瘤放射治疗或新辅助化疗过程中如何精准监测患者对治疗的反应,成为目前临床的痛点和难点。目前,软组织肉瘤放射治疗、新辅助化疗效果的准确评估只能在术后通过患者肿瘤组织样本的病理学肿瘤退缩分级结果判定。然而,术后病理评估已经失去了及时调整治疗方案的机会。前人的研究基于多参数磁共振成像的影像组学预测局部晚期直肠癌术前放化疗的病理反应,结果表明多参数磁共振成像能够建立比常规磁共振成像具有更高预测价值指标的模型。

三、其他

AI在骨肌系统影像学其他方面也有应用,如肌间脂肪组织定量分析、坐骨神经病诊断、骨质疏松骨密度测量、下肢力线分析等。

四、AI在骨机系统影像学中的应用现状及展望

目前,以深度学习技术为代表的AI正处于快速发展阶段,深度学习模型在软组织肉瘤辅助诊断中的研究尚未见报道。深度学习模型通过对传统影像组学特征进行增强的特征学习方式,能获得更高级的特征表达,有效提高特征的表达能力。Zhu等探讨基于深度学习特征和传统影像组学特征预测脑膜瘤分级的能力。研究发现深度学习模型的预测性能优于影像组学模型,结合两种特征进行建模可以获得更优的预测结果。基于以上研究技术路线,运用深度学习影像组学精确地挖掘出具有鲁棒性、紧凑性和代表性的特征,则可以自动、精准的预测软组织肉瘤的多种生物学特性,指导精准化、个体化治疗,这能显著改善患者预后。近年来,随着医学图像信息学和计算机大数据挖掘技术的发展,从医学图像中挖掘深层次、定量图像特征、解析临床数据,逐渐得到医学专家的重视。很多研究发现,通过对图像数据特征的深层次分析,可用于辅助指导临床决策。

机器学习在软组织肿瘤的良恶性鉴别诊断、分级和分期、治疗效果评估、预测复发和预后预测等方面有广阔的应用前景,与传统影像学相互结合并相辅相成,可以提高对肿瘤的多种生物学行为的预测能力。以往的研究表明,影像组学是非常具有临床转化应用前景的技术。影像组学反映了病变内部的异质性,通过将影像组学特征与临床数据相关联,可实现肿瘤的精准诊断,自动分级及分期、动态疗效监测、预测预后等,以早期干预患者的治疗,改善患者的预后,实现精准化、个体化治疗。

数字化、信息化新时代逐渐到来,骨肌系统影像学领域正在发生革新性改变。通

过对海量高维数据的深度挖掘和整合分析,AI 更能发现人眼和大脑所忽略的数据信息,辅助医生日常的临床诊疗工作,以至于改变放射科医生日常的工作流程。AI 深入的开发和应用,提高了临床医生的工作效率,从而能使其能挑战更加艰巨的医疗工作任务。

(赵夏)

参考文献

[1]Sofka CM, Pavlov H. The History of clinical musculoskeletal radiology[J]. Radiol Clin North Am, 2009, 47(3):349-356.

[2]Gyftopoulos S, Lin D, Knoll F, et al. Artificial intelligence in musculoskeletal imaging:current status and future directions[J]. AJR Am J Roentgenol, 2019, 213(3):506-513.

[3]Mintz Y, Brodie R. Introduction to artificial intelligence in medicine[J]. Minim Invasive Ther Allied Technol, 2019, 28(2):73-81.

[4]Hosny A, Parmar C, Quackenbush J, et al. Artificial intelligence in radiology[J]. Nat Rev Cancer, 2018, 18(8):500-510.

[5]Pietka E, Gertych A, Pospiech S, et al. Computer-assisted bone age assessment:image pre-processing and epiphyseal/metaphyseal ROI extraction[J]. IEEE Trans Med Imaging, 2001, 20(8):715-729.

[6]Gertych A, Zhang AF, Sayre J, et al. Bone age assessment of children using a digital hand atlas[J]. Comput Med Imaging Graph, 2007, 31(4-5):322-331.

[7]Thodberg HH, Kreiborg S, Juul A, et al. The BoneXpert method for automated determination of skeletal maturity[J]. IEEE Trans Med Imaging, 2009, 28(1):52-66.

[8]Olczak J, Fahlberg N, Maki A, et al. Artificial intelligence for analyzing orthopedic trauma radiographs[J]. Acta Orthop, 2017, 88(6):581-586.

[9]Wu J, Davuluri P, Ward KR, et al. Fracture detection in traumatic pelvic CT images[J]. Int J Biomed Imaging, 2012, 2012:1-10.

[10]Chung SW, Han SS, Lee JW, et al. Automated detection and classification of the proximal humerus fracture by using deep learning algorithm[J]. Acta Orthop, 2018, 89(4):468-473.

[11]Menashe L, Hirko K, Losina E, et al. The diagnostic performance of MRI in osteoarthritis:a systematic review and meta-analysis[J]. Osteoarthritis Cartilage, 2012, 20(1):13-21.

[12]Quatman CE, Hettrich CM, Schmitt LC, et al. The clinical utility and diagnostic performance of magnetic resonance imaging for identification of early and advanced knee osteoarthritis:a systematic review[J]. Am J Sports Med, 2011, 39(7):1557-1568.

[13]Kijowski R, Blankenbaker DG, Munoz del Rio A, et al. Evaluation of the articular cartilage of the knee joint:value of adding a T2 mapping sequence to a routine MR imaging protocol[J]. Radiology, 2013, 267(2):503-513.

［14］Lodwick GS，Wilson AJ，Farrell C，et al. Estimating rate of growth in bone lesions：observer performance and error［J］. Radiology，1980，134（3）：585-590.

［15］Reinus WR，Wilson AJ，Kalman B，et al. Diagnosis of focal bone lesions using neural networks［J］. Invest Radiol，1994，29（6）：606-611.

［16］Do BH，Langlotz C，Beaulieu CF. Bone tumor diagnosis using a naïve Bayesian model of demographic and radiographic features［J］. J Digit Imaging，2017，30（5）：640-647.

［17］李媛，张恩龙，李文娟，等.人工智能在骨肌系统影像领域的研究进展［J］.中国医学科学院学报，2020，42（2）：242-246.

［18］李小敏，曲扬，张少霆，等.人工智能技术在骨肌系统影像学方面的应用［J］.上海交通大学学报（医学版），2021，41（2）：262-266.

第 7 章

AI应用于
骨科临床的
困难与挑战

一、AI 应用于骨科临床的困难

近些年以来,AI 随着算法、算力和大数据的发展而表现出势不可挡之势。我国出台了 AI 的国家战略布局,凸显了 AI 在医疗、教育、交通、通信、环境等诸多方面的重要性和巨大的应用潜力。国务院于 2017 年公布的《新一代 AI 发展规划》即对我国 AI 的发展做了系统的部署。在医疗领域,AI 主要被应用于药物研发、医学影像、辅助诊疗、健康管理、疾病预测及临床手术等方面。AI 医疗不仅能够减缓医疗人才的紧缺,提高医疗服务的质量与效率,而且还能在疾病预防、治疗等层面发挥重要的作用。正因其巨大的市场潜力和社会效能,近年来以 IBM、Google、百度、阿里、腾讯为代表的国内外各大科技企业纷纷加入了 AI 医疗的研发行列,而市场上也涌现了专门从事 AI 医疗研发和服务的科创公司。随着 AI 等高新科技的发展和在医学中的应用,临床医学取得了极大的进步。AI 在医疗行业实现了许多创新,骨科作为一门传统的大体量外科分支学科,其在新时代的发展方向是智能化、高效化、精准化。现阶段,AI 在骨科疾病的诊断和治疗方面展示出强大的发展与应用潜力。而且,通过 AI 的辅助,医疗资源的不均衡等问题也得到了缓解,在一定程度上降低了医生的压力。提高医生的工作效率,还可提高诊断准确率,使精准医疗成为可能。当临床骨科遇上 AI,骨科的临床诊疗在迎来更多机遇的同时,也面临着诸多困难与挑战。

AI 应用骨科临床主要存在以下困难。首先,就骨科疾病的信息提取和分析而言,临床骨科医生需要从患者那里提取有用的信息、分析、思考,进而做出相应处理。AI 是模仿人类智能执行特定任务的系统或机器,当前的 AI 技术在模仿人类的感知能力,主要包括看、听、读、写、说。认知能力主要包括分析辨识能力、预测能力、判断能力、学习能力,虽然在这些方面已经取得了重大突破和发展,但是在创造力、自我意识、自我认知、价值观方面仍然难以同人类相提并论。所以 AI 还需要依靠大量的数据学习,数据质量对于 AI 在计算和学习能力的提升上具有至关重要的作用,是机器能否准确、高效学习的关键。美国加州大学旧金山医疗中心电子病案系统的分析显示,高达 80% 的文本型录入有复制–粘贴他人记录的嫌疑。这种现象会产生失效的、错误的和冗余的信息,最终可能导致临床诊疗的错误。如何将骨科临床疾病里的非结构化数据转化成机器可以识别的结构化数据,用于机器学习和算法的实现,是医学 AI 发展的基础。现在骨科临床诊疗数据很多,AI 需要学习相应的规则,而 AI 又没有完备的判断力和认知能力,没有真正的思考能力。

其次，骨科疾病诊断大多通过阅片来识别，图像识别技术是AI面临的基本问题。该领域在近几年发展迅速，对骨科解剖识别的成功率高达98%~99%，但是对个体差异性影像图像的识别目前还存在很多问题。无论是早期的编程的图像识别，还是现在依靠算法的图像识别，尽管近期技术提高较快，但还是受到了先天数据影响，任何计算方法都需要提供大量的、高质量的数据。但是现在大量的数据质量有问题，这就造成AI在骨科临床诊断上并未超越人类水平。而且对骨科医生来说，如果影像图像质量不佳，可以直接反馈重新拍摄，但是对AI来说，还不能进行很好的反馈互动。现在国内引进的AI"沃森"，诊断效率很高，数分钟就可以完成，但是并未在国外一些出色的专科医院打开局面，因为临床诊断不仅是依靠数据，还要依靠分析。临床骨科医生要给患者确诊，不仅是依靠医学影像数据，还要凭借体格检查来进行判断。临床骨科疾病的现象和问题千变万化，任何信息的微小变化均会引起复杂决策系统的波动，使医生产生截然不同的判断。

再次，就临床骨科手术而言，目前临床骨科机器人多数是依靠编程程序的规定，并不是智能化机器人，未达到很高的治疗水平，更不可以进行手术。就国内应用较多的机器人来说，近年来出现的事故也较多，且在国外设定了严格的适应证和手术应用范围。对骨外科医生来说，手术中的触觉非常重要，没有触觉感，碰到组织的时候就不会重新判定手术方式。与医生相比，现在的机器人对术中出血的反馈较慢，从大量临床教学附属医院的实践看，在骨外科使用AI目前还不能普及。

此外，在人文关怀方面，尤其是临床医学与人文相结合后，医学不再是一个简单的科学问题，很难仅用AI的判断体系去处理。临床骨科医生作为一个特殊群体，接受过极长时间的专业医学训练，不断汲取最新学术成果，经历过患者生死反馈，最终形成自己的诊疗体系。AI未将临床骨科医生的工作流程纳入考虑范围。骨科医生对于疾病的诊断，重要的一点是依靠科学的思维和临床经验。临床骨科医生的这种思维模式难以复制，而临床骨科医生基于临床诊断作出的处理决定，是融合了科学基础和人文关怀的综合考量。医学是科学和人文学的交叉学科，也是一种在诊疗过程中，对患者的体征、现象、发生的事件进行思考和总结的学科。医学以人为本，一切从人性出发，强调在医疗过程中对人的关心、关怀和尊重。一名医生只有当把自己看作一个活生生的有着广泛兴趣和敏锐感受的人，而不是一台医疗机器时，才能相应地不把患者当作病例，而当作完整的人来对待。这一特征决定了AI在未来很长时间内，无法像医生一样运用自身的专业知识和经验，去解决纷繁复杂的患者状况。

最后,就研发成本而言,AI 的研发成本过高、研发周期较长、半自主性限制等。在我国,需要接受疾病诊疗的患者大多为中低收入人群,病患在疾病的诊疗中本来就需要承受高额的费用,如果将 AI 的研发成本转嫁到病患的诊疗中,势必会进一步增加患者的诊疗负担。如果 AI 研发成本过高,医院及科研人员将无法得到相应的回报,那 AI 很难在临床上普及开来。但总体来说,随着技术的不断进步,AI 仍然是临床骨外科的热点和发展方向。

二、AI 应用于骨科临床的挑战

AI 在临床骨科的应用不光面临以上诸多困难,同样面临诸多挑战。主要表现在 AI 法律地位、产品责任、数据安全和隐私保护等一系列的法律问题,并在规范和管理层面带来全新的挑战。面对这些困难和挑战,法律的应对是相对滞后的,目前仍处于摸索和发展阶段。这也是 AI 未能在临床骨科得到快速普及与推广的重要原因。现就 AI 医疗的标准化流程、AI 的产品责任、AI 的法律监管、数据安全和隐私保护、公平性和可负担性等方面,来探讨 AI 应用于骨科临床的挑战。

首先,AI 在骨科临床治疗的标准化流程。临床骨科属于高风险临床科室,每次在医疗纠纷鉴定中,骨科的医疗纠纷长期位于前列,因为不可预知风险太多(如骨折不愈合,内固定失效,断裂,创面感染,长期卧床并发症(如肺部感染、动静脉血栓形成等)。临床骨科存在大量的不可预知风险,骨科临床医生应该按照诊疗指南进行诊疗,在出现并发症等相关问题后,医疗责任事故的等级划分可以此作为依据。鉴于 AI 在深度学习算法在应用中具有不可预测性、潜在的危险性和应用的局限性,建立 AI 运用骨科临床的标准化流程是目前所面临的重大挑战之一。某种疾病治疗的标准化流程又称为治疗指南,它往往是多中心、大样本、随机对照前瞻性研究或循证医学的结果,是一个国家医疗水平成熟的标志之一。中国正进入人口老龄化阶段,在未来的很长一段时间里,我们将面临老年病、老年髋部骨折,AI 在股骨颈骨折空心钉手术治疗中表现出临床骨科医生无法做到的优势,由临床骨科医生常采用的“品”字形三枚空心钉固定转变为精确定位的强斜行螺钉立体固定。有学者提出,以老年髋部骨折救治为契机,可以探寻 AI 在骨科临床治疗的标准化流程。

其次,AI 的产品责任。AI 被应用于医学影像方面,可以协助临床骨科医生筛选正常影像并分析影像。在辅助诊疗方面,AI 可以读取、分析电子病历中的文本信息,学习病例中的诊断逻辑,生成预测诊断,为临床骨科医生对复杂或罕见疾病进行诊断提供参考,手术机器人也可协助临床骨科医生提高关节置换等手术精确性。AI被用作健康管理,能够实时动态地监测健康数据,特别是为膝关节骨性关节炎、腰椎间盘突出等慢性病患者提供常规化的健康监测、指导和管理。当AI技术在上述方面的应用中发生决策或预测错误并因此导致患者遭受人身伤害时,如何追究产品责任的问题。当人类对深度学习算法的运行和如何得出结果无法解释、无法掌控时,人类是否应当对其承担责任? 如何减少AI技术或其结果所包含的偏见,以及由此造成的技术鸿沟? 这些都是我们在AI运用骨科临床之前需要深入思考的问题。

再次,AI运用骨科临床的法律监管。临床骨科诊疗建立了统一的诊疗规范,明确了产品责任。当AI运用于临床骨科后,临床监管部门首先面临的挑战是AI医疗的专业监管人才欠缺,尤其是缺少具备骨科医疗、技术、法律等知识的复合型人才。美国组建了一个专门致力于数字化医疗和AI技术审评的部门,配置相应的专业人才以确立相应的标准和规范,为审批和监管数字化医疗和AI医疗器械、设备或医用软件服务。我国目前尚未设立类似的专门机构,也缺乏相应的人才来应对将来可能涌现的AI医疗产品,熟悉AI的专业临床骨科人才也较为稀缺。专业的人才监管同样依赖标准诊疗指南建立,必须统一化和规范化,用于审批和监管的标准测试数据库有待建立和健全,且要达到广泛性、兼容性和标准化的要求。与传统的医疗器械不同,AI运用骨科临床医疗依赖大量的骨科临床医疗数据,并针对不同病种的AI医疗产品建立不同病种的标准测试数据库。由于实践中骨科临床医疗的数据标准化程度较低、数据质量层次丰富,这也给AI骨科临床诊疗的有效监管带来难度。AI骨科临床诊疗的特殊审批标准和规则有待确立。临床骨科的发展日新月异,AI医疗的数据库、算法模型、应用界面会在应用中被快速扩张或更新,而传统的增项或升级标准和规则无法适应AI更新迭代的速度和频率。如何对AI应用骨科临床风险等级做合理的评估和分类;就关系到安全性和可靠性的深度学习。而随着AI技术的发展,相应的审批标准和规则还需与时俱进地做出及时调整与更新。

此外,对数据安全和隐私保护的挑战。隐私是一个不允许他人侵入的领域,骨科是临床各科室中病患的人数最多、疾病谱最广的科室,每年骨科临床病患的就诊数量极为庞大,牵扯到大量的个人健康信息和病历信息,而这些信息须受制于个人信息隐私的法律规制。AI技术的快速发展,在给广大骨科患者提供就医便利的同时,也给患者隐私保护带来了巨大的挑战。目前的医疗机构在收集个人信息时都明确告知对方收集、使用信息的目的,并征得信息主体的同意方可收集其个人信息,而且数据的处理也要以该目的为限。但是，AI 医疗需要使用跨医疗机构、跨地域的电子病历系统中储存的大量患者个人身份信息、健康信息、临床医疗信息等。其中，部分信息是患者自愿向医疗机构提供，部分信息是医疗机构在为患者提供诊疗服务中生成的。其收集、生成、储存通常都需要获得患者的明示或默示的同意，并以诊疗为目的。当电子病历系统中所储存的患者个人信息被用来建立大型的电子病历库而成为 AI 医疗的重要数据源时，这已经超过患者最初知悉并同意的使用目的。显然，电子病历系统中的患者个人信息不属于已被公开的信息，而将其用于 AI 医疗的开发和使用，作为信息主体的患者并不知情，更无法对其个人信息被另作他用来行使知情同意的权利。骨科临床患者数据一旦被不法药商、器械商及支具生产厂商窃取，将会成为他们非法牟取暴利的重要手段。发展 AI 技术不应以牺牲个人数据隐私利益为代价。在大数据时代，只有为病患提供充分的个人数据隐私保护、健全保障数据安全的措施，才能建立并增强公众对大数据应用和 AI 技术的信任和信心，从而为技术发展提供动力和助力。

最后，AI 骨科临床应用的公平性和可负担性挑战。主要包括数字裂沟和资源分配两方面。第一，数字裂沟。数字裂沟是不同社会经济水平的个人、家庭、企业和地区接触信息通信技术和利用因特网进行各种活动的机会而产生的差距。数字裂沟涉及全球或各国贫富个体间、不同性别间、不同受教育程度间信息技术可及的不平等和不公平。数字裂沟与 AI 医学应用关系密切。掌握 AI 医学应用的国家和企业的垄断，加剧了资源分配的不均衡，造成新的数字裂沟，这也削弱了 AI 医学应用的可及。在我国，各地区经济发展不平衡，经济落后地区享受到 AI 医学应用服务的机会相对较少，甚至无法享受到 AI 的技术红利。第二，资源分配。医疗卫生资源分配不公正，尤其是骨科医疗卫生资源分配不公正导致 AI 医学应用的可及性和可负担性问题。同一种骨科疾病的诊疗方式及诊疗结果在不同的地区可能存在显著差异。医疗资源少的地区，基层医疗卫生机构的医疗仪器少、医务从业人员数量少、专业技能低，百姓无法获得高质量的医疗健康服务。而在医疗资源多经济较为发达的地区，病患可能获得更优质的医疗服务，更好的治疗效果，更少的并发症。我国 AI 在骨科的临床应用主要集中于极少数大型三甲医院，偏远地区的患者很难有机会使用到这些技术。此外，高昂的价格也是制约 AI 在骨科临床应用可及的重要因素。手术机器人能够进行骨科微创，实施更精细化、更复杂的手术。因为国家配额和机器人购买和维护的巨大花销，所以我国只有少量的手术机器人。由于企业垄断，机器人做手术的费用大大高于传统手术。再次，临床骨科医生才是医疗手术的主体，AI 的发展离不开临床医务人员的推动与发展，如果骨科临床医生的手术完全被机器人所取代，而导致临床骨科医生失业，他们可能会抵制或消极地对待AI发展。或许AI技术骨科临床应用在其发展的初始阶段难以让大多数人获益，确保AI骨科临床应用的可及和可负担尚需时间，但决策者应该考虑如何让更多有需要的人从技术的进步中受益，如何进行成本受益分析，比较AI医学应用和传统医疗技术的成本受益比，以什么标准进行资源分配？如何权衡患者健康需求和技术成本？如何避免AI发展不损害临床骨科医生的利益？这些都涉及我国AI发展中面临的公平性和可负担性的伦理挑战。

虽然AI在骨科领域的临床运用面临着诸多困难与挑战，但AI科技的发展前景广阔，在临床骨科的应用潜力巨大，是计算机数字技术与骨科临床紧密结合的一门新型数字化医学学科，是未来的发展方向和大势所趋。目前，我国一些地区的医院已经将AI应用于骨科的临床诊断和治疗。AI有望解决复杂的复位难题，无论是脊柱侧弯、骨性关节炎，还是严重创伤造成的骨折，从理论上来说，都可以用AI进行手术。但对于结构异常复杂的畸形矫形、骨盆及关节复杂骨折的复位，一直是骨科手术治疗中的难点。如果能用AI技术先制作出一个骨盆模型进行模拟操作，则能大大降低手术中的风险，在减少总体费用、提高疗效等方面体现出较大的优势。AI根本上还是一种工具，与其他应用类的工具一样，它只有在遇到最擅长的问题时才能发挥最好作用，并不是想当然地能够解决所有骨科临床的问题。

（石武谛 等）

参考文献

［1］Mann C J H. Proceedings of the society for the study of artificial intelligence and simulation of behaviour-AISB［J］. Kybernetes，2002，31（6）：934-935.

［2］田启川，王满丽. 深度学习算法研究进展［J］. 计算机工程与应用，2019，55（22）：25-23.

［3］朱宇凡，赵欣，蔡林，等. 浅谈人工智能应用于骨科疾病诊疗［J］. 巴楚医学，2020，3（3）：125.

［4］王海星，田雪晴，游茂，等. AI在医疗领域应用现状、问题及建议［J］. 卫生软科学，2018，32（5）：4.

［5］Wang MD，Khanna R，Najafi N. Characterizing the Source of Text in Electronic Health Record Progress Notes［J］. JAMA Internal Medicine，2017，177（8）：1212.

［6］丁春燕. 医疗领域的AI：法律问题与规管挑战［J］. 中国伦理学，2020，33（7）：887-888.

［7］凌卓，伍敏，郑翔，等. 医疗机器人的研究进展及伦理学思考［J］. 医学与哲学，2014，35

（11A）：23-25.

　　[8]蒋璐伊，王贤吉，金春林.人工智能在医疗领域的应用和准入[J].中国卫生政策研究，2018,11（11）：78-82.

　　[9]翟晓梅，邱仁宗.生命伦理学导论[M].北京：清华大学出版社，2005.

　　[10]王姗姗，翟晓梅.人工智能医学应用的伦理问题[J].中国医学伦理学，2019,8（32）975.

　　[11]Ocdeo.Understanding the digital divide [J]. Paris：OCDE,2001.

　　[12]邱仁宗，黄雯，翟晓梅.大数据技术的伦理问题[J].科学与社会，2014,4（1）：36-48.

　　[13]凌卓，伍敏，郑翔，等.医疗机器人的研究进展及伦理学思考[J].医学与哲学，2014,35（11A）：23-25.

　　[14]王楠，崔翔，陈骅，等.人工智能在医疗健康领域中的应用难题浅析[J].中国急救复苏与灾害医学杂志，2019,11(14)：1064-1065.

第 **8** 章

AI 在医学中
的应用现状
与展望

一、AI 技术在医学中的应用

（一）AI 技术辅助急诊预检、病情评估

我国各级医院急诊普遍存在患者病情危重、急诊科医生不足等情况,急诊患者候诊时间长、风险大。由于医疗资源相对匮乏,急诊科医生工作负荷重,短时间内难以对患者形成全面、准确的预检分流及病情评估。目前各医院急诊科通常使用美国急诊严重度指数(ESI)和英国曼彻斯特预检标尺(MTS)对患者病情进行病情危重度判断和预检分诊,然而由于患者个体化差异大、医疗人员个人经验占比高等问题,目前急诊患者的评估工作尚存不足。随着 AI 技术的突破,深度学习算法模型能够基于急诊数据库建立临床决策智能系统,实现对患者智能预检、病情评估,弥补了急诊科的现状。在急诊患者病情评估方面,Fernandes 等收集了既往使用 MTS 进行评估的 235 826例急诊患者临床资料建立起数据库并以此训练机器学习算法模型,通过最佳性能优化,该模型的曲线下面积达到 0.96,能够精准预测患者的格拉斯哥昏迷评分、血氧饱和度,实现了高危患者的智能检出,加强临床护理工作的开展。同样,早期智能预警评分系统 TREWS 通过对 81 520 例急诊患者变量分析后,成功对患者入院后各时间节点的死亡率风险做出预测,为加强高危患者的护理提供参考。在智能识别急诊危重患者方面,Joshua 等通过对 445 925 例急诊患者(其中危重者 60 901 例,占比 13.7%)的临床数据对深度学习算法进行学习训练后,最终曲线下面积达到 0.851,能够自动识别危重患者并预警。因此,急诊科医生可以有选择性地安排就诊顺序,对患者的生命健康提供了有力保障。这样的 AI 技术辅助预检、病情评估的模式,能够为医疗人员提供参考,减轻急诊科工作负荷,优化医疗资源再分配,提高患者诊疗效率的同时降低不良事件发生率及医疗资源浪费,为急诊患者的救治工作带来极大辅助。然而需要注意的是,由于部分危重患者临床特点不典型,也可能误导 AI 算法错误评估、识别患者情况。因此,AI 技术辅助急诊预检、病情评估工作的最后一步仍然需要医学专家判决,避免发生医疗事故。

（二）AI 技术辅助医学诊断

患者就诊后常产生大量影像、病理、超声、内镜、检验等数据供临床诊断参考,因此如何通过这些庞大的数据做出精准诊断尤为重要。而在临床检查、检验等医技科室同样存在医疗资源不足、高年资医生匮乏等问题,面对海量的临床数据难以快速诊断,加之患者个体化差异大、检查结果不典型、假阴性等问题,高临床工作负荷下医生

常有漏诊、误诊可能,这对患者的临床诊断十分不利。AI技术辅助医学诊断,经训练后能对临床数据进行智能诊断,有效解决这一问题。

在影像科,X线、CT、磁共振成像是常用的检查手段,断层扫描产生的庞大影像资料需要影像科医生付出大量精力判读,目前已有多项研究基于深度学习算法建立了AI模型识别影像资料的AI模型来解决这一问题。以肺部肺结节疾病的诊断为例,Hyunsuk等通过对5485名吸烟者的胸部X线分析后设计了深度学习模型。通过训练该模型在对于X线中肺结节的自动识别的敏感性和特异性分别达到了86.2%和85.0%,而对肺癌的自动识别则达到了75.0%和83.3%,阳性预测值3.8%,阴性预测值99.8%,该结果具备比放射科医生更高的准确率。同样,在对肺部炎症的CT判读中AI也表现出类似的优越性,王伟等建立CNN算法模型学习了武汉市1647例新冠肺炎感染患者和800例非感染患者的胸部CT,随后通过全国多临床机构疑似感染患者的胸部CT进行诊断测试后,模型的敏感性和特异性分别达到了92.3%和85.1%,中位数耗时0.55min,相较人工判读时间平均减少15min,为疫情抗击时的快速诊断提供了巨大帮助。关于AI诊断肺部影像资料的准确率,也有研究专门就算法模型和影像科医生判读水平进行对比后发现,目前AI技术已经能完全胜任胸部影像资料的判读并已达到影像科医生水平,有效加快了影像科判读工作流程,节省医疗资源。同样,在骨骼疾病的诊断中,常规的骨骼判读较为容易,但在短骨、扁骨、骨盆、脊柱等不规则骨的诊断中仍存在不足。例如足部诸跗骨骨折由于解剖复杂、骨折线隐匿等特点,一直在骨科领域中存在难以诊断、易发生漏诊的问题。对此有卷积神经网络算法专门就患者足部的X线进行学习后,实现了对舟骨骨折识别的76%敏感性,92%特异性,曲线下面积达到0.84,限于数据库的规模,算法识别水平虽暂不能达到骨科专家效果,但已优于临床一线医生水平。在对桡骨远端骨折的识别中,基于更大数据库(2340例患者)的卷积神经网络算法最终曲线下面积达到0.96,显示出与骨科专家相似的判读性能。

在对肋骨隐匿性骨折的识别中,有了CNN算法的辅助,骨科专家的识别准确度由80.3%提高到91.1%,敏感度由62.4%提高到86.3%,并且平均诊断时间缩短73.9s。在肱骨髁上骨折、踝关节骨折及骨盆骨折的识别中,AI技术也达到了满意的临床水平,这无异于对患者的精确诊断提供巨大帮助,弥补了临床上隐匿性骨折难识别、易漏诊等问题。在脊柱侧弯的识别中,同样有研究以AI算法实现了对患者脊柱影像数据的快速识别,最终对脊柱侧弯诊断及程度分型的灵敏度和特异性分别达到了86.5%和96.9%,并且对Cobb角的识别精度可达6°以下,当Cobb角超过30°时能够达到100%识别。类似地,基于AI算法分析CT、磁共振成像影像资料,关节炎、骨质疏松、运动系统损伤及骨龄的诊断效能都得到有效提升,不但提高了诊断效率和准确率,同时也大大降低了影像科医生的工作负荷。

在病理科,病理组织切片是最常用的检查方法。同样,各个临床科室的大量病理组织切片统一汇集至病理科后,读片工作给病理科医生带来了巨大工作负荷,尤其对恶性非典型表现的病理组织更是需要高年资医生消耗大量的时间和精力完成判读。组织的病理学诊断是决定临床治疗决策的关键,一旦出现漏诊、误诊将延误最佳治疗时机,给患者带来巨大灾难。随着AI和数字化玻片成像技术的普及,病理科的诊断工作更加便捷,AI技术辅助病理读片也获得了发展机会,目前已在切片的肿瘤区域识别、转移检测、病理图像分割等方面显示出卓越成效。在胃部肿瘤的病理诊断中,Kosaraju等提出的基于多任务的深度学习算法模型——Deep-Hipo,能够对切片图像多尺度斑块同时采集并进行病理学分析,在对胃部组织切片的判读中能够准确识别正常胃黏膜和高分化、中分化、低分化腺癌及印戒细胞症,该功能在结肠腺癌病理切片的识别中获得同样效果。对肺部肿瘤的病理识别,Kanavati等基于EfficientNet-B3架构训练了卷积神经网络模型,能够准确识别出肺部组织切片中的良恶性病变。还有学者通过建立深度学习模型以识别基底细胞癌病理图像,不但实现了较高的敏感性(97%)和特异性(94%),并成功将算法植入智能手机。病理科医生仅需要使用智能手机对显微镜目镜拍照上传,经4.1±1.4s后即可获得准确的病理诊断结果。AI技术的辅助能够为病理科的读片、诊断工作提供便捷,使得病理结果的产出更加高效、准确,同时有效减轻病理科医生的工作负荷,同时也是迈向精准病理诊断的新一步。

在超声科与内镜室,AI技术同样为超声和内镜的疾病诊断带来了高效辅助。基于深度学习的空间域和傅里叶变换频率域两个领域提取超声图像信息特征所建立的算法模型,其效能在区分甲状腺结节的良恶性方面超过其他方法,改善传统诊断方法中因过度依靠超声科医生个人经验而常出现的误诊情况。也有研究使用AI算法学习超声心动图,可以智能捕捉心尖四腔观、双腔观及胸骨旁长轴环并估算出左心室射血分数,其准确性达到了超声科专家水平,能够为低年资超声科医生提供有效指导。

在内镜检查中,胶囊内镜的出现将人类对胃肠道疾病的认知提升到了新的高度。然而,患者平均长达10h的胶囊内镜视频的判读工作给内镜室及消化内科医生带来了沉重的压力,用时96.6±22.53min才能完成1例患者的结果判读,精力消耗极大。对此,蔺蓉等通过来自国内77家医疗中心6970例患者的1.13亿张胃肠道胶囊内镜图像建立了CNN算法模型。基于庞大数据库的训练,该模型对于胃肠道中正常组织和异常组织的识别敏感性达到99.9%,并且在识别出异常组织后,其对于炎症、溃疡、息肉、淋巴管扩张、出血、血管疾病、突出病灶、淋巴滤泡增生、憩室、寄生虫等异常病灶的分类敏感性也达到了76.8%,超过了内镜、消化内科专家的平均水平,耗时仅为5.9±2.23min,显著降低了人力资源的消耗,极大地推动了胃肠道疾病胶囊内镜的诊断工作。AI技术的辅助为超声科和内镜室的诊断工作带来了巨大的发展,依托AI技术,过去耗时耗力的诊断工作更加快速、准确,为患者的健康提供保障。然而,同样需要注意的是,由于目前AI算法水平尚未十分完善,仍有可能发生识别错误导致临床误诊、漏诊,因此AI技术辅助医学诊断的最后一步仍然需要医学专家的终审。

(三)AI技术辅助治疗方案决策及外科手术

治疗方案的决策是保障患者治疗效果的关键,但在临床治疗中对于采取手术或保守治疗的不同临床医生常持相异观点,临床治疗方案决策存在一定风险。AI技术在规划决策、大数据分析领域的发展能够全面分析患者情况,为临床方案决策提供科学参考,改善了上述情况。

基于机器学习的模拟运算功能,临床风险计算器应运而生,能够通过分析既往患者的治疗方案和临床转归情况以对新患者进行预测,并通过十倍交叉验证所得结果,模型预测水平和临床真实转归仅有3.4%的误差。同样也有研究通过AI技术推出了最优分类树模型POTTER,该模型能够通过算法判断是否对患者采取手术,及术后30天内感染、脓毒症、死亡等不良并发症发生的概率。POTTER模型推出后在临床工作中获得了良好效果,但由于数据库规模限制仍存在一定的局限性。随后,又有研究进一步基于超过5万例患者的临床数据进行了算法构建,推出了程序"我的手术风险"。通过患者术前临床数据对患者术后伤口愈合不良、脓毒症、静脉血栓、重症监护病房监护、机械通气、急性肾损伤、神经系统和心血管障碍以及术后24个月内死亡率等8种不良转归的精确预测,并且曲线下面积值达到了0.94,能为临床医生选择风险最小的方案。类似地,Wesley等通过算法对1053例脊柱畸形的患者进行了手术或保守治疗的预测,通过既往史、影像学结果、正位片及侧位片的解剖参数测量等分析,模型最终预测的精度达到86%,为临床脊柱畸形的治疗提供决策参考。同样,杨俭等通过DeepSurv算法、多分类器融合模型等AI技术,实现了对原发性肝癌患者的治疗方案智能决策、预后预测,通过院内多学科会诊验证后证实算法准确度达到94.13%。AI技术能够在患者入院后通过病情状态的全面分析提出科学化决策建议,在早期可以为临床医生选择手术或保守治疗方案提供有力参考,经过利弊权衡,最终促成最优治疗方案,很大程度上避免了错误的治疗方案及临床恶性后果,保障了临床患者的生命健康。对于已确定需手术治疗的患者,依托 AI 技术,手术的开展也得到了进一步促进。例如在椎弓根螺钉置入术中,通过机器学习进行图像分析后,能够自动、智能识别到多个椎弓根标志点,为术中精准定位及微创手术提供帮助。Forestier 等通过算法分析患者脊柱侧弯情况后,成功实现了术中最佳节段选择、术中下一步操作预测,并且准确率高达到95%,使手术医生的术中操作更加安全、精准。然而,依然需要注意的是,由于术中情况错综复杂,完全依赖于 AI 技术仍有可能发生操作失误导致手术失败,因此 AI 技术辅助治疗方案决策及外科手术的过程中仍需要外科专家全程参与、监督,避免发生医疗事故。

　　另外值得一提的是,谈及 AI 技术辅助外科手术的话题,外科手术机器人的概念首当其冲。研究调查表明,当代社会对现代外科手术机器人的临床效果表示认可,并认为这样的 AI 机器人可能会取代外科医生。同样,也有部分学者把现代外科手术机器人纳入了 AI 技术的应用范围内,指出目前临床上外科手术机器人已广泛投入使用,能够智能化完成外科手术并且效果超越外科医生水平。早在20世纪80年代初代外科手术机器人 PUMA-200 已经成功在手术中取得了良好辅助疗效。经过几十年的快速发展,如今由美国麻省理工学院设计发明的达芬奇手术机器人也已广泛应用在了诸多外科手术之中,通过手术路径规划、切割范围确定、实时导航等功能结合更精细、灵活的操作优势,为普外、泌尿外科等多个领域手术的安全性、精准性和高效性带来了突破发展。由我国北京积水潭医院自主研发的天玑骨科手术机器人、南方医科大学的 Orthobot 脊柱手术机器人更是融入了肌骨压力智能反馈的保护机制,在相关手术的安全性方面进一步取得卓越成效。但是,尽管上述手术机器人的应用确实对外科手术起到了巨大的增益作用,可是从目前阶段来看其工作原理还不具备任何 AI 算法的色彩,也没有实现完全的智能化。外科手术机器人在手术中发挥的作用仍完全依赖于操作者的控制,并且作用效能也很大程度上取决于操作者的水平高低,因此更倾向于是一种高级的机械手术刀,能通过灵活、精细的切割工具和便捷的控制面板来实现传统外科手术中的困难操作,提高了手术的灵活性和精准性。这一点,本综述认为值得向广大医疗工作者强调。现阶段多数人把外科手术机器人同 AI 的概念混淆,其原因可能由于市面上过度的功能宣传和过高的主观期望,同时作为新时代的尖端技术,相关概念尚不成熟也造成了理解的误区。不过,基于计算机系统的外科手术机器人仍具有实现AI技术潜在远景,并且其最终的发展形态一定是与AI技术融合,也只有在这一阶段才能真正创造出自主、智能操作的手术机器人。

二、AI技术辅助麻醉、护理、康复治疗

安全的术中麻醉、优质的护理和有效的康复治疗是患者围术期的重要环节,也是降低患者术后并发症的关键所在,AI技术的卓越发展也推动了上述环节的临床工作。麻醉实施的安全性和效果不可避免地依赖于麻醉医生的水平,因此麻醉医生的水平差异导致麻醉效果不尽相同。通过AI技术的辅助,这一问题同样得到有效改善,患者术中麻醉效果和安全系数水平相应提高,并主要体现在6个方面:①麻醉安全监测;②麻醉深度控制;③麻醉不良事件预测;④智能超声辅助;⑤智能疼痛管理;⑥麻醉手术室智能管理。例如,经过训练后的机器学习算法已能够成功实现对于麻醉患者气道插管的管理评估、诊断、协助及预测,这对麻醉期间气道安全的监测和预警有很大帮助。同样,在患者的临床护理工作中AI技术也起到重要作用。基于AI技术的无线传感器能够通过收集监护仪器产生的临床数据进行分析,在实时监测重症患者的同时还能够早期预警患者不良并发症和死亡可能,有效减少临床危急值假阳性误报,加强患者生命健康保障,同时也减轻临床护士的工作负荷。并且,基于AI算法的精确给药系统已通过临床测试和效果验证,相信在不久的未来将会投入临床护理应用。在院外患者的康复治疗中,AI技术也可以促进患者功能恢复,为康复治疗带来便利。例如,AI可穿戴式设备,可以在院外实时收集患者的健康参数并通过算法分析、反馈,当发现危急情况时向临床医生预警,加强了患者院外康复的随访和监管。通过弱视患者视觉功能、康复需求和生活评分等数据训练的深度学习算法也能够加强视力辅助设备的开发,弱视患者佩戴后可以通过自身数据特征产生个体化辅助效果,对其院外康复、生活带来帮助。并且,融合AI和VR技术的智能康复训练设备能够根据患者的实时反应提出最优训练方案,这样的康复设备可以帮助临床医生和患者优化康复方案与康复管理,构建更舒适、安全、高效、远程的协同康复系统。这样的AI技术辅助麻醉、护理和康复治疗的模式,能够提高临床监管效率,降低不良事件发生率,为患者提供安全、有效的保障。

三、AI技术辅助药理研究、医药研发

传统的药理研究需要经过靶标确定、成分设计、体内外实验、临床试验等步骤,周期可长达10~20年,这对于临床药物研发十分不利。网络药理学方法的提出打破了药

理学研究"单一药物—单一靶点—单一疾病"的传统模式,成为药理学研究系统化的新方法。但随着药理学数据爆炸式增长,如何在规模庞大药理数据中提取、挖掘有效数据并建立关联已成为药理研究的最重要需求。AI技术的发展弥补了这一不足,通过AI技术可以指导药理化学合成、辅助数据多维描述、增强药理化学理论及靶向挖掘新化合物。最终能够通过靶标预测、药物成分筛选、鉴定以选择合适成分,并对药物成分进行效力计算、分析合成可行性,制订出不同药物成分间的最优配比方案,为药物的药理学研究和医药研发带来巨大辅助。并且,对于分子药物领域和材料药物领域,AI技术也能够通过对有限的数据进行"元学习"以实现深度挖掘、扩增有效信息量,提高药理研究的效率。AI医药研发公司Insilico medicine最近发表了一项使用深度学习算法来进行小分子药物设计的研究,通过21d的模型建立和药物设计周期成功研发出一款新型的盘状蛋白结构域受体抑制剂,其效果和药代动力学在小鼠体内得到有效验证,对临床纤维化疾病的预防及治疗有重要意义。

相较于传统药物漫长的药理学研究周期,AI技术辅助下的低研发成本、短研发周期、高药物性能模式脱颖而出,能够加速合成生物学发展,甚至推动新型分子的数据挖掘。

在2020年新型冠状病毒的药物和疫苗研发工作中,AI技术也发挥了重要作用。有研究通过深度学习算法反向检测蛋白序列后成功预测了新冠病毒的潜在靶点,并提出一种含有结构蛋白和非结构蛋白的"Sp/Nsp鸡尾酒疫苗",对新冠疫苗的研发有促进作用。类似地,使用深度学习算法分析来自不同国家的新冠病毒序列能够确立出病毒保守基因并建立多肽数据库,为新冠疫苗和药物的研发提供科学参考。AI技术还能够对现有药物进行二次挖掘,预测潜在药效,实现药物的再利用。经过二次挖掘,博赛匹韦、氯喹、盐霉素等近80种上市药物被证实具有抵抗新冠病毒的潜在药效。对于我国传统中医自主研发的新冠特效药"清肺排毒汤",AI技术也作出了合理的科学分析,经过算法验证后证实了"清肺排毒汤"的药物中具备多个新冠有效靶点,能通过多种分子信号通路有效抗击新冠病毒。这样的AI技术辅助医药开发的新型模式能显著提高研发效率,降低研发成本,未来势必会成为医药研发行业的新领域。

四、AI在医学中的应用展望

随着算法算力、计算机硬件水平的提升和大数据时代的来临,AI技术已获得蓬勃发展并改变了传统医疗的方式,在急诊预检、病情评估、医学诊断、治疗方案决策及外科手术、麻醉、护理、康复治疗、药理研究和医药开发等临床工作中起到了不可忽视的辅助作用,为临床工作带来了巨大便利。然而,虽然AI技术为临床带来了诸多便利,但作为一项兴起的新技术仍处于起步阶段。医学相关的算法模型仍不成熟,尚存在系统故障和算法错误的风险,这将造成上述临床评估、诊断、方案规划等工作的误判,最终误导临床医生决策错误,酿成医疗事故。医学AI的安全性仍待进一步提高。因此临床医生在借助AI技术便利的同时仍需保持清醒客观的认识,不能形成完全依赖,AI辅助的最终环节仍需医学专家严格地加以人工审核判决。并且,由于目前国内关于AI辅助医疗工作的法律法规尚不健全,因此当出现算法错误而发生医疗纠纷时,也无法进行合理的权责分配以保障患者及临床工作者的权益。未来,AI技术若要进一步与医学融合,实现全面推广,仍面临着重大挑战。

(刘蓬然)

参考文献

[1]刘蓬然,陆林,霍彤彤,等. 人工智能技术在骨科领域中的应用进展[J]. 中华骨科杂志,2020,40(24):1699-1704.

[2]倪炯,王培军. 医学影像人工智能的现状与未来[J]. 中华医学杂志,2021,101(7):455-457.

[3]Kaul V,Enslin S,Gross SA. History of artificial intelligence in medicine[J]. Gastrointest Endosc,2020,92(4):807-812.

[4]李晓理,张博,王康,等. 人工智能的发展及应用[J]. 北京工业大学学报,2020,46(6):583-590.

[5]吕文晖,夏菲,周长圣,等. 深度学习胸部CT辅助诊断系统在急诊创伤人群中的应用[J]. 中华医学杂志,2021,101(7):481-486.

[6]Fernandes M,Mendes R,Vieira SM,et al. Risk of mortality and cardiopulmonary arrest in critical patients presenting to the emergency department using machine learning and natural language processing[J]. PLoS One,2020,15(4):e0230876.

[7]Lee SB,Kim DH,Kim T,et al. Emergency Department Triage Early Warning Score (TREWS) predicts in-hospital mortality in the emergency department[J]. Am J Emerg Med,2020,38(2):203-210.

[8]Joseph JW,Leventhal EL,Grossestreuer AV,et al. Deep-learning approaches to identify critically Ill patients at emergency department triage using limited information[J]. J Am Coll Emerg Physicians Open,2020,1(5):773-781.

[9]王炯亮,李文轩,陈敏山,等. 人工智能在肝细胞癌研究的应用现状与前景[J]. 中华医学杂志,2021,101(6):435-441.

[10]Yoo H,Kim KH,Singh R,et al. Validation of a deep learning algorithm for the detection

of malignant pulmonary nodules in chest radiographs[J]. JAMA Netw Open,2020,3(9):e2017135.

[11]Blanc D,Racine V,Khalil A,et al. Artificial intelligence solution to classify pulmonary nodules on CT[J]. Diagn Interv Imaging,2020,101(12):803-810.

[12]Wang M,Xia C,Huang L,et al. Deep learning-based triage and analysis of lesion burden for COVID-19:a retrospective study with external validation[J]. Lancet Digit Health,2020,2(10):e506-e515.

[13]Wu JT,Wong K,Gur Y,et al. Comparison of chest radiograph interpretations by artificial intelligence algorithm vs radiology residents[J]. JAMA Netw Open,2020,3(10):e2022779.

[14]Ozkaya E,Topal FE,Bulut T,et al. Evaluation of an artificial intelligence system for diagnosing scaphoid fracture on direct radiography [J]. Eur J Trauma Emerg Surg, 2020, Online ahead of print.

[15]Gan K,Xu D,Lin Y,et al. Artificial intelligence detection of distal radius fractures:a comparison between the convolutional neural network and professional assessments[J]. Acta Orthop,2019,90(4):394-400.

[16]Zhou QQ,Wang J,Tang W,et al. Automatic detection and classification of rib fractures on thoracic CT using convolutional neural network:accuracy and feasibility[J]. Korean J Radiol,2020,21(7):869-879.

[17]Choi JW,Cho YJ,Lee S,et al. Using a dual-input convolutional neural network for automated detection of pediatric supracondylar fracture on conventional radiography[J]. Invest Radiol,2020,55(2):101-110.

[18]Kitamura G,Chung CY,Moore BN. Ankle fracture detection utilizing a convolutional neural network ensemble implemented with a small sample,de novo training,and multiview incorporation[J]. J Digit Imaging,2019,32(4):672-677.

[19]Kitamura G. Deep learning evaluation of pelvic radiographs for position,hardware presence,and fracture detection[J]. Eur J Radiol,2020,130:109139.

[20]Chen K,Zhai X,Sun K,et al. A narrative review of machine learning as promising revolution in clinical practice of scoliosis[J]. Ann Transl Med,2021,9(1):67.

[21]Norman B,Pedoia V,Noworolski A,et al. Applying densely connected convolutional neural networks for staging osteoarthritis severity from plain radiographs[J]. J Digit Imaging,2019,32(3):471-477.

[22]Namiri NK,Flament I,Astuto B,et al. Deep learning for hierarchical severity staging of anterior cruciate ligament injuries from MRI[J]. Radiol Artif Intell,2020,2(4):e190207.

[23]Zhou XL,Wang EG,Lin Q,et al. Diagnostic performance of convolutional neural network -based Tanner-Whitehouse 3 bone age assessment system[J]. Quant Imaging Med Surg,2020,10(3):657-667.

[24]Wang S,Yang DM,Rong R,et al. Pathology image analysis using segmentation deep learning algorithms[J]. Am J Pathol,2019,189(9):1686-1698.

［25］Kosaraju SC,Hao J,Koh HM,et al. Deep-Hipo：Multi-scale receptive field deep learning for histopathological image analysis［J］. Methods,2020,179：3-13.

［26］Kanavati F,Toyokawa G,Momosaki S,et al. Weakly-supervised learning for lung carcinoma classification using deep learning［J］. Sci Rep,2020,10(1)：9297.

［27］Jiang YQ,Xiong JH,Li HY,et al. Recognizing basal cell carcinoma on smartphone-captured digital histopathology images with a deep neural network［J］. Br J Dermatol,2020,182(3)：754-762.

［28］Acs B,Rantalainen M,Hartman J. Artificial intelligence as the next step towards precision pathology［J］. J Intern Med,2020,288(1)：62-81.

［29］Nguyen DT,Pham TD,Batchuluun G,et al. Artificial intelligence-based thyroid nodule classification using information from spatial and frequency domains［J］. J Clin Med,2019,8(11).

［30］Schneider M,Bartko P,Geller W,et al. A machine learning algorithm supports ultrasound -naïve novices in the acquisition of diagnostic echocardiography loops and provides accurate estimation of LVEF［J］. Int J Cardiovasc Imaging,2021,37(2)：577-586.

［31］Ding Z,Shi H,Zhang H,et al. Gastroenterologist-level identification of small-bowel diseases and normal variants by capsule endoscopy using a deep-learning model［J］. Gastroenterology,2019,157(4)：1044-1054.

［32］Wirries A,Geiger F,Hammad A,et al. Artificial intelligence facilitates decision-making in the treatment of lumbar disc herniations［J］. Eur Spine J,2020,30(80)：2176-2184.

［33］Bertsimas D,Dunn J,Velmahos GC,et al. Surgical risk is not linear：derivation and validation of a novel,user-friendly,and machine-learning-based predictive optimal trees in emergency surgery risk (POTTER) calculator［J］. Ann Surg,2018,268(4)：574-583.

［34］Bihorac A,Ozrazgat-Baslanti T,Ebadi A,et al. MySurgeryRisk：Development and Validation of a Machine-learning Risk Algorithm for Major Complications and Death After Surgery［J］. Ann Surg,2019,269(4)：652-662.

［35］Durand WM,Daniels AH,Hamilton DK,et al. Artificial intelligence models predict operative versus nonoperative management of patients with adult spinal deformity with 86% accuracy［J］. World Neurosurg,2020,141：e239-e253.

［36］杨俭,郭飞,吕涛,等. 肝癌人工智能临床决策支持系统研究［J］. 中华医学杂志,2020,100(48)：3870-3873.

［37］Zareie M,Parsaei H,Amiri S,et al. Automatic segmentation of vertebrae in 3D CT images using adaptive fast 3D pulse coupled neural networks［J］. Australas Phys Eng Sci Med,2018,41(4)：1009-1020.

［38］Forestier G,Petitjean F,Riffaud L,et al. Automatic matching of surgeries to predict surgeons' next actions［J］. Artif Intell Med,2017,81：3-11.

［39］Stai B,Heller N,McSweeney S,et al. Public Perceptions of Artificial Intelligence and Robotics in Medicine［J］. J Endourol,2020,34(10)：1041-1048.

［40］Rimmer L，Howard C，Picca L，et al. The automaton as a surgeon：the future of artificial intelligence in emergency and general surgery［J］. Eur J Trauma Emerg Surg，2021，47（3）：757–762.

［41］Kataoka A，Hirano Y，Kondo H，et al. Right hemicolectomy with D3 lymph node dissection for right-sided transverse colon cancer using the Senhance robotic system：a case report［J］. Surg Case Rep，2020，6（1）：263.

［42］Drake JM，Joy M，Goldenberg A，et al. Computer-and robot-assisted resection of thalamic astrocytomas in children［J］. Neurosurgery，1991，29（1）：27–33.

［43］Tamhankar AS，Chaturvedi H，Gautam G. Beyond traditional frontiers：robotic total pelvic exenteration［J］. Int Braz J Urol，2020，46（6）：1112.

［44］Lippross S，Jünemann KP，Osmonov D，et al. Robot assisted spinal surgery-A technical report on the use of DaVinci in orthopaedics［J］. J Orthop，2020，19：50–53.

［45］Han X，Tian W，Liu Y，et al. Safety and accuracy of robot-assisted versus fluoroscopy-assisted pedicle screw insertion in thoracolumbar spinal surgery：a prospective randomized controlled trial［J］. J Neurosurg Spine，2019：1–8.

［46］林云志，方国芳，李修往，等. 半自动脊柱手术机器人系统在脊柱外科治疗中的应用［J］. 中国组织工程研究，2020，24（24）：3792–3796.

［47］Hashimoto DA，Witkowski E，Gao L，et al. Artificial Intelligence in Anesthesiology：Current Techniques，Clinical Applications，and Limitations［J］. Anesthesiology，2020，132（2）：379–394.

［48］Matava C，Pankiv E，Ahumada L，et al. Artificial intelligence，machine learning and the pediatric airway［J］. Paediatr Anaesth，2020，30（3）：264–268.

［49］Poncette AS，Mosch L，Spies C，et al. Improvements in patient monitoring in the intensive care unit：survey study［J］. J Med Internet Res，2020，22（6）：e19091.

［50］Angehrn Z，Haldna L，Zandvliet AS，et al. Artificial intelligence and machine learning applied at the point of care［J］. Front Pharmacol，2020，11：759.

［51］De Cannière H，Corradi F，Smeets C，et al. Wearable monitoring and interpretable machine learning can objectively track progression in patients during cardiac rehabilitation［J］. Sensors（Basel），2020，20（12）.

［52］Dai B，Yu Y，Huang L，et al. Application of neural network model in assisting device fitting for low vision patients［J］. Ann Transl Med，2020，8（11）：702.

［53］Zhao Y，Liang C，Gu Z，et al. A new design scheme for intelligent upper limb rehabilitation training robot［J］. Int J Environ Res Public Health，2020，17（8）.

［54］韩露. 将人工智能引入网络药理学学科建设［J］. 中国药理学与毒理学杂志，2018，32（11）：852–854.

［55］Butler KT，Davies DW，Cartwright H，et al. Machine learning for molecular and materials science［J］. Nature，2018，559（7715）：547–555.

［56］Abdulla A,Wang B,Qian F,et al. Project identif. AI:harnessing artificial intelligence to rapidly optimize combination therapy development for infectious disease intervention［J］. Adv Ther（Weinh）,2020:2000034.

［57］Lake BM,Salakhutdinov R,Tenenbaum JB. Human-level concept learning through probabilistic program induction［J］. Science,2015,350（6266）:1332-1338.

［58］Zhavoronkov A,Ivanenkov YA,Aliper A,et al. Deep learning enables rapid identification of potent DDR1 kinase inhibitors［J］. Nat Biotechnol,2019,37（9）:1038-1040.

［59］Ong E,Wong MU,Huffman A,et al. COVID-19 coronavirus vaccine design using reverse vaccinology and machine learning［J］. Front Immunol,2020,11:1581.

［60］Kabra R,Singh S. Evolutionary artificial intelligence based peptide discoveries for effective Covid-19 therapeutics［J］. Biochim Biophys Acta Mol Basis Dis,2021,1867（1）:165978.

［61］Ke YY,Peng TT,Yeh TK,et al. Artificial intelligence approach fighting COVID-19 with repurposing drugs［J］. Biomed J,2020,43（4）:355-362.

［62］鄢海燕,邹妍,邹纯才. 基于网络药理学和分子对接技术分析清肺排毒汤治疗COVID-19的机制［J］. 南方医科大学学报,2020,40（5）:616-623.

索 引

B

半监督学习 28

贝叶斯模型 8

被动标记法 104

臂丛神经损伤 70

病灶定位 8

补偿装置 98

C

车载式 X 线机 34

池化层 24

尺神经损伤 71

床边轨平台 140

磁场发生器 159

D

达芬奇手术机器人 11

单间室膝关节置换术 123

单能 X 线测试仪 38

电磁追踪技术 157

定量超声检查 39

定位器 158

动态步态 61

动态集成选择算法 18

多层前馈神经网络 40

多发性骨折系 9

多功能床边轨平台 140

F

发育性髋关节发育不良 19

反应性姿势控制 61

仿生机器人外骨骼 90

仿生肢体 87

非侵入式感知 99

峰值扭矩 58

G

概率神经网络 40

感觉方向 61

肱骨髁上骨折 10

股骨颈骨折 170

骨关节炎 75

骨科退行性疾病 20

骨龄预测 205

骨密度 20

骨盆后环损伤 178

骨折再损伤风险 107

骨质疏松症 20

关节活动度 58

腘绳肌痉挛 62

H

患者报告结果测量 79

J

机械学习 3

肌力 57

肌张力 58

疾病风险预测 8

脊髓型颈椎病 83

脊柱侧凸 65

脊柱评定 65

计算机断层扫描 8

计算机辅助骨科手术 21

计算机视觉 28

夹具平台 139

监督学习 28

降维算法 28

经皮螺钉置入 161

颈椎退行性病变 72

胫腓肌痉挛 62

胫腓肌无力 62

聚类算法 28

卷积层 24

卷积神经网络 3

决策树 7

K

踝关节受限 62

脊髓损伤 74

开放性骨折 9

髋关节置换术 21

L

老年性骨质疏松症 37

类风湿性关节炎 76

临床报告结果测量 79

临床决策系统 9

逻辑回归 9

N

脑机接口 86

桡骨远端骨折 10

桡神经损伤 71

Q

强直性脊柱炎 76

侵入式感知 100

青少年特发性脊柱侧凸 19

曲线下面积 35

全肩关节置换术 82

全连接层 24

全膝关节置换术 21

R

人工神经网络 7

人工智能 3

S

上肢锻炼机器人 96

上肢可穿戴设备 97

深层神经网络模型 10

深度学习 3

深感觉评定 63

识别技术 8

手术导航技术 20

手术机器人技术 20

数据库 7

数字图形识别技术 8

双能X线测试仪 20

算法 8

算力 8

随机森林 9

T

特发性骨质疏松症 37

疼痛评定 64

梯度提升机 9

图灵测试 6

图形处理器 8

推荐算法 28

W

无监督学习 28

物联网 17

X

膝关节单髁置换术 49

膝关节置换术 11

下肢神经损伤 71

现场可编程门阵列 8

心电图自动分析 8

虚拟现实 69

学习矢量量化 40

Y

腰椎间盘突出症 73

遗传算法 40

语音识别技术 8

预期姿势调整 61

原发性骨恶性肿瘤 83

远程手术技术 20

Z

正中神经损伤 71

支持向量机 20

知识处理系统 28

知识工程 6

智能可变阻力运动设备 103

智能理疗活动识别系统 59

专家系统 7

专用集成电路 8

椎管内结构 18

椎间孔镜技术 156

姿势评估 59

自然语言处理 7

最大肌力 58

其他

Logistic 回归模型 41

Mako 机器人系统 21

Navio 机器人系统 21

Renaissance 系统 51

Rosa 机器人系统 21

T 型工具 140

VELYS 机器人系统 21

共同交流探讨
提升专业能力

扫描本书二维码，获取以下专属资源

☆行业资讯 >>>>>>>>>>>>>>>

线上阅读行业资讯，把握行业动态

☆读者社群 >>>>>>>>>>>>>>>

加入本书专属社群，探讨专业问题

☆好书推荐 >>>>>>>>>>>>>>>

分享专业领域书单，提升专业能力

扫码添加智能阅读向导
助你实现高效阅读

操作步骤指南

① 微信扫描左侧二维码，
选取所需资源。

② 如需重复使用，可再次
扫码或将其添加到微信
"收藏"。